U0140677

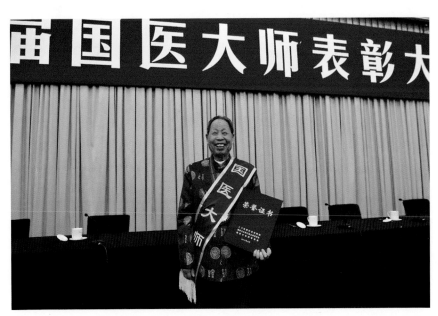

国医大师郭诚杰

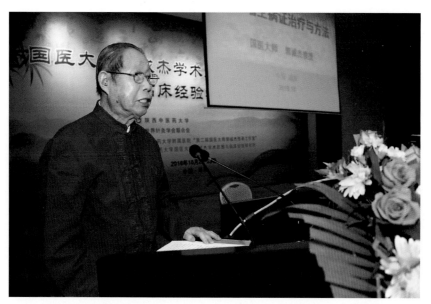

郭老在 2016 年 10 月 23 日学习会议上做学术报告

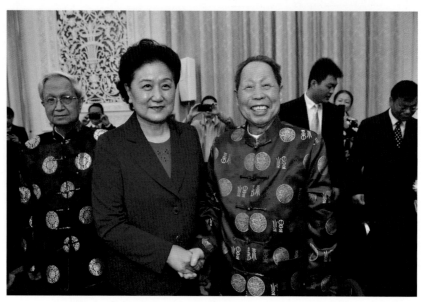

2014 年 10 月 30 日刘延东副总理同郭老握手

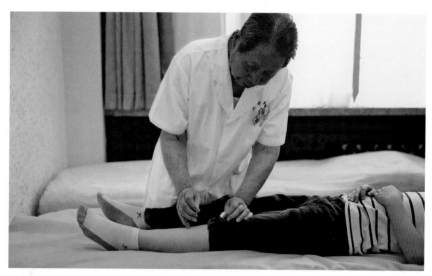

郭老在为病人做针刺治疗

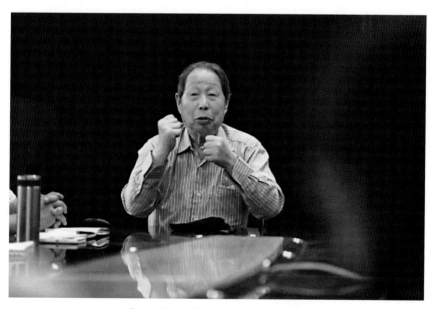

90 岁的郭老在给大学生们做报告

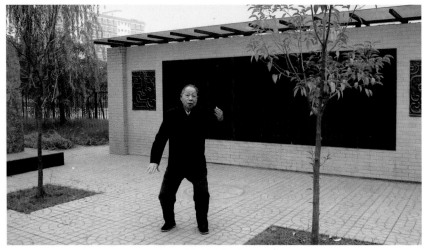

郭老晨练

人當有德守誠信如恩教孝敬
先為醫必讓仁心方能施仁術術
精勤方可除病痛診治勿視貧富
勿欲名利勿鄙視他醫人命千金勿
妄為之切切銘心

陝西中醫學院郭誠傑撰
婿吉新丑春月書

郭老座右铭

讓中醫藥回歸
為生活方式

時年九七郭誠杰寫
二零壹七年一月

郭老墨笔

"十四五"时期国家重点出版物出版专项规划项目

陕西省名中医学术经验集

郭诚杰名中医学术经验集

◎ 张卫华 张豪斌 主编

陕西新华出版传媒集团
陕西科学技术出版社
Shaanxi Science and Technology Press
——西安——

图书在版编目（CIP）数据

郭诚杰名中医学术经验集／张卫华，张豪斌主编. — 西安：陕西科学技术出版社，2022.12
（陕西省名中医学术经验集）
ISBN 978 – 7 – 5369 – 8157 – 7

Ⅰ. ①郭… Ⅱ. ①张… ②张… Ⅲ. ①中医临床 – 经验 – 中国 – 现代 Ⅳ. ①R249.7

中国版本图书馆 CIP 数据核字（2021）第 133572 号

陕西省名中医学术经验集·郭诚杰名中医学术经验集
SHAANXI SHENG MINGZHONGYI XUESHU JINGYANJI GUO CHENGJIE MINGZHONGYI XUESHU JINGYANJI
张卫华　张豪斌　主编

| 责任编辑 | 耿　奕 |
| 封面设计 | 朵云文化 |

出 版 者　陕西新华出版传媒集团　　陕西科学技术出版社
　　　　　西安市曲江新区登高路 1388 号陕西新华出版传媒产业大厦 B 座
　　　　　电话(029)81205187　传真(029)81205155　邮编 710061
　　　　　http://www.snstp.com
发 行 者　陕西新华出版传媒集团　　陕西科学技术出版社
　　　　　电话(029)81205180　81206809
印　　刷　中煤地西安地图制印有限公司
规　　格　720mm×1000mm　16 开本
印　　张　20　插页 2
字　　数　258 千字
版　　次　2022 年 12 月第 1 版
　　　　　2022 年 12 月第 1 次印刷
书　　号　ISBN 978 – 7 – 5369 – 8157 – 7
定　　价　79.00 元

序

　　《陕西省名中医学术经验集》丛书几经绸缪，即将面世。这是陕西中医界的一桩盛事，也是全省中医药界的骄傲。

　　陕西是中医药的重要发祥地，素有"秦地无闲草""自古多名医"之美誉。传说中的神农氏和他的族人早先就生活在姜水（今陕西岐水）流域，关中的高天厚土养育了他们，孕育了医学，也推动了《神农本草经》的问世。春秋时期秦国著名医家医缓、医和先后入晋为晋国国君治病，反映了当时秦地医学较其他地区的明显优势。汉代的楼护、韩康，隋唐的孙思邈、王焘，宋代的石泰，明代的王履、武之望以及清代的小儿痘疹专家刘企向等，是陕西中医药的集大成者，为祖国中医药学的进步和发展做出了重要贡献。

　　中华人民共和国成立后，在毛主席"中国医药学是一个伟大的宝库，应当努力发掘，加以提高"精神的指引下，中医药学进入了日新月异的发展时代，不仅为人民群众提供了方便的中医药诊治途径，也更大幅提升了其理论和技术水平。近年来，习近平总书记对中医药发展做出一系列重要指示，强调"中医药是中华民族的瑰宝，一定要保护好、发掘好、发展好、传承好"，要"遵循中医药发展规律，传承精华，守正创新"。

　　我省中医药事业在省委省政府的坚强领导下迅速发展，服务体系不断健全、服务能力不断提高，为人民群众"看中医""用中药"提供了更多的途径。

　　相对于现代医学，中医是很讲究"名医"的，名医绝大多数是德艺双馨的，也是经验丰富的。在临床实践中，"经验"极其关键。在中医领域，几乎所有的经验都是临床积累，或是世代传承而来的。中医药学是必然要向前发展的，新的技术方法也是会不断融合进来的，但中医大约永远都不会离开"经验"。传承精华、守正创新，这是新时代中医药发展的核心与关键。

此前，陕西省中医药管理局曾先后出版过 6 辑《陕西省名老中医经验荟萃》，不仅医生需要，患者也很是欢迎，这些书籍为中医药传承发展起到了重大作用。为进一步挖掘、整理、继承名中医的学术经验，提高全省中医药学术水平，他们开展新一轮《陕西省名中医学术经验集》丛书的编纂工作，这其中既有郭诚杰、杨震等国医大师，又有姚树锦、仝俐功等一批陕西省名老中医，涉及中医内科、外科、针灸等多个专业，覆盖面广，专业水平高。希望通过《陕西省名中医学术经验集》丛书将名老中医的经验传承下去，并为年轻的中医人提高医术提供更多的机缘。更重要的是，通过这种代代相传的模式来不断延续中医的"经验"，必将为中医药学术理论的研究打开新的思路，使中医药学在发展中不断地提升，并造福于万万千千的群众。

《陕西省名中医学术经验集》丛书编委会
2022 年 6 月

前　言

　　时间瞬失，岁月无情，世间许多事，许多人，尤其是值得我们视若珍宝的人，刹那间便毫不留情地就被归去了，丝毫不给我们珍藏的机会。我们的恩师、国医大师、世界非物质文化遗产——中医针灸代表性传承人郭诚杰教授就这么毫无征兆地被上天无情地召回去了。

　　回忆往昔，每一次出诊跟师学习，每一次聆听教诲都那么的短暂、宝贵和富有价值。虽然记了满满的笔记和处方，但还有太多的临床疑难问题等待解决，还有太多的验方技艺值得我们精心挖掘、仔细体会和临床应用，但解题人却离我们而去3年多了。面对学术传承工作室柜子里一本本郭老先生的专著、论文和一沓沓的病历，唯有郭老先生留给我们的这些宝贵资料能够帮助更多的病患，发挥更大的价值，才能告慰天堂的恩师。

　　值此恩师离开我们3年后的今天，我们毫不犹豫地承担了《陕西省名中医学术经验集·郭诚杰名中医学术经验集》的编撰、整理工作，寄托我们对恩师郭诚杰教授无限的哀思，也鞭策我们继续完成郭老先生的遗志——传承创新，济世救人，解百姓痛苦。

　　本书由国医大师郭诚杰教授传承弟子——陕西中医药大学张卫华教授任主编，刘娟、陆健、张豪斌3位为副主编，国医大师郭诚杰学术传承工作室全体成员参与，经过8年的搜集、整理终成本书。该书从郭老先生成才之路、治学方法和学术主张、临床经验、临床典型医案、师徒对话5个章节对郭诚杰教授从医、从教及科学研究工作进行了总结，力图全面展现郭老先生的成才励志经历及学术造诣和贡献。

　　尽管作者们花费了许多时间和精力，但在成书之时却总觉得还是不够周全，特别是对郭老先生学术思想的总结、凝练还不够全面和深入，尚有未能完全领悟郭老先生的学术思想和技术真谛之感，内心难免有所遗憾。正因如此，更值得我们以此为契机，确立新的起点，将这些不足和遗憾作为我们今后研究郭老先生学术思想的重点和突破口，进一步完善理论框架和梳理学术传承的脉络，将郭诚杰教授的学术思想和临床经验切实发扬光大，惠济众生。这正是郭老先生所期待的，更是我们后辈励志的方向和行动所在。

张卫华　陆　健

2020 年 10 月于古都咸阳

目　录

第一章　成才之路

第一节　郭老简介

郭诚杰，男，1921 年 12 月生，陕西富平县人。中共党员，大学学历，陕西中医学院针灸学主任医师、教授、硕士研究生导师。1930—1935 年上学，1936—1948 年在富平县当学徒，1937 年参加工作，1948—1949 年在秦岭中医函授学校学习后开始行医。1950—1953 年先后在咸阳专区中医进修班及陕西中医进修学校学习，毕业后于 1953—1958 年在富平县医院任中医针灸师，1958—1959 年在陕西省中医学校中医师资班学习，毕业后留校担任针灸教学及临床工作。1980 年加入中国共产党，并晋升为副教授、副主任医师。1987 年晋升为教授、主任医师。

郭老为中国针灸学会针灸临床分会第二届委员会顾问，第一批全国老中医药专家学术经验继承工作指导老师，第一批中医药传承博士后合作导师，享受国务院政府特殊津贴专家。1960 年被授予"陕西省先进工作者"，1982 年被评为"陕西省劳动模范"，2008 年被陕西省人事厅、陕西省卫生厅、陕西省中医药管理局评为"陕西省名老中医"。2010 年 11 月郭老作为人类非物质文化遗产代表作名录——中医针灸代表性传承人（4 位）之一申报世界非物质文化遗产获得成功。2010 年 12 月郭老工作室在陕西中医学院附属医院建立。2014 年 10 月 30 日人力资源和社会保障部、国家卫生和计划生育委员会和国家中医药管理局在人民大会堂授予郭老"国医大师"荣誉称号。

郭老先后担任中国针灸学会常务理事,陕西省针灸学会副会长;《陕西名老中医荟萃》编审委员;《中国针灸荟萃》编委及主编;《陕西中医》编委会副主任委员;陕西中医学院学部委员,并为陕西中医学院针灸硕士生指导教师;全国名老中医学术继承人指导教师;陕西名老中医,享受国家特殊津贴。1982 年 10 月 29 日被国家卫生部聘为高等医药院校针灸专业教材编审委员会委员;曾任全国高等中医药院校教材编审委员及《针灸医籍选》副主编;陕西省科委委员;省高教厅和卫生厅高等技术职称评定会委员;陕西中医学院针灸系临床教研室主任、经络研究室主任,针灸系主任。

第二节　郭老主要业绩与贡献

一、坚守临床一线,精究针药奥秘

郭老始终坚持临床一线不间断,积累了诊断和治疗常见病,尤其是疑难病的丰富经验,处方用药、穴位选取,师古不泥,精心化裁,疗效显著。在针刺治疗乳癖(乳腺增生病)、中风后遗症、周围性面瘫、瘾症、失眠、痹证、月经不调等诸多疾病方面积累了极为丰富的临床经验,并形成了独特的理论和完整的诊疗方法。从 20世纪 70 年代初开始,他深入城乡厂矿和机关事业单位,开展乳腺增生病的普查,据 1977 年年末至 1999 年年末的统计资料显示,乳腺增生病的发病率已从 1978 年的 8.4% 上升到 1999 年的 27.8%。郭老通过对万余例乳腺增生病患者的辨病和辨证,在国内率先将该病分为肝郁型、肝火型、气血双虚型和肝肾阴虚型四型选穴治疗,其近期治愈率从 40.4% 提高到 64.5%,总有效率从 80.4% 提高到96.5%。郭老借鉴张仲景"调肝以治四脏病"的思想,创立了

"疏、通、调、补"和辨病与辨证结合的学术思想，针对乳癖病的
4 种证型，创新性地提出了"疏肝和胃，滋肝肾，调冲任"的治疗
原则和选穴组方的治疗方案，其用于临床，疗效显著，该治疗方法
已被录入全国统编教材《针灸学》《针灸治疗学》中，该方法的应
用不仅开拓了针刺治疗乳腺病的先河，更扩展了针灸治疗疾病的病
种。来自全国各地的患者，特别是许多乳腺病患者中，不乏病情疑
难、久治不愈者，经郭老治疗后，大多得以康复。

二、创新求真，成果累累

郭老十分重视科学研究，他主持的科研课题"我国对经络实质
的研究"于 1978 年 7 月获陕西省人民政府科技成果二等奖；主持
研究与编著出版的《我国现代经络研究文献综述》一书获 1979 年
省人民政府二等奖；主持的科研课题"针灸与免疫学功能的研究 –
针刺治疗乳腺增生临床疗效 – 针刺对细胞免疫功能影响的实验观
察"获 1978 年陕西省科学技术成果一等奖（陕西省科学技术委员
会和陕西省革委会高教局）；主持的课题"针刺治疗乳腺增生临床
及机理研究"先后获得陕西省中医管理局 1986 年度陕西省中医药
科技成果二等奖（1987 年 12 月 15 日），中华人民共和国卫生部、
国家中医药管理局全国（部级）1987 年中医药重大科技成果乙级
奖（1988 年）和陕西省人民政府二等成果奖（1988 年 1 月 27 日）；
主持发明的"乳腺增生治疗仪"荣获 1992 年第四届国际科学与和
平周首届医疗保健卫生用品科技成果推展会金奖；主持的科研课题
"针灸对小白鼠移植性乳腺癌抑制作用的研究"被评为 1993 年陕西
省中医药科技成果二等奖（1993 年 10 月 15 日）；作为第一完成人
的"（电）针刺治疗乳腺增生病的临床疗效与规范化方案及相关机
理研究"获 2014 年中国针灸学会科学技术奖一等奖。主持开展了
"乳乐冲剂的临床与实验研究"，该制剂临床应用 30 余年，疗效甚
佳，且安全性高，现已作为医院内部制剂使用。

郭老先后在《中医杂志》《中国针灸》《美国针灸》《陕西中

医》《陕西中医学院学报》等杂志上，发表论文 50 余篇。著有《针灸治疗乳腺增生病》《针药并治乳房病》著作 2 部。

三、教书又育人，桃李满天下

郭老是陕西中医学院针灸（系）推拿学院的创始人，是第一任系主任，从教以来，先后指导培养针灸人才 2000 余名，培养硕士研究生共 17 届 38 名，其学生遍布世界各地（包括美国、加拿大、新西兰、马来西亚等国家）。有 18 名考取了博士，这些博士均已成为我国国内知名的学者、专家和学科带头人，如中国中医科学院基础研究中心主任鞠大宏博士、中国中医科学院针灸研究所王宏才博士、天津中医药大学第一附属医院检验中心主任杜元灏博士、北京大学生命科学学院教授吴鎏侦博士、江苏省中医医院针灸科主任艾炳蔚、暨南大学附属医院中医科赵仓焕博士、三秦学者陕西省中医研究院附属医院针灸科苏同生主任、西安市中医医院针灸科安军明主任等；有的成为中医针灸的高层管理者，如北京中医药大学针灸推拿学院院长赵百孝博士、北京大学校医院院长张宏印博士、陕西省中医研究院附属医院副院长程小红博士、陕西中医学院副校长王瑞辉博士等。

四、医德高尚，医术精湛

郭老医德高尚，医术精湛，淡泊名利，谦和儒雅，从事医疗、教学、科研近 70 年来，时时以患者为先，处处践行"大医精诚"的精神。郭老为自己制订的"为医必铸仁心，方能施仁术；术精勤，方可除病痛；诊治勿视贫富，勿欲名利，勿鄙视他医；人命千金，勿妄为之"座右铭，正是他医者仁心的写照。他高深的理论见解、深厚的中医药功底、丰富的临床经验、高超的诊疗技术、显著的治疗效果和对中医药事业无限的热爱及做出的巨大贡献，使他已成为患者、同道和晚辈心中德高望重、医术精湛的名医大师。

五、养生保健，心得颇多

郭老十分重视治未病，对养生保健心得颇多。虽95岁高龄，但精神矍铄、思维敏捷，自创的从头到足的全身养生保健操和以"合理运动，肠中常清，起居有节，怡情宁心"的养生经验制作的科普节目，先后在中央电视台、北京卫视、陕西电视台、河南卫视等媒体科教频道多次播放；他还根据颈椎病发病率逐年增高的现状，创制了一套"颈椎保健操"，为群众免费教授，已有千余名患者受益，以实际行动弘扬了"上工治未病"的思想。

郭老是一位杰出的中医针灸大师，是国内外针刺治疗乳腺增生病的第一人，也是优秀的针灸教育家和管理者，是我们国家的宝贵财富。

第三节　成才之路

一、医事传记

（一）郭老学医过程

1. 为母请医难，遂生学医念

郭老幼年时，母亲多病，医生较少，请医困难，由于担心医生被别人请走，常常天不亮就起床，步行20千米请医生为母亲诊治，自此郭老萌生学医之念。机缘巧合，郭家对面有一药铺，坐堂医生别鉴堂在当地小有名声，郭老遂跟其学医，慢慢对中医产生了浓厚的兴趣，从此踏上了学医的征程。后又拜当地名医贾汉卿为师，学习中药，辨认药材，随师临证。贾汉卿对郭老要求非常严格，每天都要求郭老反复吟诵《药性赋》《汤头歌诀》《伤寒论》等医籍。郭老自知请医艰难，同时又对中医有着浓厚的兴趣，学习倍加努力，"鸡鸣而起，孜孜不倦"，对苦心研读的内、外、妇、儿各科医书，每有体会则点批记录，为以后的学习研究打下了坚实的基础。

2. 欲穷千里目，更上一层楼

中华人民共和国成立以后，郭老加入医事会为当地群众服务，白天临证，夜晚攻读，阅读了大量医案，学习前人经验，久而久之，大悟独识，而后验之临床，日积月累，疗效日增。1951年前往咸阳中医进修学校进修半年余，后又考入陕西省中医进修学校，学习期间刻苦钻研解剖、生理、病理等西医课程，为后来的从医生涯奠定了坚实的基础。

1954年郭老开始在富平县医院从事针灸工作。因工作需要，郭老通读熟诵《黄帝内经》《针灸甲乙经》《针灸大成》等针灸典籍。他认为病者，婴难也；医者，疗疾也。为医者既要有割股之心，又须医道精良，方能拯难救厄。在行医过程中他常想病人之想，急病人之急，不论昼夜，经常步行20余千米路出诊送医。其间，郭老采用中医治疗阑尾炎周围脓肿，取得骄人的成绩，印证了"中医不是慢郎中"。

3. 肩负育人责，勤奋铸大医

1958年陕西秦岭中医进修学校举办中医师进修学习班，县上选派郭老去学习。1959年学校更名为陕西中医学院。郭老毕业后留校从事针灸教学工作。为培养合格的中医人才，郭老呕心沥血，辛勤耕耘，每次授课前他都认真备课，"黎明即起诵经典，挑灯夜读觅新知"。他常说要教人明知，首先自明，不能"以其昏昏，使人昭昭"。为提高自己的教学水平，郭老重新研读以前通读熟诵的经典著作《黄帝内经》《难经》《针灸甲乙经》《针灸大成》等，下及各家学说。"思虑伤脾"，1年内郭老头发掉了许多，白了许多。然而郭老始终不忘自己肩负的教书育人重任，在体育锻炼调节自身健康的同时，仍不改孜孜不倦的教学态度。郭老在教学中注意教学方法，理论和临床案例相结合，深受学生欢迎。20世纪八九十年代，郭老还为国家培养了一大批针灸研究生，如今他的学生多是国家、省、市针灸领域的领军人物，成为针灸学术界的骨干力量。

4. 独辟蹊径路，诊治乳癖病

"文革"时期，当时郭老在肿瘤科工作，一次值班期间，一妇女前来就诊，经询问患者诉乳房疼痛剧烈，且触摸有肿块，郭老尝试用针刺为其治疗，第2天复诊时患者疼痛明显减轻。郭老十分欣喜，遂为该患者再针刺了几次，患者乳房疼痛和肿块消失了。自此郭老便开始了针灸治疗乳腺病的研究。几十年间，郭老克服了重重困难，坚持走出学校，在工厂设点普查、送医上门，并定期对经治的患者进行随访，掌握针刺的近、远期疗效。采用钼靶拍片、热象图、液晶、病理检查等诊断方法，结合本病好发年龄与部位，以及疼痛特点、触诊方法，初步提出了乳腺增生病的诊断、疗效标准，通过病理检查验证，郭老提出的标准是可靠的。郭老经常与基层医疗单位同志一块儿工作，积极热心地进行示范和指导，对于普及针刺治疗乳腺增生病知识，科学防治乳腺病起到了积极的推动作用。

（二）郭老主要学术成就与思想述要

1. 郭老主要学术成就

郭老治学严谨、学验俱丰、医德高尚，从医以来，治愈了很多疑难杂症，尤其擅长针灸治疗乳腺病，开创了据证选穴针刺治疗乳腺疾病的先河，扩大了针灸临床治疗范围，并在国内率先将乳腺增生病分为肝火、肝郁、肝肾阴虚、气血两虚四型，近期治愈率从40%提高到57%，总有效率达到94%。郭老曾主编全国高等医药院校教材《针灸医籍选》，主审全国高等医药院校统编教材《针法灸法学》《针灸治疗学》《针灸学》，并编著了《针灸学讲义》《针刺治疗乳腺增生病》《针药并治乳房病》《针灸研究进展》《陕西名老中医荟萃》等著作，参编了《中国针灸荟萃》《针灸医经选读》《现代经络文献研究综述》，发表学术论文数十篇。郭老主持的"针刺治疗乳腺增生病临床疗效及机理探讨"荣获1978年陕西省科委一等奖，"针刺治疗乳腺增生病临床疗效及机理研究"荣获 1987 年国家中医药管理局重大科技成果乙等奖，"针刺治疗乳腺增生病的临床与机理研究"荣获 1988 年陕西省科技进步一等奖。

2. 郭老主要学术思想述要

（1）深究医学之理，融经旨于实践。祖国医学是一门实践性很强的科学，郭老历来反对空谈理论不务实践的风气，认为中医理论来源于实践，总结于临床，他几十年如一日从不脱离临床，诊治病人总是一丝不苟，独具慧眼，洞悉全貌，详查病情，认真记录，运用中医的阴阳、脏腑、经络、气血理论，结合现代诊疗技术，辨证与辨病相结合，明确诊断，当针则针，宜灸则灸，或针药并用，尤其在诊治乳腺病方面，得心应手，疗效显著。乳腺增生病是妇女的常见病，他从 1978 年至 1999 年的 20 余年间，每隔两三年都要在城市和农村进行乳腺病调查，先后共进行了 9 次，发现其发病率从 1978 年的 8.2%上升至 1999 年的 28%，而该病又是癌前病变。为了治疗这一危害广大妇女健康的疾病，他博览群书，积累了大量宝贵资料。为正确诊断乳腺肿块，郭老虚心请教肿瘤及外科专家，学习现代医学知识，亲自为病人做红外、冷光、针吸等方面的检查，结合触按，熟练掌握了乳腺增生病的临床特征及检查方法。他不但注重治疗而且重视善后调理，明确提出了戒怒去忧、保持乐观、调理月经、防治妇科病的论述。根据多年诊治经验，撰写了《针灸治疗乳腺增生病》《针药并治乳房病》2 部专著，该书深入浅出，易学易懂，可以简单明了地指导临床实践及预防，深受广大基层医师和患者的欢迎。

（2）由博反约，精心钻研。郭老深厚的学术造诣与他刻苦勤奋、师古不泥古、不盲从的严谨治学态度密切相关，他总是带着问题深入思考、深入研究。几十年来郭老对古今中外有关针灸医学重要文献尽收博览，并验之于临床，使感性的临床经验升华到理性认识。郭老不但从临床实践中验证针灸治疗乳腺增生病的疗效，而且在国内率先开展针灸临床研究和动物实验。在对 130 例乳腺增生病患者的临床研究中，设立了针刺治疗组、豆提物注射对照组、西药对照组进行疗效对比观察，结果表明针刺治疗乳腺增生病的疗效优于对照组。他又结合中医辨证，将乳腺增生病分为肝郁型、肝火型、肝肾阴虚型、气血两虚四型，结果各证型之间疗效无显著差异。同时对针刺组和豆提物注射组分别进行治疗前后细胞免疫功能变化的实验观察，结果显示两组细胞免疫功能治疗后比治疗前均有显著的增高。

（3）详辨疑证，应变灵活。郭老虽长期从事针灸教学，但注重理论联系实际，几十年如一日，从不放松针灸临床医疗。在临床工作中，不分贫贱富贵，有求必应。热情接待，详细体查，认真辨证，精心选穴施术，每获良效。由于郭老精通中医理论，每遇疑难病证，详为辨证，当针则针，宜灸则灸，或针药并施，或只投汤液，多应手取效。郭老并不单执一法治疗乳腺病，往往根据患者的病情需要，或选用电针、皮内针、药物离子导入、外敷药，同时据证内服中西药，以提高临床疗效。

（4）不断探索，勇于进取。郭老从20世纪70年代开始从事针刺治疗乳腺增生病研究，在已取得疗效基础上，不断深入进行本病的病因及针刺治疗机理的实验研究，给大、小白鼠皮下注射雌二醇（E2）成功制成乳腺增生动物模型，表明 E2 升高是本病主要致病因素之一，针刺有拮抗 E2 升高的作用，研究成果曾荣获国家中医药管理局科技成果二等奖。郭老通过针刺对小白鼠移植性乳腺癌抑制的实验观察，表明针药结合有协同抗癌作用，主要是通过提高瘤鼠淋巴细胞转化率、自然杀伤细胞等提高瘤鼠免疫功能，而且针刺可减少抗癌药物的副作用，该研究成果曾荣获陕西省卫生系统二等奖。他研制的乳腺增生治疗仪，曾荣获世界和平周国际金奖及陕西电子工业厅二等奖。经多年临床实验，研制治疗乳腺增生病的乳乐冲剂，服用方便，疗效满意，深受患者欢迎。

（5）重视医德，培育后人。郭老认为医生要有良好的医德，他不仅如此教诲后学，而且身体力行。郭老经常免费诊治经济困难的患者，还亲自下乡送医送药。他经常耐心开导患者，细心讲解病因，反对过度医疗，以减轻患者的经济负担和思想压力，主张乳腺手术时应想方设法使患者乳房形态完美、健全，以免造成病人的终生痛苦和遗憾。郭老虽已寿臻耄耋，仍坚持临床，治病救人，言传身教，诲人不倦，把自己多年来积累的宝贵临床经验和研究心得毫无保留地传授给学生，深受晚辈的爱戴。

二、成才道路上有影响的人与事

（一）对郭老成才及学术有影响的人

对郭老成才及学术思想形成影响较深的人有董巩、王雪苔、郭廷信、马振亚和王建辰等教授与领导。

（二）对郭老成才及学术有影响的事

（1）1978 年庐山会议上，郭老报道了应用针刺治疗乳房良性肿块——乳腺增生病的临床观察。由于属国内首次报道，尽管样本数不是很大（30 例），但较为具体，即有治疗后临床症状的改善，又有客观指标——肿块的变化，符合临床研究的基本思路，故引起了与会者的高度关注。原世界针灸联合会终身名誉主席王雪苔教授认为，该病的研究扩大了针灸治病病种，且该治疗方法止痛快，又可消除肿块，其疗效较好，且简便易行，是研究的好病种，很有前途，是发展针灸的好路子，希望郭老对该病进行系统、全面的中西医结合研究。随后从研究思路和方法上给予郭老具体指导，在他的亲自关怀下，还给予了研究经费的支持。

（2）20 世纪 70 年代末至 80 年代，即郭老开展乳腺增生病研究的初期，在治疗场地、辅助检查设备、研究人员的确定、研究时间的保证、用车，以及纠正人们对中医人员开展科研认识与态度的偏差方面，初时任学校党委书记兼院长的陕西中医学院党委书记兼院长董巩，认识明确，高度重视，召开专门会议，研究解决研究中遇到的困难，会后亲自过问，落实经费，这些均给郭老精神上以极大的鼓励，同时董院长还给卫生厅、教育厅做工作，希望重视该研究，督促下拨研究经费。在董院长和郭老的共同努力下，1980年上级对该项目提供了80余万元的仪器设备和研究经费，使该研究得以顺利开展。由此郭老认为，领导的关怀与支持对科研人员开展研究工作是非常重要的。

（3）郭老是位中医，相对西医知识薄弱，而乳腺增生病则属西医之病，在诊断和疗效判定上必须依据西医有关指标，在机理研究中，涉及西医之病因病理，免疫、内分泌等学科知识。对于这些缺乏的知识，郭老除自学外，虚心求教我校病理学教授郭庭信、免疫学教授马振亚、超声波专家赵和熙、兽医内分泌专家西北农林科技大学的王建展教授，这些相关学科的专家为郭老诊疗乳腺病、应用现代科学知识与技术进行研究并形成自己的学术思想起到了基奠作用。

三、成才体会

对于自己在学术上的造诣和事业上的成功，郭老体会较深的有以下几点：

（一）只有博览群书，才能宽广见识

郭老认为临床辨治，既要遵循一般规律，又要突出个性特征，诊治才可灵活自如，收到佳效。要达到这一目标，就必须孜孜不倦攻读先贤论著，广涉各家医书。上至《素问》《灵枢》《伤寒论》《金匮要略》《针灸甲乙经》《千金方》《针灸大成》等古代医籍，下至期刊针灸诸著，尤其是针灸临床经验选编精华，各种针灸中医杂志，对于精避观点，重要段、句，还应熟记诵颂。

（二）理论学习很是重要，临床实践更应重视

理论学习对一个从医者的成才是重要的，但临床实践更为重

要。理论学习需要实践，更应在实践中学习、总结和提高。20 世纪 60 年代末，郭老基于针刺止痛显著疗效的临床实际，试用针刺治疗乳房疼痛之乳腺增生病，结果针刺不仅有止痛效果，同时具有较好的散结消块作用，后经观察、研究，取得了近期治愈率达 50% ~64%，总有效率达 90% ~96% 的临床疗效，且从免疫、内分泌等方面进行了有关作用机理的研究，其研究居国内领先水平。在治疗周围性面瘫的临床实践中，特别注重观察病人病情与治疗方法之间的关系，如早期针刺刺激量不宜过大、不可应用电针治疗，否则将加重病情，延长病程，还可留有一定的后遗症；加用艾灸，局部热敷、按摩和注意保暖，均可促进其恢复。这些经验体会均源于临床实践。

（三）勤于思悟，方能提高

郭老认为，人的成长过程是一个学、思、悟的过程。在学习、实践的经历中勤于思考，才能从中悟出道理，再将其用于实践，从而得到提高。在人与人之间，人与事之间如此，在人的成长道路上更是如此。如对针刺治疗乳腺增生病穴位的选择，最初只是对症选取，即选择了具有止痛作用的合谷，乳房局部的屋翳、膻中，虽对乳房疼痛有效，但应用后乳房肿块消散不佳。后经审视所有临床表现，反复分析、思考，探究其病因，本病主要由肝郁气滞致使乳络气血不畅、不通，不通则痛，不通日久，气血郁结，或挟痰、挟瘀而形成肿块。其病理关键为肝郁气滞，治疗上应以疏肝解郁为主法，再辨证选加相关穴位，故在原基本方上加用疏肝之肝俞、肩井和古人治乳疾之经验效穴天宗，又将其按针刺操作方便与否分为胸、背两组，即后来称之为甲、乙两组，一天一组，两组交替使用。经临床验证，这两组穴位针刺后，不仅止痛快，且有较好的消散乳块作用。这是学、思、悟的典型例子。人在一生成长的道路上，一定要勤于思考，善于领悟其理、其质，方能先人一步，高人一招。

（四）确定目标，持之以恒

人的先性是遇折易停，遇阻易退。这一天性，也是一个人成功的最大障碍。郭老认为，一个人要想成功，就和要做成一件事一样，需要努力和毅力，为之目标而奋斗。这一点郭老体会得最为深刻，就像他对自己评价的那样：天资并非智力超人，唯独过人者，是确定适合自己的目标后，比别人花更多的时间和更多的精力，坚持不懈努力，目标就一定会实现。的确如此，郭老对学习抓得很紧，乳腺增生病的病因、病理、临床表现、辅助检查、诊断等知识，均是坚持学习，向人求教而来的，就在他97岁生病前还坚持每天看书，阅读《中国中医药报》《健康报》等报纸杂志，所以他对国家中医政策、科研方向等信息了解、掌握的很多。他坚持每天晨练半小时到1小时，几十年来从未间断，故身体健康，反应灵敏，手足便利。郭老最大的特点之一是一生保持平和心态，遇事不亢不卑，沉稳对待，冷静、妥善处理，这些均得益于他持之以恒的毅力。

（五）教训

（1）临床病例观察和实验研究中尽可能设计合理、全面，过程记录仔细、认真，数据可靠，并妥善保管有关资料，以便查询、研究与总结。

（2）不管是在临床上，还是在科研、学术上遇到任何问题，均应直观面对，及时发现，及时寻找原因，及时研究解决。这样，可使问题得到正确、及时处理，就会不留或少留遗憾。

四、自省正身，以示后学

对于自己在学术上的造诣和事业上的成功，郭老有较深的感悟。他认为，作为一个针灸工作者，必须首先树立良好的医德，才能真正做到为患者服务。如果不能一心为患者着想，品行不端，就不可能达到治病救人的目的。

作为针灸专业的医师要在学习上狠下功夫，要系统掌握针灸的基础理论、基本知识和基本技能。学习基本理论要挑选适用的教材，并参阅《黄帝内经》《难经》等，由浅入深，循序渐进。做到全书通读，重点熟读，融会贯通。学习经络、腧穴知识时，要对原文系统阅读，深入理解，不要浅尝辄止，望文生义。要熟记每一条经脉的循行路线与主证，还要了解近现代有关经络研究的动态。要熟练掌握腧穴的定位、主治，了解历代各类刺灸法知识，能熟练运用刺灸技能，取穴准确，手法娴熟，方能达到得气及时，疗效迅速的目的。

郭老从医 70 余载，诊治沉疴痼疾，屡见奇效，深受广大患者赞誉。在科研工作方面，潜心钻研，成果颇丰，在教学上匠心独运，尤其他为人正直，诚恳和善的人品风范，堪称后学者的楷模。他思想活跃，开拓进取，勇于创新，孜孜不倦的学习精神，更令人尊敬和仰慕。郭老思想进步，关心国家大事，严于律己，宽以待人，勇挑重担。虽值暮年，壮心不已，年逾九旬，仍坚持门诊，且兴趣广泛，爱好书法、集邮、养花、收集古币字画，并坚持体育锻炼，年老体健，生活丰富多彩。

第二章　学术主张

第一节　郭老的治学方法

郭老行医60余载，一直致力于中医针灸临床、科研和教学工作，他既重视中医经典传统，师古而不泥古，又敢于创新。他认为掌握古典精髓古为今用，了解现代医学知识为传统中医服务，因而他非常重视学习和收集众家之所长，上至《五十二病方》《黄帝内经》《难经》《针灸甲乙经》，中有《千金方》《外台秘要》《奇经八脉考》《针灸大成》《太乙神针》《灸法秘传》，下至当今书刊，不管是有名的医学大家还是基层乡村医生，凡是临床应用有效之法，均揽怀中，充实自己。因而临证中对于诸多疑难杂症郭老思路广，方法多，疗效好，处处体现出他丰富的临床经验，特别是在乳腺病的辨证治疗中，可以说堪称一绝。他的治学态度严谨，认真负责，科研中一丝不苟，悉心体察，以科学的态度实事求是，严密观察，抓第一手资料，分析综合，总结改进，因而在中医针灸专业学科方面造诣较深，在国内享有很高的声誉。

一、郭老治学方法之一

郭老从医近60年，在医、教、研方面硕果累累，成为享誉中国的一代针灸名医、名家；他的成功与其严谨的治学方法密不可分，其治学方法主要表现在：

（一）深研经典，熟读背诵

中医针灸源远流长，具有完整、独特的理论体系和防治疾病的丰富经验，所载文献资料浩如烟海。郭老在多年习医执业中，非常重视经典著作的学习。他认为业医难，精医更难，难在两端：一为人生短暂，精力有限，而学海无涯，医籍汗牛充栋，要想学通、究精难；二是要用有限的知识与技能应对千差万别、变化多端的临床疾病难。若欲所成，主张必先学理论，再习药方针法。上至《素问》《灵枢》，中及《难经》《伤寒论》，再有《针灸甲乙经》《千金方》《明堂孔穴》《针灸大成》等经典医籍，均应详研精读，重要段句条文还应熟背。常以《医宗金鉴·凡例》"医者书不熟则理不明，理不明则实不清，临证游移，漫无定见，药证不合，难以奏效"为训诫，勤习常诵，故《灵枢·经脉》《灵枢·九针十二原》《灵枢·小针解》《难经》（节选）《标幽赋》《百症赋》《玉龙歌》《针金赋》等诸多内容，郭老可熟背如流。他对记思的认识是，对重要著作必先熟读，继之精思，记忆和思维紧密相连，记忆是思维的基础，思维又能提高记忆效果，读中求记，思是求明，不可偏废。

郭老对历代代表性医著善于溯流探源，博众家之长为己所用。探源始自经典，依时间顺序为线，究其发展脉络。如读《黄帝内经》知医理之源；习《难经》知奇经八脉、脏腑经脉原气、八会穴；研《伤寒杂病论》以求辨证论治、针药结合之法；究《针灸甲乙经》，确立经穴、交会穴与刺灸方法；从《千金要方》明阿是穴的临床应用；自《外台秘要》知灸法防治诸多疾病之作用；从《疡科心得集》"乳中结核，形如丸卵……其核随喜怒消长，多由思虑伤脾，恼怒伤肝，郁结而成"之载，结合乳癖流行病学、发病特点与规律，总结出该病以肝郁气滞为病机关键，治疗当以疏肝解郁为法，进而筛选出甲、乙两组主穴及辨证配穴方案，临床疗效颇佳，取得了较好的社会效益和经济效益。

（二）持之以恒，勤能补拙

郭老认为医学至精至深，属大道之术，并非短时可成、可精。郭老认为自己天生并非聪智、高人一着，可用"勤""苦""恒"三字概况其治学之道。几十年来，郭老坚持每天看医书、读医（学）志、阅医报（《健康报》《中国中医药报》等）从不间断，尤其在开展乳腺增生病临床研究的初期，坚持每晚看书学习至深夜，不懂随即请教他人，这些为他运用中西医结合方法在国内首创针刺选穴治疗乳腺增生病的学术思想奠定了坚实的基础，正如他自己所说："学习是件苦差事，当以此习以为常时便不觉其苦，当领悟其道理后反觉乐趣无穷。"

（三）博学笃行，重视实践

"笃行"就是多临床实践。郭老信奉"熟读《针灸甲乙经》，更要多临证"之道。针刺治疗乳腺增生病的选择、穴位的确定，都是大量临床实践及其总结的结果。在附属医院门诊与病房、咸阳数家纺织厂、电子设备厂，陕西关中许多市县的农村，均有郭老从事乳腺增生专病实践的印迹。即使在担任行政管理工作，事务非常繁忙之时仍然坚持临床不间断，有时去外地开会，为了次日的临床，不顾休息连夜赶回。郭老针灸临床诊治病种十分广泛，内、外、妇、儿、骨伤、杂病无所不涉，多收良效，乃是博学、笃行之果。他深知业医者应在精专上下功夫，才能创新、发展针灸。他精专于针刺治疗乳腺增生病，并取得显著成绩的事实就是"博学笃行，业精于专"的极好说明。

（四）中西汇通，法古创新

郭老是一位学识渊博的学者，他认为中医要发展，受多学科的影响，故业医者必须心存广博之知识，除精通中医外，还应熟悉掌握现代医学、哲学、史学、文学、地理等方面的知识，才能在学术上有所发展和创新。郭老认为中医临床以整体观念、辨证论治为特点，以证型为核心，确定相应的治法，遣方用药选穴，而西医的诊断技术，可补中医四诊之不足，临床应重视西医辨病与中医辨证的有机结合，乳腺炎、男性乳房发育症、乳房结核、乳痛症、周围性和中枢性面瘫等病的诊治均是如此。尤其是乳腺增生病，乳房肿块是其重要特征，其性质虽属良性，但部分可癌变，临床应先辨西医之病，明确肿块性质，以防误诊而失治误治。中医对乳房肿块统称"乳癖"，其意范围较广，而辨证方能切中本质，郭老通过临床实践，结合中医辨证原则和特点，在国内首次将本病分为肝郁、肝火、气血双虚和肝肾阴虚四型，辨证选穴施治，取得了良好的近、远期效果。郭老将中西医两者有机结合，既发挥传统中医特色，又具现代科技手段与技术，具有很强的中西医说服力和认可度。

（五）勤于总结，不懈笔耕

郭老在临床实践中，既注重理论指导，又善于总结与提高，探索其规律，做到了临床不间断，探索不停止，总结不歇笔。他先后发表论文40余篇，担任主编出版关于乳腺方面的著作《乳腺增生病的针灸治疗》《针药并治乳房病》2部及经络文献著作《现代经络研究文献综述》1部，先后主编《针灸学》等全国高等中医药院校教材3部，参编《针灸医籍选读》《针灸医籍精选》2部，主审《针灸治疗学》《针灸学》2部。其发表学术论文的内容涉及针灸基础理论，内、外、妇、儿、骨伤各科疾病的治疗经验与总结，从临床常见病证到疑难杂证，从教学到临床再到科研可看出，郭老几十年来，认认真真、踏踏实实追求医学学问，博广精专而有创新，业医活人，培育英才，真可谓"一代真正名医，晚辈治学楷模"。

二、郭老治学方法之二

（一）深究医理，融经旨于实践

祖国医学是一门实践性很强的学科。郭老反对空谈理论不务实践的医学作风，认为中医理论来源于实践，总结于临床，他几十年如一日从不脱离临床，诊治病人，一丝不苟，独具慧眼，洞悉全貌，详查病情，认真记录，运用中医的阴阳、脏腑、经络、气血，结合现代的诊断技能，辨证与辨病相结合，明确诊断，当针则针，宜灸则灸，或针药并用，尤在诊治乳腺病方面，得心应手，疗效显著。乳腺增生病是妇女的常见病，他从 1978 年至 1999 年的 20 余年间，每隔两三年都要在城市和农村进行乳腺病调查，先后共进行了 9 次，发现其发病率从 1978 年的 8.2% 上升至 1999 年的 28%，而该病又是乳腺癌的癌前病变。为了使这一危害妇女健康的疾病能取得有效的治疗，他博览古今医籍及西医有关论述，积累了大量诱发乳腺病的宝贵资料，为他以后的准确诊断、治疗乳腺病提供了有效依据。乳腺增生病占乳房良性肿瘤的 70% ~ 80%，但是这种肿块还可能是由其他乳房病所致，统计结果显示，乳腺癌是严重危害妇女健康的疾病，它在妇女恶性肿瘤中位居第一位。为了对乳腺肿块诊断明确，郭老虚心请教肿瘤及外科专家，学习现代医学知识，亲自为病人做红外、冷光、针吸等方面的检查，结合触按，他熟练地掌握了乳腺增生病的临床特征及检查方法。他不但注重治疗而且重视善后调理，明确提出了戒怒去忧，保持乐观，调理月经，防治妇科病的论述。根据多年诊治经验，撰写了《针灸治疗乳腺增生病》一书，该书深入浅出，易学易懂，可以简单明了地指导临床实践及预防，深受广大基层医师和患者的欢迎。

（二）由博反约，精心钻研

郭老在针灸方面有较高的造诣，这是来自他刻苦勤奋和师古不泥古、不盲从、不依傍他人的学习精神，他总是带着问题深入思考、深入研究。几十年来郭老对古今中外有关针灸医学重要文献尽收博览，并验之于临床，使感性的临床效果升华到理性阶段的认识。"文革"期间，由于受极"左"思潮影响，针灸治疗乳腺增生病科研工作陷于停顿，加之个人力量单薄，教学任务繁忙，无暇旁顾。党的十一届三中全会以后，随着各项工作步入正轨，郭老才有实现自己早已为之向往的针灸治疗乳腺增生病科研的可能。郭老不断从临床实践中验证针灸对乳腺增生病的疗效，并积极开展临床研究工作。在对 130 例乳腺增生病人的治疗中，设立了针刺治疗组、豆提物注射对照组、西药对照组进行针刺治疗乳腺增生病疗效对比观察。结果针刺组有效率达到 93.5%，治愈率为 40.4%；豆提物注射组有效率为 61.1%，治愈率为 11.1%；西药组有效率为 65%，治愈率仅为 5%。充分说明针刺治疗乳腺增生的疗效是明显的。他又从中医辨证学出发，将乳腺增生病分为肝郁型、肝火型、肝肾阴虚型、气血两虚型四型，各型之间疗效经统计学处理无显著差异。与此同时对针刺组和豆提物注射组分别进行治疗前后细胞免疫功能变化的实验观察，结果显示两组细胞免疫功能治疗后比治疗前均有显著的增高，经统计学处理 $P < 0.01$，有显著的差异。这个研究成果获陕西省高教系统 1978 年一等奖，并荣获 1982 年省优秀论文二等奖。

（三）详辨疑证，应变灵活

郭老虽长期从事针灸教学，但注意坚持理论联系实际，几十年如一日，无论工作多么繁忙，从不放松针灸临床医疗。在临床工作中，不分贫贱高贵，有求于他者，皆有求必应。热情接待，详细查体，认真辨证，精心选穴施术，每获良效。由于郭老精通中医理论，遇有疑难病证，详为辨证，当针则针，宜灸则灸，或针药并施，或只投汤液，多有应手取效，仅举例以斑窥面。

例 1，患者为 14 岁男孩，1 个月前患儿以高烧昏迷住当地医院，诊为"流脑"，经 20 余天治疗，高热退，但留失语，烦躁不安，彻夜不眠，到处乱跑，大便干结，虽服过量安眠药仅睡 1~2 个小时，当地医院以为流脑后遗症，让其出院转西安做进一步治疗，后经西安某医院神经科检查诊断为"脑炎后遗症"。家长悲忧万分，抱着试试看的心情，慕名登门求治。郭老详细询问了病史，认真检查患儿神色形态，诊脉望舌后认为：患儿病属春温之邪侵犯人体，化热持续 20 余天，灼津太甚，致使阴液大亏，伤及心血，故神不安舍，则恍惚躁动，不能入睡，兼之邪毒未尽，窍络受阻；舌为心之苗，舌机不灵则难言，津亏液耗，则大便干结；津液为气血之源，久耗必致气血亏损，故面目浮肿；又据脉数舌红，唇干等均属邪未净而继耗津液。法宜清热解毒滋阴，佐以醒神，选取四神聪、内关（双）、太溪（双）针刺，施以平补平泻手法，留针 10 分钟，其间行针 1 次。以四神聪醒脑清神；内关为心包经之络穴，有畅心气而安心神之功；太溪为肾之原穴，可滋肝肾之阴。三穴合用可奏清热解毒醒脑安神之效。并配投中药：大青叶 25 克，元参 20 克，生地 15 克，麦冬 15 克，大黄 9 克，枳实 6 克，黄连 6 克，1 剂。

经针治 6 次，药服 5 剂后，患儿烦躁不安较前明显好转，可以正常入睡，大便已趋正常，但仍不能言，表情呆滞，舌淡苔薄白，脉细数。继以醒神开窍，益气生津之法，先后共针 17 次，服药 14 剂，除记忆较前减退外，余则一切正常。

例 2，患者李某，男，59 岁，干部。1977 年 6 月 20 日初诊。主诉：夜间发作性腋窝跳动 2 年。2 年前不明原因左侧腋窝夜间不自主跳动或抽动。继则右侧也同样发作，逐渐导致两肘窝刺痒。初发月余 1 次，后渐增多，每夜发作多次，常在睡中被跳动所惊醒，有时整夜不能入睡，痛苦异常，致使精神萎靡不振，先后经数家医院内科、神经科检查未能确诊，故屡屡治疗无效，持续 2 年，遂找郭老求治。

查体：发育尚可，情绪消沉，面色枯黄，皮肤、黏膜及淋巴

（－），头、面、颈部器官（－），甲状腺、颈动静脉、心、肺、肝、脾无异常发现。腘、肘色泽、温度亦无异常，感觉存在，双下肢肌张力、肌力、腱反射均正常。血压98/60毫米汞柱。化验室检查：胆固醇270毫克/分升，脉细略数，舌质红，余无特殊发现。证属肝肾阴虚，以滋肝肾之阴为治则，选取太溪（双）、委中（双）、太冲（双），中刺激，施平补平泻手法，留针20分钟，其间行针2次，次日复诊述针后当晚不自主抽动次数减少，可以入睡4小时。随后连针5次，抽动完全消失，睡眠正常，2年痼疾豁然全失。

1977年7月16日复诊：近2天来，前疾又复发。治宜畅局部经气为主。用穴：尺泽（双）、委中（双），刺法同前，连针4次（每天1次）而愈。

1977年9月12日三诊：近2天夜间又轻度复发，影响睡眠。舌体胖，质不红，苔黄白相兼，脉弦细而数。以脉舌辨，证属肝肾阴虚，肝木乘脾，治宜滋阴舒肝，以畅经气。针刺太溪（双）、肝俞（双）、委中（双），连针2次而愈。随访3年来未复发。

按： 夜间腋窝跳动症，原因不明，难以确诊，当属疑难病证。但以舌、证相参，属肝肾阴虚，用滋益肝肾之穴。因太溪为肾之原穴，"五脏有疾，当取之十二原"，太冲可清肝热，委中能畅经气而活跃津液，肝俞可舒肝解郁，先后诊治8次而愈，表明针灸临床审因辨证是非常重要的，需应变灵活。

例3，王某，女，32岁，反复尿血7年，7年前初产，于产褥期不注意性节制，兼之操劳忧虑，产假后上班1周，即出现血尿，经西安某医院尿检红细胞（＋＋＋＋），按炎症服西药治疗无效。后服中药2个月渐愈。此后2年间每隔20～30天尿血1次，住某医院治疗，经肾盂造影、膀胱镜检等，定为肾性血尿。疑为丝虫病引起（否认去丝虫病地区），但未确诊，经服中药治疗3个月未见血尿出院。回厂上班1天，又见血尿，5年来时愈时发，多与劳累过度有关，但无恶寒发热、尿频、尿急、尿痛、腰痛及午后潮热盗汗等症。兼有乏力，纳差失眠，白带多，月经、大便正常。查体：

发育中等，营养欠佳，面色萎黄，形体消瘦，表情忧虑，精神萎靡，脉弦细，舌淡苔少，血压 110/80 毫米汞柱，妇科检查无特殊发现，尿液镜检红细胞（＋＋＋＋）。

辨证：新产之后，肾气不固，冲任之脉未充，气血未复，则恣情纵欲，致肾气亏乏，元气耗伤，则无固摄之力，气血失于常度，冲任脉气不能维理血海。肾气久亏，命门火衰，则火不生土，兼之忧思伤脾，脾土双向受困，失去统血之力，则溺血。

治则：宜补气养血健脾固肾之剂，以归脾汤加杜仲、五味子等。方药：党参 30 克，白术 9 克，茯苓 9 克，远志 6 克，木香 6 克，酸枣仁 20 克，当归 9 克，五味子 9 克，麦芽 9 克，杜仲 6 克，山药 20 克，大枣 3 枚，水煎服。服五六剂后，症情有所减轻，效不更方，原方继服 30 余剂而愈，后经随访 8 年未见复发。

总之，郭老并不执一法而治乳腺病。他结合患者的症情选用电针、皮内针、药离子导入、外敷药等外治法，同时据证内服中西药从而提高了疗效，加速了本病的治愈。

（四）倡乳腺病从肝论治，兼顾冲任脾肾

郭老治疗乳腺病尤其以肝论治为主，认为妇女"以血为用"，但血是依赖于脾的运化和肝的疏调进行布化。20 世纪 70 年代初，郭老通过大量的调查研究发现，肝郁气滞是导致妇科乳腺病的主要之因，由于肝的疏泄功能失调，必然影响到冲、任经脉，涉及脾胃运化功能，因此他提出乳腺疾病从肝论治才是其大法。运用针刺为主治疗，通过大量的临床，并设对照组观察，肯定了针刺治疗乳腺疾病的近远期疗效。大量的临床、调查研究，他发现乳腺病的形成与环境、精神因素、月经周期的变化有着直接的关系。陕西古城咸阳是个以纺织业为主的轻工业城市，纺织女工人数众多为普查提供了得天独厚的条件，通过上千余例的大量普查研究，结合主证、兼证、病位，将传统的四诊与现代医学的诊断相结合，经过中医辨证分型，确定了治疗大法，相对固定选取主穴，依据辨证的不同证型

灵活配伍有关穴位，收到明显效果。此项临床研究成果于 1986 年 9 月通过科研鉴定，专家一致认为，该项研究属国内领先水平，具有较好的推广应用价值，获当年国家卫生部、国家中医药管理局重大中医药科技成果乙级奖和陕西省人民政府科技进步二等奖。

其治疗乳腺增生病的治疗分两组穴位，交替应用，即甲组穴屋翳、膻中、合谷，乙组穴天宗、肩井、肝俞，已被现行多部全国高等中医药院校统编教材所收录。

（五）师古不泥，勇于探索

郭老重视经典，在继承传统医学的同时，敢于创新，从不废弃西医。他认为中、西医 2 个医学体系各有所长，应相互取长补短，临床必须中医的辨证与西医的辨病相结合，西医诊断疾病以局部病变为主，中医诊断疾病以全身影响为主，西医用药规范程序，中医量体裁衣偏重个性。郭老认为中西医相结合，临床才能有的放矢，提高治疗效果，所以郭老虽是个老中医，但他仍然学习并掌握有关西医知识，用现代科学实验研究的方法，有力地佐证其临床疗效。20 世纪 70 年代开创针刺治疗乳腺增生病以来，在取得良好疗效的基础上，深入进行本病的病因及针刺机理的实验研究，给大、小白鼠皮下注射雌二醇（E2）成功制成乳腺增生动物模型，表明 E2 升高是本病主要致病因素之一，针刺有对抗 E2 之作用，并从实验中观察到针刺可加速增生组织复常率。对乳腺增生病人做了针刺前后 E2 含量的测定发现针刺前 E2 明显高于健康妇女，针刺后 E2 与健康妇女无差异说明针刺有调整失衡女性激素作用，这一研究获 1987 年国家中医药管理局科技成果二等奖，并在第一、二届世界针灸学术大会上做了交流。通过病理观察到，针刺可使异常增生细胞癌变迹象复常，并通过针灸对小白鼠移植性乳腺癌抑制的观察，其抑癌率为 30.1%，针刺加西药（环磷酰胺）组抑癌率为 88.3%，从而表明针药合用在抗癌过程中有协同作用，而且针刺可抵御抗癌药物的副作用。通过对针刺前后瘤鼠脾脏、胸腺的湿重对比，发现瘤鼠淋巴细胞转化率、NK 细胞检测，也表明其抑瘤效应是针灸提高了瘤鼠的免疫功能。此项研究获陕西省卫生系统二等奖；他研制的乳腺增生治疗仪，获世界和平周国际金奖及陕西电子工业厅二等奖；经多年临床筛选所用治疗乳腺增生病的乳乐冲剂，服用方便，疗效满意，深受患者的欢迎。

第二节　郭老的主要学术主张

一、"乳房当为奇恒之腑"

人体是由五脏六腑、奇恒之腑、五官九窍、四肢百骸等组织通过经络系统联系在一起的一个有机整体，共同协作完成整体和各自的生理功能。奇恒之腑［脑、髓、骨、脉、胆、女子胞（男子指精室）］是其主要的组成部分之一，奇恒之腑最早见于《素问·五藏别论》："脑、髓、骨、脉、胆、女子胞……地气之所生也，皆藏于阴而象于地。故藏而不泻。"

五脏主藏精，满而不实；六腑主传化物，实而不满。而奇恒之腑则以似脏非脏、似腑非腑为其显著的特点。其形态上似腑，多呈现为中空的管腔或囊状器官；其功能上似脏，均主藏精气而不泻，不与饮食物直接接触。唯有胆所不同，《内经知要》："胆为奇恒之府，通全体之阴阳。况胆为春升之气，万物之生、长、化、收、藏皆于此托初禀命也。"胆即藏胆汁，又能主泻利，与肝相合，形态若囊，故又划为六腑之一，因不传化物，因而与腑又有区别，故胆又归于"奇恒之腑"。其余奇恒之腑均无表里配合与五行配属，多与奇经八脉有关。

中医对于人体各个脏腑组织器官的认识在《黄帝内经》中已有较为详细的载述，唯独对乳房记述甚少，对其归属关系后世医家也未能从以脏腑为核心的局部—整体观上全面、系统地加以认识，即使近年对奇恒之腑理论研究较为全面者也未将其列入其中。国医大师郭老通过对乳房的解剖，生理、病理的研究和多年、大量临床疾病的诊疗，依据奇恒之腑的属性特点，认为乳房形似腑而功似脏，故提出了"乳房当为奇恒之腑"之学，并以此指导临床实践，取得了较好的临床效果。

1. 乳房与经脉的关系

乳房分布着诸多经脉，通过这些经脉与内在脏腑相联系，并有丰富的筋肉分布而发挥其作用。分布于乳房及其周围的主要经脉有：

（1）足阳明胃经：《灵枢·经脉》："……从缺盆下乳内廉。"即胃经自距离前正中线 4 寸的锁骨中线直贯乳房中央。

（2）足少阴肾经：《灵枢·经脉》："……上贯肝隔，入肺中。"这里的"入肺中"指的是肾经在胸部距离前正中线 2 寸上行至锁骨下，其所行之处为乳房实体的内侧部分。

（3）脾经：《灵枢·经脉》："脾足太阴之脉……上膈，夹咽。"脾经在胸部乳头界距离前正中线 6 寸循行于乳房实体的外侧部分。

（4）肝经：《灵枢·经脉》："肝足厥阴之脉……上贯膈，布胁肋。"肝经分布于乳房外侧的胁肋部。

（5）任脉、冲脉：《素问·骨空论》："任脉者，起于中极之下……上关元，至咽喉。"即任脉主要行于人体前正中线上，其侧为足少阴经，诸阴经均来交会，故为阴脉之海。《灵枢·逆顺肥瘦》："夫冲脉者，五脏六腑功能之海也，五脏六腑皆禀焉……其下者，并于少阴之经，渗三阴。"《难经·二十七难》："冲脉之经，并阻阳明之脉，夹脐上行，至胸中而散。"这里的"胸中"指以乳房为主的胸部。《灵枢·五音五味》："冲脉、任脉皆起于胞中，上循脊里，为经络之海。"冲脉并肾经、胃经而行，十二经脉均来交会，故有十二经之海、血海之称。可见，冲任二脉均并肾经而行，得肾之滋养，下系胞宫，上连乳房，其气血促使胞宫和乳房的发育及维持正常功能。

此外，十二经的其他经脉、阴维脉、手少阴和手少阳之经别等也与乳房有着间接的联系。

以上这些经脉是沟通乳房与脏腑的重要途径，为乳房的外形隆突和哺乳功能的完成提供了气血等物质保障，使乳房与脏腑之间构成了有机的整体。

2. 乳房与脏腑的关系

乳房主要与脾、胃、肝、肾关系密切。脾胃为后天之本，气血生化之源，胃主受纳，脾主运化、主肌肉，乳房主为肌肉，其气血营养必由脾胃所供。怀孕后期及哺乳期的乳汁均为气血所化，藏于乳内，婴幼儿需要时可及时供给；肝主藏血，主疏泄，又主筋，乳房为筋之所聚，有赖肝血的不断濡养。同时，乳房的生长、发育与肾关系极为密切，亦有"冲任隶属于肝肾"之说，肾主藏精，化生天癸，可激发冲任通盛。肾气—天癸—冲任相互影响，成为妇女子宫、乳房周期性调节的中心，而肾是这个调节中心的核心所在，肾气充，天癸足，冲任盛，则胞宫、乳房发育良好，如果肾气不足，天癸不充，冲任不盛，则胞宫、乳房必受其累而发病。

3. 形态、结构上乳房似腑

乳房位于胸前，躯壳之外，左右各一，由乳头、乳晕、乳管（大、中、小等）、筋肉以及诸多脉络构成的网络管状结构，除孕后期和哺乳期外，形体中空，虚若蜂窝，其形似腑。

4. 功能上乳房似脏似腑，又非脏非腑

乳房分为孕期、哺乳期和非孕非哺乳期，其形呈中空的管状，类似于腑，但在功能上，非孕非哺乳期乳房，不藏乳汁又不泄乳汁，即非脏非腑。当怀孕后，在脾胃化生气血、肝主疏泄功能正常、肾精充沛的情况下，乳房逐渐充盈，乳头、乳晕也渐增大，这时乳房呈现出"藏而不泄""满而不实"的脏的特性（即似脏）。哺乳期，乳房即储藏乳汁又分泌乳汁，以满足婴幼儿的需要，这时呈现的是"藏而不满"和"传化物"的脏腑双重特性，即似脏又似腑，故为"奇恒之腑"。

5. 乳房周期性的藏泄与子宫月经关系密切

育龄妇女月经的主要成分是血，血还有赖于气的化生，乳汁亦为气血所生。《景岳全书·妇人规》："妇人乳汁乃冲任气血所化，故下为月经，上为乳汁。"即"经乳同源"。子宫与乳房为姊妹关系，均形成了规律性开合泄闭关系。子宫在月经前主藏似脏，乳房在月经前 7~10 天逐渐增大，常有微胀感，但胀而不满，充而不溢（无乳汁），类似于脏而藏；经潮时子宫泄而似腑，而乳房随着经血的排出迅速变小，胀感消失，类似于腑而泄。这种子宫与乳房间的动态平衡变化是由女性体内气血随月经周期变化引起的。

6. 治乳疾"主以通为用"，"辅以补养"

乳房内藏气血、乳汁，以养自体，哺育婴儿，其功似脏；其形如管，功在于泄，类功似腑，故"当为奇恒之腑"。治疗乳腺病（如乳癖、乳痛、男女乳疬、乳衄、小乳、乳头溢液、缺乳等）均宜"以通为用"为主，以应腑之属性（"腑病多实""以通为用"）；仅在哺乳期治疗气血不足之乳少或缺乳时"充而补之"，以应脏之特性（"脏病多虚""以补为要"），在临床实际应用时完全体现了乳房以通行为主，又不失其藏精的特点。这是郭老"乳房当为奇恒之腑"理论在临床应用中的理论核心所在。

纵观郭老对乳房疾病，尤其对乳癖治疗法则的确定和具体方法的应用，总以疏肝理气的"疏通"为主，用针（甲、乙两组主穴），或遣方（乳乐冲剂为主），兼以健脾除湿化痰，或活血散结，或滋补肝肾，或相兼而治，却又不忘养血益气。治疗时遵循乳腺的疏泄与封藏变化规律（月经周期、孕期、哺乳期），动静结合，泄藏有度，缓急相辅，灵活应用，故每每收到较好的临床疗效。

二、从肝论治乳腺病

郭老以勤求古训，师古不泥，广览群书，取众家之长，传承精华，善于发现问题，敢于创新，勇于探索和总结，对乳腺病的认识具有独特的见解和主张，其中从肝论治乳腺病就是其主要的学术思想之一。通过对郭老生前发表的学术论文、出版的有关专著、跟师临床、病例库等资料的挖掘、整理、分析、总结，将郭老"从肝论治乳腺病"的学术思想总结如下。

1. 乳房与肝之疏泄、藏血功能的关系

肝的主要功能是主疏泄、主藏血。《素问·五常政大论》："木曰敷和……木曰发……敷和之纪，木德周行，阳舒阴布，五化宣平。"肝属木，旺于春，喜条达。朱丹溪的《格致余论》曰："司疏泄者肝也。"《素问·调经论》："肝藏血。"乳房的发育、乳络的通畅、乳汁的分泌均依赖于肝血的充足，肝气的舒畅条达，如肝血不足，则乳房发育不良，乳汁分泌量少或无；如肝主疏泄功能失司，肝郁气滞，胸部乳房气机不畅，乳络必阻塞不通，"不通则痛"，如夹痰湿或夹瘀血则结成肿块。

2. "乳房疾病多肝郁"

郭老从实践与理论的结合上认为，乳房疾病多因肝郁而生，病成后则肝更郁。

（1）乳房疾病多因肝郁而生。乳痛症、男性乳房发育症、幼女乳房发育症、乳房增生（小叶增生、囊性增生等）病、乳腺纤维瘤、乳腺导管乳头状瘤、乳腺癌等常见的乳腺病在其发生、发展变化的过程中均与肝的疏泄功能密切相关，占乳腺病70%以上的乳腺增生病尤为突出。其因与肝之经脉所布和肝之疏泄功能失调有关。

肝之经脉，《灵枢·经脉》云"上贯膈，布胁肋"，这里的"胁肋"指腋下的季肋和其旁的乳房。乳房位于胸部，其形外凸，其结构由西医之皮肤、皮下组织、脂肪、各级乳管及其筋膜等组织组成，即主要组成的组织中医称之为"筋"，所以，郭老称乳房为"筋之所聚之处""筋之所系之处"，而肝又"主筋"，即筋—乳房均由肝所辖。

郭老认为，"乳房当为奇恒之腑"。育龄期女性，乳房似脏以藏精气，充而不泄，尽显外凸、饱满之象；孕期藏乳汁而不溢；哺乳期当藏则藏，满而即泄，以共婴幼儿之吮吸之需，又似腑之泄而不藏。需要强调的是，不管乳房是藏还是泄，其本质在于气机的通畅，乳管"以通为用"。这里的"气机通畅"和"以通为用"是乳房维持正常生理功能的关键所在，而主宰这一关键之脏唯独属肝。若情志不遂，生气恼怒，所愿未达，忧虑多思，肝失疏泄，气机郁滞，失于畅达，郁遏于乳，则见乳房疼痛或乳痛加重；乳房气机闭阻，乳络气血拥塞则显乳块或原有肿块增大、变硬；而当情志舒畅、肝气机畅达时，乳痛气机通畅，"通则不痛"或原有乳痛减轻，乳块消失或原有乳块变小、变软。大凡乳腺增生、乳痛症、男性乳房发育症、幼女乳房发育症等诸多乳房疾病的发生莫不与情志异常、肝失疏泄相关。

（2）乳腺病成肝更郁。郭老通过既往乳腺病，尤其是乳腺增生病的研究中发现，当乳腺病发生后肝失疏泄进一步加重，肝郁气滞更加明显。多次临床研究结果：观察的 130 例患者中性情急躁易怒者达 106 例，占 81.54%[1]；100 例患者中竟有 77.00%[2]；500 例中有 374 例，占 74.8%[3]；1678 例患者中有 1323 例，占 78.84%[4]，辨证为肝郁型和肝火型者高达 89.60%。

（3）病情渐进加重：乳腺病形成后，大多数患者有乳痛和乳房肿块表现。乳痛的本质多为乳络阻滞的"不通则痛"，这种"不通"如得不到及时、正确的干预，可进一步使乳房的气血运行受阻，患者乳房疼痛可由阵发性轻痛逐渐转化为持续性疼痛而阵发性加重，性质也由原来的胀痛变化为胀、刺痛，即由气滞兼有血瘀之证。如气滞影响中焦气机导致脾脏运化水湿功能而生痰，则必致气滞夹瘀、夹痰，气、瘀、痰凝结不散，阻闭乳房筋络，则见乳块逐渐增大、变硬，缠久难愈；若结久腐化，则凝聚成毒，三者与毒相互交结，则有发展为恶变之乳癌之可能。

3. 肝郁是乳块形成之源

郭老依据乳房病患者多因肝郁而生，成病后肝更郁的特点，结合古代《诸病源候论·乳绪核候》乳中结肿"疲劳动气而生"及《疡科心得集》"乳癖乃乳中结核……多有思虑上脾，恼怒伤肝，郁结而成"的论述，认为肝郁是乳房肿块形成之源。

乳头色青，乳晕色暗，皆同肝色，由肝所主。足阳明经之经，从缺盆直通乳房，足三阴和足少阳之脉均行乳房及其之侧。若肝情志不畅，肝郁气滞，则会有以下2方面结果。一方面，中焦脾胃气机失于疏调，脾失运化水湿，水湿内停而生痰湿；另一方面，气滞则不能有效地推动津液和血的运行与输布，津液与血必凝滞不行，津液失布聚而成痰，气滞则血瘀，日久气结。气滞、气结、痰凝、血瘀相结，随经脉阻滞则见乳房肿块。在此病机过程中，肝郁气滞为先、为主，是源，这一认识，从根本上解决了乳房肿块产生的因果关系及病理机制，为临床治疗法则的确立和制定具体的针药治疗方法奠定了基础。

4. 针药施治，疏肝为要

郭老治疗乳腺疾病时，皆以疏肝理气为主要法则，在具体运用上或针，或药，或针药结合。

1）针刺治疗，疏肝为主，兼顾证症

郭老应用针刺治疗乳腺增生病、乳痛症、男性乳房发育症、幼女乳房发育症、乳腺纤维瘤等乳腺病时，临床使用频次最多的穴位有膻中、肩井、肝俞、外关、太冲五穴，其功均在于疏肝理气，畅通乳部经气，即专对肝郁而设。膻中位居两乳中央，为上气海，功之专长在于宣通乳胸部气机，且具化痰之功。外关、肩井分别为手、足少阳经穴，功主舒畅少阳之气；肝俞为肝气转输于背部之穴，太冲为肝经经气聚集最盛之原穴，二穴舒肝理气效专力著。又遣乳房局部之屋翳、乳根等穴位，意在导通乳部局部脉络，活血散结。合谷为循经远端选用，通过刺激手阳明经之穴而达到调整足阳明经气之作用，配三阴交主在调整阴阳之失衡以达阴平阳密之果。同时辨证遣用穴位，如肝郁配阳陵泉，肝火配侠溪，痰湿配丰隆，气血双虚配脾俞、胃俞、足三里，肝肾阴虚配太溪、肾俞，治乳经验效穴天宗等。诸穴相配以舒畅乳部经气，止乳痛，散乳结。

2）独有手法，意在疏通

在针刺手法上，郭老极为讲究，主要表现在：

（1）外关双向得气法：取 1.5 寸毫针，直刺 1.2~1.3 寸，捻转得气后，上提 0.5~0.6 寸，在沿经向上斜刺 0.5~0.6 寸，捻转得气，此刻，穴位局部针感感觉多样（酸、麻、胀、重、抽、蚁行等），且针感向上传导路线明显延长，有的针感可达同侧腋窝，这样的双向针刺法远较常规的一向直刺法疏通作用更好，疗效更优。

（2）肝俞探刺法：取 1 寸毫针，直刺或向下斜刺 0.8~0.9 寸，捻转得气后，将针身微微上提（0.1~0.2 寸），再分别向上、下、左、右反复内插（一处内插 4~5 次）0.1~0.2 寸，这时局部针感（主为酸胀）程度得以显著增强，疏通作用和针效也应随之增强。

（3）围刺肿块：取 1.5 寸毫针，在肿块（属良性者）中央直刺 1 针，在其上、下、左、右各距中央 0.5~1 寸处斜刺 1 针，针尖均达肿块实质，捻转得气，一次留针 20~30 分钟，中间行针 2 次。

郭老临床就是应用这些特殊的针刺手法来疏通乳房阻滞之经气，从而起到了止痛和消散肿块之目的，故临床效果较佳。

3）乳乐一方，旨主解郁，随证遣药

郭老经数十年临床试用、反复筛选、固定方药与剂量，从汤剂最终制成冲剂，名曰"乳乐冲剂"[5]，经大量临床应用并观察，对乳房疼痛及肿块的应用疗效甚佳。

乳乐的药物组成有柴胡、白芍、青皮、香附、延胡索、莪术、当归、茯苓、昆布、黄芪、淫羊藿、炙甘草等。方中 12 味药中直接具有疏肝解郁、揉肝作用的就有柴胡、白芍、青皮、香附、延胡索、莪术 6 味，足见对肝郁致病、对主因治疗的重视。柴胡辛散疏肝解郁为君，即所谓"肝欲散，急食辛以散之"；配以当归、白芍养血柔肝，缓肝之急，共为臣药，君臣相配，合肝体阴用阳之性，助肝以疏达肝气；香附善疏肝郁，调畅气机；青皮性较峻烈，破气疏肝；延胡索善于行气活血，止痛；莪术行气消积力峻，且可破血祛瘀，行气止痛；昆布专于消痰软坚，消散乳中结块；淫羊藿补肾壮阳，温阳化湿；再以茯苓、黄芪健脾益气，使脾土健旺以御肝乘；使药炙甘草甘缓和中，调和诸药。诸药合用，共成疏肝理气，活血止痛，消痰化湿，软坚散结，促使乳中结块消散。使用汤剂时，临床如伴乳房发热者，加金银花、栀子、蒲公英以清解郁热；如兼瘀血者，加丹参、桃仁、红花以活血通络；乳房结块较硬者，加浙贝、瓦楞子、海藻以消散结块；如见非典型性异型性增生者，加用山慈菇、重楼、土茯苓等以解毒截邪；如伴肾虚腰痛者，加用熟地、续断、杜仲等以益肾壮腰；如兼脾肺气虚者，加用党参、炒白术等。

5. 心理疏导，舒畅肝气

郭老尤为重视乳腺病患者的心理疏导以畅通肝气，如采用的夫妇同治法、营造舒适（家庭及工作）环境法、语言沟通交流法、室外及集体活动参与法、一拍三揉中的拍打"胸部"法[6]、饮食调治法[7-8]（舒肝发散用韭菜、大葱、豆芽、春笋、香椿，肝郁化火增性凉偏酸之木瓜、乌梅，肝阴亏虚加滋养肝阴之甲鱼、猪肝等食物）等。

参考文献

[1] 郭诚杰，郭庭信，马振亚，等. 针刺治疗乳腺增生临床疗效及机理探讨 [J]. 陕西中医学院学报，1979，2（2）：11-15.

[2] 郭诚杰，昌兴国，韩祥庭. 针刺治疗乳腺增生病 100 例疗效分析 [J]. 中国针灸，1982，2（3）：1-3.

[3] 郭诚杰，张卫华. 针刺治疗乳腺增生病近远期疗效观察及其机理探讨 [J]. 中医杂志，1987，28（1）：47-49.

[4] 张卫华，郭英民，郭新荣，等. 针刺屋翳、乳根等穴治疗乳腺增生病 1678 例 [J]. 陕西中医，2007，28（6）：714-716.

[5] 张卫华. 著名针刺学家郭老临床经验精萃 [M]. 西安：西安交通大学出版社，2013.

[6] 郭诚杰. 大国医：一拍三揉养生经 [M]. 长沙：湖南科学技术出版社，2018.

[7] 陆健, 张卫华. 郭老养生经验介绍 [J]. 新中医, 2010, 42 (10): 142 -144.

[8] 郭诚杰, 张卫华. 大国医: 长寿秘诀身上找 [M]. 长春: 吉林科学技术出版社, 2016.

三、"疏、通、补、调"四法临床一线贯穿

郭老为全国和陕西省名老中医、针灸大师, 从医 60 余年来, 以乳腺增生病、周围性面瘫等多种疾病的针灸或针药结合治疗见长。郭老在学术上硕果累累, 经过数十年的潜心钻研, 秉承中医"实者泻之, 虚者补之"原则, 形成了"疏、通、补、调"治疗特色及辨病与辨证相结合的学术思想, 详述如下。

中医认为, 所有疾病不外虚实两端, 实有外感六淫之邪及内伤气血痰火湿食, 虚为素体虚弱或久病阴阳气血津液所伤。其总的治病原则为"实则泻之, 虚则补之"。郭老博览古代诸家医籍, 广阅现代针灸医书期刊, 结合自己多年临床经验积淀, 提出了"疏、通、补、调"四法。这是对中医治病原则的具体深化, 其本质"疏"与"通"针对实证而设, 而"补"仅对虚证而立, "调"则是对机体失衡的病理状态的调整, 使阴阳平衡, 精神顺治, 疾病恢复, 身体康健。

(一)"疏、通、补、调"的基本含义

(1) "疏"即疏散、疏导之意, 其有两层含义: 一指疏散外邪, 对外感六淫实邪为病者, 治宜疏散, 即采用疏散外邪之法为主治疗, 具体为或宣发疏散风寒, 或疏解风热之邪, 或清热化湿除燥, 使外感邪气尽退则病安。二指疏导、舒畅之意, 疾病或因情志失调、起居不节等内外因所致之内伤实证者, 或为气血痰火湿食等有形之邪停聚脏腑经络者。郭老认为人体气机关键在于"以肝为枢", 若"以肝为枢"气机障碍, 必致阴阳气血紊乱而见脏腑、经络之病。针对人体气机这一特点, 以"疏"肝为核心, 舒肝气, 补肝

血，柔肝阴，恢复肝的阴阳平衡及其他脏腑的正常功能，病去体安。

（2）"通"指畅通脏腑、经脉，或化瘀逐湿祛（积）食等直去脏腑经脉中的有形无形之实邪，使因实邪堵塞经脉而致不通之邪尽去，经脉通畅，经脉通则气血流畅，脏腑组织器官得以营养而功能正常，其方法是运用针灸之法在局部、远端或应用中药之法行气活血，促通局部经络气血的运行。

（3）"补"即补益不足。对于素体虚弱，或因病致虚，或年老体弱者，则以"补"为要，或益气养血，或补益肝肾，扶助正气，改善功能。其方法或用针，或用灸，或用药，正复则安。

（4）"调"，即调理。临床上对于诸多虚实证不很明显、虚实错杂或脏腑功能紊乱初起者，郭老主张以针灸、药物调和、调理，调经脉，调气血，调上下，调内外，调情志，调饮食起居等，以平和为期而纠正紊乱的脏腑、经脉与气血，逆转病情向愈。

（二）"疏、通、补、调"四法在临床中的应用

1. 以肝为枢，论治乳腺病

郭老以针，或药，或针药并用治疗乳腺病见长，他在中医脏腑经络理论的指导下，经过几十年的临床实践积累，继承和发扬张仲景调肝以治四脏的学术思想，创新地提出了"肝为枢"，以通气血，补肝肾，调冲任，治疗乳腺病的学术思想。在国内率先创立乳腺增生病的中医辨证分型，开创了国内外针刺治疗乳腺增生病的先河。

1）理论基础

他认为肝脏是人体生理病理的核心、枢纽，肝藏血、主疏泄正常，则五脏运转如常，人体气血运行通畅，四肢百骸经络九窍得养，行动灵敏。《素问·调经论》及《灵枢·本神》都指出"肝藏血"。肝脏具有根据人体活动需要调节外周血量和血凝状态的功能。金元四大家朱丹溪《格致余论》云："司疏泄者肝也。"肝具有调畅气机，调节情志的作用。脏腑气机的升降出入顺畅有赖肝气的条

达，肺之宣发肃降、脾之运化水谷精微、胃的受纳、胆汁的排泌等均有赖肝对气机的调节，因此，肝是脏腑气机的枢纽，肝脏一方面通过调节气机调节其他脏腑功能，另一方面通过十二经脉的接续和气血循行来加强脏腑间的联系和影响。唐容川的《血证论》指出："木之性主于疏泄。"肝脏还通过调节气血，调节情志，肝气条达则心情舒畅，否则或郁郁寡欢、情志压抑，或肝疏泄太过，肝气上逆，急躁易怒。《素问·痿论》："肝主身之筋膜。"《素问·六节脏象论》："肝者……其充在筋。"又《素问·经脉别论》："食气入胃，散精于肝，淫气于筋。"阐明了肝以藏血濡养筋膜，肝血亏虚时则筋膜失养，致肢体拘急不利的道理。冲任二脉起于胞中，为十二经脉之海。肝主藏血，通过对经脉气血的调节起到调节冲任的作用。

2）以肝为枢，论治乳腺病

乳腺病治疗强调以肝为枢。以肝为枢即"疏"，调理肝经经气为先。对于实邪阻滞经络者，还同时以"通"法行气活血化瘀相合，消散乳内气结、气郁、血瘀、痰凝（或兼湿）；对于肝肾阴虚或气血虚弱型的患者，则"补"益肝肾，调理冲任，或健脾益气养血为主；肝主情志，疏畅气机，故乳腺病的患者也常见情志异常，或抑郁，或暴怒。所以在对乳腺病"疏、通、补"时，调节情志和调顺脏腑经脉也十分重要。郭老认为，《灵枢·经脉》云："足厥阴经经脉布于胸胁"，乳头色青属肝，若肝气不舒，胸胁经脉郁阻不通，气机不畅致气滞血瘀而见乳腺疾病。乳房部位为足阳明经脉所过，阳明乃多血多气之经，乳房又是妇人气血流注之处，若肝气受阻，又可横克脾土，导致脾胃气机失其升降，致水湿不化而痰湿内生，气血痰湿互结乳络，形成乳腺疾病。明代医家余听鸿所云："若治乳从一'气'字着笔，无论虚实新久，温凉攻补，各方之中，挟理气疏络之品，使其乳络疏通，气为血之帅，阴生阳长，气旺流通，血亦随之而生，自然壅者易通，郁者易达，结者易散，坚者易软。"同时，"女子以血为用"，肝主藏血调冲任，故无论从血、从气，肝皆为枢，都需从调肝而起。从"疏、通、补、调"出发，郭老认为乳腺病的病机以气血痰湿火瘀阻为多，治疗在以调肝为先的基础上，配合脏腑辨证和气血辨证处方用药、选穴，或疏肝理气，或化瘀散结，或祛痰清热，或健脾利湿，通经活络。一方面可辅助补气、益气、降气等理气调气而通经络，助肝调气血通经脉；另一方面，辅助以促进脾胃功能的穴位或中药，使气血有所生，湿痰有所化，则自然达到邪（瘀血痰湿）祛脉通、痛止、癖消的效果。临床选穴以舒肝健脾，畅阳明之气为主，并随证加减而补泻之。甲组穴：屋翳、合谷、乳根（期门），均双侧。乙组穴：肩井、天宗、肝俞，均双侧。两组穴位交替使用。对于气血虚弱者，方剂以《医宗金鉴》圣愈汤方加减，常伴情志抑郁忧思者以《太平惠民和剂局方》之逍遥散加减或归脾汤最为常用，易怒者辅以柴胡疏肝散加减。

2. 调肝为先，辨治杂病

在"肝脏为人体脏腑气血枢纽"的认识指导下，本着辨证论治、脏腑相关的思想，郭老临床治疗杂病也强调"调肝为先"，结合脏腑辨证和气血辨治，论治杂病。诚如《血证论》云："三焦之源，上连肝胆之气。"清代周学海也在其《读医随笔》中指出："凡脏腑十二经之气化，皆必借肝之气化以鼓舞之，始能调畅而不病。……医者善于调肝，乃善治百病。"对于内伤杂病者，郭老强调在辨证基础上，以"疏、调"为先，先以方药疏调肝气，人体气机枢纽之肝气调顺，则其他脏腑气机的升降出入才可有序进行。而"气、血、痰、火、湿、食"等阻滞经脉的有形之邪，形成皆与脏腑气机紊乱有关。所以郭老治疗内伤杂病，不论病证归属何经，常配以肝经原穴太冲和募穴期门，以理肝气、平肝风、调肝血。如临床上治疗产后癃闭，小便不利，郭老常以肩井、期门、委阳为主穴，还可配以肝俞。对于痰瘀实邪壅阻经脉者，在"疏、调"基础上，和以"通"法，即加祛痰化瘀行血之穴位或方药，以达其效。如针刺治疗瘀血阻络之肝硬化患者，以肝俞、膈俞（血会）、血海

（调一切血证之要穴）和足三里为主穴活血化瘀，理气散结，配以血海、蠡沟。肝肾阴虚者则以补益肝肾之阴为主，以左归丸合六味地黄丸加减。

3. 畅通经脉，疏散风邪，论治面瘫

周围性面瘫是指茎乳孔以内发生的非化脓性炎症而引起的周围性面神经麻痹。中医称之为"面瘫""口僻"，俗称"吊线风""歪嘴风"等。虽病因目前尚不完全明了，郭老却认为，其病机核心以各种因素导致的局部经络气血不通为特征。故主张面瘫的治疗，初期"以通为先"是其关键，以取面部局部穴为主来实现。在此基础上，再辅助以"疏"法，即疏散风寒或风热之邪。对于年高体弱或久病脉络空虚难以恢复者，则强调补益气血而通养经脉。临床上郭老取穴以手足三阳经在面部的局部穴位为主，如地仓、颊车、阳白、攒竹、迎香等穴，配以远端的合谷、太冲等穴。再根据邪气性质如为风寒侵袭，则加刺尺泽、列缺，风热者加刺风池、曲池等穴。针刺手法操作上特别强调运用透刺之法。风寒常配合艾灸、面部按摩等方法调理局部经气；风热者可加刺昆仑、外关，或点刺少商出血，也可加用清热败火之药。后遗症及外伤性面瘫除针刺上穴外，可配合注射神经生长因子。年高体弱久病脉络空虚者，则以补益气血为先，在局部取穴的基础上，取远端足三里穴、脾俞、胃俞，以健脾胃，益气血；同时电针脉冲用疏密波以振奋推动气血，并配以扶正祛风之方药等。郭老除针刺外，还酌情加活血通络之药，如川芎、白芷等通行局部经脉，此乃为其学术思想"通"的具体体现。

四、辨病与辨证结合

郭老重视经典，在继承传统医学的同时，敢于创新，借鉴西医。他认为中、西医2个医学体系各有所长，应相互取长补短，临床必须中医的辨证与西医的辨病相结合。西医诊断疾病以局部病变为主，西医用药规范程序，中医诊断疾病以整体观念为主，量体裁

衣偏重个性，他认为中西医相结合，临床中才能有的放矢，提高治疗效果，临床先辨西医之病，明确诊断后，再辨中医之证，不可偏废，不管是乳腺病还是周围性面瘫均是如此。所以郭老虽是个老中医，但他仍然学习并掌握有关西医知识并应用这些知识指导临床。尤其在诊治乳腺病方面，西医重视病发部位，乳房疾病病位在乳，病变表现却呈多种多样，如乳块之大小、边缘、表面、硬度、活动度、与皮肤粘连与否等均需审视细查。再别中医之证，据病依证，确立治则，选用相应的治疗方法，方可提高疗效。强调应用针灸、中药或针药并用的疗效，同时结合现代科学和医学的治疗手段，如应用现代科学原理研制的乳腺增生治疗仪，临床取得满意疗效，获世界和平周国际金奖及陕西电子工业厅二等奖。经多年临床筛选所用治疗乳腺增生病的乳乐冲剂，服用方便，疗效满意，深受患者的欢迎。

第三节　郭老诊治乳腺增生病临证思辨特点

乳腺增生病是临床常见、多发的乳房疾病，郭老通过大量的文献研究和几十年的临床实践，在诊疗乳腺疾病的过程中，具有独特的临证思维，并逐渐形成了一系列特色诊疗方法。

一、西医辨病与中医辨证相结合的诊断思辨特点

乳腺增生病是以周期性乳房疼痛，伴一侧或两侧乳房单个或多个肿块为主要病症表现的妇女常见疾病，中医属"乳癖"范畴。

（1）郭老在诊断乳癖时，注重全面、广泛地收集资料，既详细诊查患者全身和局部的四诊资料，同时还在中医"天人合一"精神的指导下，观察外部自然环境和社会环境因素对患者健康的影响。《素问·阴阳应象大论》曰："治不法天之纪，不用地之理，则灾

害至矣。"乳腺增生病的发生，和情志因素及患者生理周期变化有密切的关系，因此郭老在问诊时，会详细询问患者的乳腺的病情变化与情志的关系以及与女性生理周期的关系，临床大量的资料也显示，大多数乳腺增生病的患者症状的出现或加重与月经周期有关，同时，很多患者的发病是以生气、情志不舒为诱因。这是乳癖诊断中着眼于内外环境因素进行疾病判断的思维过程。

（2）在对疾病的诊断过程中，以主症为判断的核心要素，判定疾病。医生通过四诊方法获取疾病的主要线索，患者有乳房周期的疼痛和肿块主症的，即可初步诊断为乳癖，即有斯症便是斯病。

（3）中西互参，辨病与辨证相结合。郭老既通过文献了解中医对乳癖的认识，也借鉴现代医学中乳腺增生病的知识。临床确诊乳腺病，一是患者主症和体征，二是现代实验室辅助检查技术的使用。中西互补，逻辑思维把握细节，辨证思维把握宏观特质，从而获得对疾病全面的认识。郭老将患者症状和体征与辅助乳腺彩色超声学或钼靶 X 线检查有机结合，确诊乳腺增生病（即乳癖）。同时，以司外揣内的取象思维，通过患者的全身外在表象（症状、舌脉和体征等），推论患者的证型特点，并以整体观为指导，辨别乳癖的证型。如以情志为诱因出现症状并脉弦者，就辨证为肝郁型乳癖；如忧思多虑伤脾胃或久病体虚者，并舌质淡，苔薄脉细弱者，辨证为气血虚弱型。

（4）诊断结论的定性特点。因为中医学认识人体的生命现象更着眼于人生命活动过程中的功能之象，所以郭老对乳癖的证型诊断，也是从症、脉、舌及实验室检查等获得的多角度资料，应用取象思维为主形成的以功能为核心的病证表象。也因此其诊断也具有一定的模糊性、不确定性，辨证诊断更多是定性的判断。如很多主诉乳房疼痛的患者体征上无乳腺包块，但辅助实验室检查可见不典型乳腺增生表现，故中医诊断只能是乳痛证，而西医诊断为乳腺增生病。再如乳腺病和乳腺增生病都可触及乳房包块，中医诊断中不能区分二者，统称乳癖。

综上所述，郭老对乳腺增生病的临床诊断特别强调中西结合、辨病和辨证结合，具有切实的临床指导意义。

二、治疗思维特点

乳腺增生病（乳癖）属临床外科学（中医外科学）诊疗范围。郭老对于乳腺增生病的治疗思路，秉承中医学以人为本的思想，在中医整体思维基础上，确立治法，选择治疗方法，选穴遣药。

1. 整体观为主

以整体观为核心，通过辨病辨证思维确立的乳癖病证类型，从宏观角度先确立标本缓急的治则。

乳癖虽是乳腺局部病变，但郭老对乳癖的治疗强调乳癖的发生与内脏功能的密切关系，即有"诸内必形诸外"。郭老认为外在的乳癖是脏腑功能失和的外在表现，乳癖的辨证临床常见肝郁型、气血两虚型、肝火型和肝肾阴虚型四型。所以郭老确立的乳癖治则首先是标本缓急原则。乳房肿块、疼痛为标，脏腑功能失和为本，针对临床常见乳癖证型特点，临床常用标本兼治治则，既治其局部肿块和疼痛，也要辨证分型调理脏腑功能。其次，三因制宜。即因人、因时、因地制宜治疗的辨证性思维。在乳癖治疗中，既根据辨病针对疼痛、肿块进行主穴针刺治疗，同时又结合个体体质特点、病情进展情况及不同地域特点等内外环境因素的变化对乳腺病的影响，在主穴基础上，辨证施治选穴用药，辨病求同，辨证求异，治疗中有"常"有"变"，反映了中医以人的功能为中心的个体化治疗特点，体现了中医临床中辨证思维的特质。如乳癖病常和妇女月经周期变化关系密切，许多患者乳房多在月经前 7 至 10 天出现肿块、疼痛，所以郭老主张乳癖的治疗要因时制宜，结合患者月经的周期，痛时而治，行经则止，针刺治疗在取主穴基础上，根据辨证加减用穴，必要时内服中药，或疏肝理气之乳乐冲剂，或补益气血之圣愈汤等，以此示人：证变治变，治变方变的临床治疗灵活性。

2. 内治外治结合

乳癖病患者有很明确和突出的局部症状甚至体征，所以郭老在乳癖的治疗中，既注重治病求本，辨证辨病内服中西药物（以中药为主），调理脏腑功能和畅通经络气血，以消癖通络散结止痛；同时衷中参西，在局部病变上，以还原论思维方式，针对病理变化，借鉴现代医学物理治疗技术，采用局部对症治疗。郭老通过几十年的实验和临床研究，逐渐清晰了乳癖的现代医学病理特点，根据其病理表现，又注重通过电针取穴治疗的同时，研制了中医外敷、中医离子导入等局部外治法，有针对性地选择这些方法，治疗肿块或疼痛，效果显著。如乳癖疼痛甚，肿块弥漫质中者，取主穴电针治疗为主；如以乳房局部肿块为突出表现，质地较硬、较大，疼痛不明显者，则以肿块局部中药离子导入治疗为主，消散硬结效果显著。对于病程较长，多次复发路程远的患者，郭老又创穴位皮内针法。通过皮内针可起到长期持续刺激穴位调节机体生理的作用。

综上所述，郭老在治疗乳癖病时，其临床思维的特点充分体现了作为一名现代中医衷中参西的特质，概括起来，对乳癖病的认识上，先定病，后立证，并且以证为主，把握乳癖的临床特点。在治疗时，以整体观为主，宏观上确立标本同治、三因制宜及辨证论治的原则，以内治与外治法结合，针药结合、整体治疗与局部治疗结合为法，微观上配合一定的外治方法，缓解局部症状。具体实施上根据患者的具体情况，分别采用不同的治疗方法和针刺取穴和方药选择，实现了高水平的个体化医疗。

三、以肝为主论治乳腺病

郭老认为，《灵枢·经脉》云：足厥阴经经脉布于胸胁，乳头色青属肝，若肝气不舒，胸胁经脉郁阻不通，气机不畅致气滞血瘀而见乳腺疾病。乳房部位为足阳明经脉所过，阳明乃多血多气之经，乳房又是妇人气血流注之处，若肝气受阻，又可横克脾土，导致脾胃气机失其升降，致水湿不化而痰湿内生，气血痰湿互结乳络，形成乳腺疾病。郭老曾对500例乳腺病患者进行调查，发现性情急躁易怒者374例，占74.6%，进一步说明乳腺疾病与肝有关。正如明代医家余听鸿所云："若治乳从一'气'字着笔，无论虚实新久，温凉攻补，各方之中，挟理气疏络之品，使其乳络疏通，气为血之帅，阴生阳长，气旺流通，血亦随之而生，自然壅者易通，郁者易达，结者易散，坚者易软。"中医认为："女子以血为用"，所以当以经调为要，若月经失调，则疾病易于发生；肝藏血之功受损，久则血虚而耗阴，故火旺，继则伤及肾阴，肾阴亏虚，肾阳亦损，故摄胞无力而病生；若肝疏泄失职，月经未按时而下，必致气滞血瘀，导致经来腹痛。郭老曾普查的317例乳腺增生病人中有妇科病（子宫肌瘤、宫颈糜烂、痛经、盆腔炎等）者228例，约占71.93%。子宫与乳房标志着妇女的生理特征，月经按时而下，乳房因月经而变化，两者气机通畅。若月事不调，气机不畅而闭结，必致乳房气滞血瘀结块而痛，从而说明肝气不舒是本病的主要因素，所以治疗本病时应重视辨证论治。郭老从事乳腺病临床数十年，深感辨证在乳腺病治疗中的重要性，同属乳癖病人，因年龄、体质不同，其症状不同。如同样是双乳疼痛，但其疼痛的轻重程度、性质、兼症则各不相同，有的患者除疼痛外，别无其他不适，但有的患者常有困倦无力，食欲不佳，面色无华，脉沉细等症，说明有气虚脾失健运之证；若伴腰腿酸困，畏寒怕冷，夜尿多，脉沉细，表明有肾阳虚的症状，根据不同的证情，临证应采用不同的治疗法则。在临床诊治中，也有无证可辨的病人。所以郭老认为在辨证的原则下，也应结合辨病，因有些病在某一阶段，由于个体差异，并不能将所有症状表现出来，中医学认为证情与病位有所不同时，应重视病位，乳房疾病病位在乳，其病变表现多种多样，如乳房肿块的大小、边缘、表面、硬度、活动度、与皮肤有无粘连等都需要审视，均需用触按法检查和判断，必要时应用辅助诊断的检查方法检查并进行综合分析而确诊，所以郭老认为辨证与辨病相结合在乳房病的诊治中尤为重要。

关于乳房病从调理冲任论治，郭老认为，冲任的功能与女性激素极为相似，从中药功效分析，无独立调理冲任之品，而调理肝肾之物亦能调理冲任，而益肾之药，多有调理女性激素的作用，只要调理好肝肾，冲任则亦调理。所以应重视乳房病中舒肝气益脾肾的法则。当然，诸如乳痈则应使用清热败毒之药，再加疏肝之品调理治疗。

郭老临床治疗乳腺疾病主要遵循以肝论治的治疗原则，在这种思想的指导下，依据患者的临床表现而知常达变。下面介绍郭老几种临床常见乳房病的具体辨治思路。

（一）乳癖辨治思路

乳癖属于"乳痰""乳核"范畴。清代高锦庭所著《疡科心得集》始称"乳癖"，并对其症做了较为详尽的论述，该病因病机多因肝气不舒，冲任失调而导致乳房胀痛结块，该病多以在经前、生气、劳累后疼痛加重肿块增大变硬为特征。近年来据国内多数普查资料普查统计，发病率已上升为22%。故此国内近年来成立了多家腺病医院和乳腺病专科。此病已列为乳癌前病变，癌变率虽然较低，但发病率却较高，已引起医学界的高度重视。治以舒肝理气，调理冲任，软坚散结为主，应用针刺治疗又据不同病情选择适当药物配方常获满意良效。

郭老在大量的临床工作中发现，乳癖患者大多数患有生殖系统疾病。例如月经不调、痛经、附件炎、子宫肌瘤、宫颈糜烂、盆腔炎等。子宫与乳房标志着妇女的生理特征，月经按时而下，乳房因月经而变化，若月事不调，必导致乳房气滞血瘀结块而痛，从而说明肝气不舒是本病的主要因素。雌激素能促进乳腺细胞增生现代医学已被公认，女性雌激素分泌量的多少，在一月中有两次高峰，在高峰时分泌的量就多，低峰时分泌的量就少，通过这种规律性的变化，才能使乳腺正常发育，如果雌激素分泌的量比较多，同时延续时间较长，2个高低峰出现的规律紊乱，就可能引起乳腺过度增生，说明雌激素分泌量的多少与持续时间的长短对乳腺有直接关系，但是雌激素的产生是受腺垂体产生的促性腺素影响，腺垂体所产生的促性腺激素受丘脑下部所控制，因此要了解乳癖的病因，不但要知道雌激素对它的影响，还要了解影响雌激素的生成与产生又是垂体和丘脑下部的作用，如这个环节失去正常的功能，都可能导致女性激素的失衡。所以要完全了解乳癖的病因，必须熟悉女性生殖器的功能和腺垂体与丘脑下部的关系，才能对乳癖的病因有全面的认识。

乳癖在生气后或精神受刺激时，疼痛即有明显加重，说明精神因素与其有着密切的关系。郭老在乳腺病普查中得知 130 例乳癖病人中，性格急躁者就有 106 例，证明精神因素可以影响女性激素失衡，但激素的失衡也可导致性格急躁，从临床多数病人叙述病情时可看出，患有本病后多难以控制住自己的情绪。总之，本病与女性激素和精神因素有一定关系，临床辨证时应予以重视。

乳癖辨证分为虚实两类，实证又有肝火与肝郁之别，虚证补益脾胃为法。辨证如下：

（1）肝郁者：双乳胀痛结块，多于经前、生气后加重，并向腋下、肩背部放散，胸闷不舒，喉中有梗阻感，腹胀纳差，月经周期紊乱，舌质不红活或有瘀斑瘀点，舌苔白或兼腻。

肝气郁结于乳，气血受阻，导致气滞血瘀而结块，情志不畅即痛作，并走窜腋肩等部位；肝失条达则胸闷不舒；气结于喉则时觉梗阻；肝气犯胃，脾失健运则腹胀，纳呆食少；肝藏血，肝气不舒，冲任失调，故月经不能按时而下。治疗原则以疏肝理气为主。

（2）肝火者：乳房、胸胁胀痛，两乳结块，拒按，生气则疼痛加剧，伴有口苦，咽干，目赤肿痛，月经错前，心烦易怒，尿黄，舌质红，苔黄，脉弦数。

肝主疏泄，若疏泄失职而郁，则肝气横逆，故乳房胸胁胀痛；乳头色青属肝，若肝气郁结湿痰流注于乳络，则乳痛结块；情志不畅而使肝郁气滞加重则生气后痛剧；肝与胆相表里，胆味苦，郁久化火，其味上泛于口见口苦；肝气横逆犯胃，胃失和降则呕；肝热迫血妄行而致月经错前；肝火引动心火，君火妄动则心烦易怒、尿黄、目赤、舌质红、脉弦数。治疗原则以清泄肝火为主。

（3）肝肾阴虚者：乳房疼痛时轻时重，胸闷，胁肋隐痛，头晕，目眩而干，腰腿酸软，五心烦热，颧红盗汗，舌红少苔或无苔，脉弦细而数。

肝气郁结，不通则痛；郁久化火伤阴致肝阴虚而见胸闷，胁肋隐痛；阴虚则木火必旺故头晕、目眩而干；木火旺必耗肾阴则腰腿酸软，五心烦热，颧红；阴虚而虚火则旺，其加于阴则盗汗出；舌红、脉细数均为阴虚之象。治疗原则以滋补肝肾为主。

（4）气血两虚者：乳房疼痛，多在劳累后加重，全身倦怠无力，纳差，稍动则头目眩晕，自汗出，心悸怔忡，易睡易醒，面色不华，舌体瘦，舌尖淡嫩，脉沉细。

因素体虚弱或因长期忧思而伤脾，脾失运化，气血化源不足，肝无所滋则失其条达而乳房结块；五脏六腑，四肢百骸失于濡养则倦怠无力；气虚失于固表而自汗出；血虚神无安舍则心悸怔忡，易睡易醒；心主血脉，其华在面，血虚则舌体瘦而淡嫩；脉沉细为气血双虚之象。治疗原则以补益气血为主。

立法选穴：针灸治疗乳癖是郭老多年来临床一直实践探索的一项工作。经20余年近万例患者的治疗观察，并通过与中、西药及自愈对照组进行比较，其针刺疗效优于其他各疗法。由于针刺止痛迅速，肿块消退快，疗程短，医疗费用少，总有效率达94%～96%，为一种有效的治疗方法。但治疗时必须辨证论治，据证选穴，掌握针刺得气而施以补泻手法是提高疗效的关键。

选穴：根据本病病因在肝，又多累及脾的特点，以舒肝健脾，畅阳明之气为主，并随证加减而补泻之。

甲组穴：屋翳、合谷、期门，均双侧。

乙组穴：肩井、天宗、肝俞，均双侧。

加减配穴：肝火旺去合谷，加太冲、侠溪；肝郁加阳陵泉；肝肾阴虚去肝俞、合谷，加肾俞、太溪；气血双虚去肝俞、合谷，加脾俞、肝俞、足三里；月经不调去合谷，加三阴交；胸闷肩困去合谷，加外关。

方义：本病病位在肝，因肝气不舒常导致胃经经气不畅，乳房为胃脉所过，气血凝滞则结块且痛，故选屋翳以畅乳部的经气而活血；期门为肝之募穴，可舒肝郁之气；合谷为手阳明之原穴，足三里为足阳明胃经之合穴，二穴并用以加强疏导上下阳明经气的作用，并有养胃健脾之功；脾胃为后天之本，如脾胃健运，气血充盈，不但可以加强抗病能力而且可以防止肝火犯胃，取肝俞以舒肝气，选太冲而泻肝火；肝胆互为表里，肝火旺则胆火易灼，故用肩井以疏胆气，侠溪以泻胆火；若肝胆气郁，三焦之气亦不畅，则胸胁胀痛，并有腋肩部不适而痛，手足少阳经历行于肩、腋、胸、胁，故用阳陵泉、外关而疏导少阳经之气；天宗虽为小肠之穴，但以治乳疾而功著；脾俞健脾，以补后天之脾土，使气血旺盛；肾俞、太溪以滋肾水，补肾不足，使肝阴得其充。

针刺方法：屋翳穴针刺呈 25 度向外刺入 1.5 寸，有胀感；期门穴在 6~7 肋间向外平刺 1.5 寸，有胀感；肩井穴针尖向前平刺 1 寸，有胀麻感并向肩前放散；天宗穴针尖呈 25 度向外下方刺入 1.5 寸，有胀重感，其他穴可按常规操作方法进行。

上两组穴交替使用，每日 1 次，补虚泻实。连针 10 次为 1 个疗程，疗程间休息 3 日。

医案举隅

例1：刘某，女，40 岁，教师。1976 年 6 月初诊。

右乳房胀痛 2 日，发现痛处有一肿块，压痛不明显，月经 50 日未至，平时上腹部胀满，别无不适。疑乳癌就诊。

检查：体胖，神情佳，有恐惧表情，舌质红活，苔薄白。双乳对称，乳头、乳晕及皮色无异常，乳头无溢液。右乳房外上象限扪及 2 厘米×1 厘米条索状包块，压痛。肝脾肋下未触及。脉平。

辨证：肝郁气结，湿痰流注于乳络而见乳房结块；肝气郁结，疏泄无权，故月经未按时而至，肝气横逆克伐脾土而腹部胀满。证属肝胃不和型乳癖。

治则：舒肝理气，和胃。

选穴：天宗、行间、合谷，均右侧。平补平泻，留针15分钟，留针期间行针2次。

次日自述针刺后未到家中月经已来，患者心情喜悦，继针上穴。第3日诊，右乳脾包块明显变软、缩小，胀痛减轻。腹胀数月服中药20余剂无效，针刺2次却使腹胀显著减轻，继针上穴。治疗后自述右乳疼痛消失，但腹胀未愈，扪及右乳包块缩小如黄豆样大，患者心情愉快，脉舌正常，上穴加中脘、足三里均双侧，以和中健胃消肿。先后经6次针治，右乳房无任何自觉症状，扪及右乳包块消失，无压痛，只感腹部微胀，别无不适，脉舌无异常。针刺合谷、足三里均双侧，以消腹部胀满，因近期治愈停针。随访3年未复发。

按：本例病程较短，兼之体健，经6次针刺包块消失，疗效确为理想。月经50日未至，虽然不能排除巧合，但也不能说与合谷治闭经无关。由于月经的来潮，从而加速了乳腺包块的消失。数月腹胀经服20余剂中药无效，针2次获效，由于症状迅速消失，使患者精神愉快，心情舒畅，使肝木条达，气机通畅故包块很快消失。

经多年的临床实践，郭老认为精神因素与疾病关系极为密切。中医把许多病归之于肝是有一定道理的。治疗中应了解病人的心理状态，对其进行有针对性的调治对加速治愈疾病是非常重要的。

例2：胡某，女，31岁，医生。1976年6月20日初诊。

双侧乳房肿块4年余，逐渐增大2月余。4年前无意中发现双乳房外上象限各有2厘米×2厘米之包块，无痛感，无压痛，与周围皮肤无粘连，活动可，与月经周期无明显关系。该地区医院诊断为乳腺增生病，未做任何治疗，肿块渐渐增大。周身及局部无不适感，近2个月来，以经前10日左右即感乳房胀痛加剧，月经过后胀痛略减，肿块较经前略小，但下次月经来潮前如故，故引起注意。

既往史：曾患风湿关节炎、中耳炎，1970年因植入性胎盘顺利行剖宫产，术后恢复良好。月经量可，无不适感。

一般情况可，面色略黄而润，神情佳，舌质欠红活。双乳对称，乳头、乳晕及皮色无异常，乳头无溢液。双乳外上象限与内上象限各触及有6厘米×6厘米×3厘米包块，边界尚清，质中度，活动可，与周围组织无粘连，肝脾未触及，腋下、锁骨下淋巴结无特殊发现。听诊：心肺（－）。脉弦。

辨证：肝气郁结，气血阻滞，致痰湿凝滞成核，结于双乳。证属肝郁型乳癖（乳腺小叶增生）。

治则：舒肝理气。

取穴：甲组取肩井、天宗、肝俞，均双侧。乙组取膻中、屋翳（双）、足三里（双）。

刺法：上两组穴交替使用，8次为1个疗程，每日1次，平补平泻手法。值得注意的是，每次针刺肩部或上肢穴位时，感传沿脉上传至肩，下传至手指。先后经4个疗程治疗，双侧乳房外上象限之包块分成许多不规则的小包块，但双侧乳房内上象限包块缩小不明显。左乳外上象限2厘米×2厘米包块变软，右乳外上象限3厘米×2厘米×1厘米包块无压痛，月经前无不适感。

治疗期间，经医院检查确诊为乳腺小叶增生，自针刺治疗后，经前乳房再未有胀痛，半年后两乳包块自行消失，一切复常。

按：本例病程已4年之久，近数月来包块明显增大至6厘米×6厘米，而且经前疼痛加重，触压也痛，引起重视而治疗。其肿块消失如此之快，是因该患者为经络敏感人之故。

通过4个疗程先后3个月的针刺治疗，双乳疼痛消失，包块明显缩小，在治疗过程中体会到，乳痛是逐渐减轻的，包块则是先开始变软，再逐渐分离成小块，且无压痛到最终的消失。停止治疗后，一般患者的包块如原来较大渐缩，停止治疗，肿块可进一步自行消失。此例患者的痊愈正是经过这样的过程。

例3：赵某，女，30岁，干部，西安市阎良区第九研究所，1995年3月19日初诊。

主诉：双乳疼痛、肿块4年，多在月经前、生气后、劳累后加重，经当地医院及西安某医院诊为"乳腺增生病"，曾服治疗乳腺病类药物已愈，停药后即复发，多次反复。现伴有腰痛，经期前后错乱，经来小腹痛，心烦易怒，白带多，饮食、二便、睡眠均可，妇科检查为附件炎，未坚持服药消炎。

检查：形体匀称，精神欠佳，慢性病容，舌质淡红，苔薄白，脉沉细。经前7日，坐位检查：双乳对称，乳头、乳晕皮色无异常，触及双乳外上3.5厘米×3.5厘米×2厘米肿块，质软，压痛，腋下淋巴结不大，转妇科查为子宫后倾、宫颈Ⅱ度糜烂。

辨证：长期乳癖病复发，忧虑伤脾，兼之经期紊乱，白带多，使肾精不固，下元亏损。证属脾肾双虚型乳癖。

治则：舒肝理气，兼补脾肾。

选穴：甲组取屋翳（双）、膻中、太溪（双）、足三里（双）。乙组取肩井、肝俞、脾俞、肾俞，均双侧。

疗法：两组穴交替使用，每日1次，平补平泻手法。共针刺8次，月经来潮，停止治疗。

经前4日，乳微痛，触及双乳外上象限有1.5厘米×1.5厘米×1厘米之肿块。继续针刺治疗。因宫颈糜烂配服乌鸡白凤丸。3个月后乳腺病痊愈再未复发。

例4：杜某，女，42岁，农民，咸阳市渭城区北杜乡人。1994年5月20日初诊。

主诉：双乳胀痛1年余，多在经前、劳累后加重，在咸阳某医院确诊为"乳腺增生病"，曾服用治疗乳腺病的药物未愈。现伴有乏力，腰腿酸困，心烦，怕冷，纳差，月经错前、量多，白带多。

检查：形体瘦小，精神欠佳，面色不华，慢性病容，两眼睑浮肿，舌质欠红活，苔薄白，脉沉。

经前 10 日，坐位查：双乳呈袋形，腺体已萎缩，乳房皮肤有皱纹，色泽无异常，触及双乳外上、外下象限腺体略硬，有压痛，腋下淋巴结未触及。

妇科检查：宫体略大，偏后位，压痛，白带量多无异味，诊断为"盆腔炎"。

辨证：素体虚弱，劳作日多，月经错前、量多，因耗气伤血，兼肝气不舒，乳络受阻不通则痛，证属气血双虚型乳癖。

治则：补益气血，兼调冲任。由于往返乘车不便，每日针刺治疗有困难，故改服中药。当归 15 克，白芍 10 克，熟地 15 克，川芎 6 克，党参 30 克，白术 10 克，茯苓 10 克，甘草 3 克，黄芪 30 克，生姜 6 克，大枣 5 克。3 剂，水煎服，每日 1 剂。

服 3 剂之后，乏力有所减轻。原方再服 6 剂后来诊。全身困倦消失，食欲增加，乳痛有所减轻，面容虽黄但润泽，神情转佳，脉细缓，双乳外上、外下象限肿块较前稍软，气血渐复，可调冲任，理气机。方用：当归 15 克，白芍 15 克，川芎 6 克，熟地 10 克，黄芪 20 克，党参 20 克，柴胡 10 克，香附 10 克。3 剂，水煎服，每日 1 剂。嘱回家服 3 剂，无其他不良反应，可继服 6 剂。自服药后，2 次经期未错前，经量不多，精神佳，食量正常，双乳疼痛再未复发。

按：此例患者为乳癖伴有妇科病。子宫与乳腺是妇女生理的特征，郭老称其为姊妹关系，通过多年研究子宫内膜与乳腺腺体均有接受雌二醇受体的靶细胞，妇科病往往可影响雌激素雌二醇含量的变化，此变化可以导致乳癖病的发生与加重，二者互为影响。所以在治疗乳腺病的同时应兼治其妇科病，以求彻底治愈。

（二）副乳癖辨证思路

副乳癖，中医医籍中并无此病名及症状的描述，因本病在乳癖病中时有所见，其病因病机与乳癖相同，但由于病位不同，故立此名，以便临床施治。现代医学称此病为"副乳腺增生病"，其病表现为一侧或双侧腋前、腋窝有增大柔软的包块疼痛，常在月经前、生气后、劳累后加重。

虽名副乳癖，但仍属乳房病的一种，因个体的差异，腋窝及腋前两处乳基未彻底萎缩废退，若肝气不舒，情志不畅，劳伤过度，冲任不调，均可引起雌激素失衡，导致雌二醇分泌增多，刺激乳腺的靶细胞而引起乳腺组织过度增生而发病。

一侧或双侧腋前、腋窝胀痛，局部有增大弥漫柔软的囊性包块，多在月经前、生气后、劳累后包块增大，疼痛加重，腋窝有憋胀感，上肢发麻或困倦无力，多兼见胸闷不舒，月经错前、错后，经来小腹疼痛，舌质不红活，脉弦或弦缓。触诊可见一侧或双侧腋前、腋窝或大（如小馒头）或小（如乒乓球）隆起柔软的囊性包块，压痛。此多系肝郁气滞所致，治疗当以疏肝理气、通络散结为法则，治疗方法以针灸为主，必要时配合中药。

针灸选穴：

甲组取副乳包块上下各选 1 处阿是穴、合谷、三阴交，均双侧。

刺法：视包块大小决定针刺深度，如包块大于 3 厘米 × 3 厘米，可用 2 ~ 2.5 寸针 25 度刺入 2 ~ 2.5 寸；包块小于 3 厘米 × 3 厘米，用 1.5 寸针 25 度刺入 1 ~ 1.5 寸，以针刺局部有胀感为宜。合谷、三阴交按常规刺法，以得气为佳，也可接 G6805 治疗机，电流以患者可耐受为准。

乙组取肩井、天宗、肝俞，均双侧。

刺法：肩井穴针尖向前平刺 1 寸，有胀麻感，并向肩臂放散；天宗穴针尖呈 25 度向外下刺入 1.5 寸，有胀重感；肝俞穴针尖呈 45 度向下刺入 1 寸，有胀麻感，向下放散，也可加电针。

上述两组穴交替使用，每日 1 次，连针 10 次为 1 个疗程，2 个疗程间休息 3 日，继续进行下 1 个疗程，一般 1 ~ 2 个疗程后，包块可缩小或消失。

加减配穴：肝火加双太冲，用泻法；肝肾阴虚去肝俞，加太溪用补法；气虚加血海，用补法。

因患者不愿针刺治疗或者针刺不方便，可用中药治疗。方药：当归15克，白芍15克，柴胡10克，茯苓10克，莪术10克，昆布15克，香附10克，延胡索10克，丹参15克，青皮10克。若肝火可加龙胆草10克，夏枯草15克；肝肾阴虚可加山萸肉10克，肉苁蓉10克；气血虚加黄芪30克；若脾胃虚弱可加山药15克，焦三仙各15克。每日1剂，煎服。

病案举例

例1：杜某，女，55岁，咸阳市渭城区水电局家属。1996年4月2日来诊。

主诉：两腋前胀痛1个月，未介意，近两星期疼痛加重，两腋前包块明显增大，压痛明显，两腋窝有压迫感，两上肢无力，伴有心烦易怒，胸胁胀满，头晕目眩，已绝经7年，饮食、二便可，睡眠欠佳，有高血压病史。

检查：神情佳，舌质紫暗，苔薄黄，脉弦有力。两腋前可见5厘米×5厘米×4毫米隆起之包块，并呈下垂状，两包块中央有小枣仁大小紫暗斑点各1个，且对称分布，按压柔软似囊状感，有压痛，腋下淋巴结未触及。心音低钝，律齐，血压150/98毫米汞柱。

诊断：双副乳癖（副乳腺增生病）。

治则：舒肝理气，散结通络。

针灸治疗：甲组在双副乳癖包块上下各选一阿是穴，以2.5寸针呈25度刺入2.5寸；常规刺合谷、三阴交二穴。乙组取肩井、天宗、肝俞，均双侧，常规刺法。以上两组穴位交替使用，针柄均接G6805治疗机，留针30分钟。经针3次，双副乳癖疼痛消失。针刺10次，双副乳包块消失，仅见如小枣仁样暗色乳晕尚在，病告痊愈。因血压偏高嘱服降压药。1年后随访双副乳癖疼痛、包块再未出现。

例2：杨某，女，42岁，干部，西安市灞桥区万寿路商贸公司员工。1989 年 9 月 21 日来诊。

主诉：右腋前疼痛触及包块 3 个月。1 个月前仅感右腋前不舒，未在意。此后包块逐渐增大，疼痛加重，近 1 个月来右乳外上出现疼痛。在本单位卫生所检查，疑为右腋前"脂肪瘤"需手术切除，因惧切除痛苦而来就诊。

检查：体形略胖，精神佳，面色红润，舌质淡红，苔薄白，脉弦。右腋前可见隆起副乳包块，大小为 3.5 厘米×3.5 厘米×2.5 厘米，柔软有囊性感，压痛明显，右乳外上触及 2.5 厘米×2.5 厘米×1.5 厘米包块，质中，边界弥漫。

诊断：右副乳癖合并右乳癖（右副乳腺增生病伴发右乳腺增生病）。

治则：舒肝理气，通络散结。

治疗选穴：甲组在右腋前副乳包块上下各选一阿是穴，屋翳、乳根，均右侧，合谷、三阴交，均双侧。阿是穴针呈 25 度刺入 1.5 寸，屋翳、乳根针尖以 25 度刺入 1.5 寸，以上穴位针刺柄均接电针机，留针 30 分钟。乙组取肩井、天宗、肝俞，均双侧。肩井穴针尖向前平刺 1 寸有胀麻感，天宗穴针尖斜向下外方刺入 1 寸有胀感，肝俞穴针尖向下刺入 1.5 寸有胀麻感向下放散，以上穴针柄均接电针机，留针 30 分钟。

以上两组穴交替使用。针 6 次，右腋前副乳及右乳疼痛均消失。针治 10 次，两处包块明显变软缩小。继针 10 次，右腋前及右乳无任何不适感，未触及包块而治愈。

按：副乳癖以往在中医医籍中未见记述，现代医学称为副乳腺增生病，临床可单发，也可与乳癖同时发生。其发生部位可在腋前，也可在腋窝之中。其大小不一，形态各异。症状多有胀痛，或憋胀及腋下压胀感，上肢无力，故独立命名，以便根据病位选穴施术。有学者认为副乳可癌变，郭老从事乳癖病研究数十年，治疗近万例病人，未见 1 例副乳癌，虽不能断然说不癌变，却可以说其极少癌变。针灸治疗本病有肯定的疗效。要提示大家的是，不要一见副乳癖之包块就行手术治疗，虽说手术切除确实有效，但复发者亦比比皆是，且因过大过粗的手术瘢痕、刀痕使病人局部长期感觉不舒，尤其是腋窝手术后损伤汗腺而直接影响其分泌，对病人造成的痛苦是不言而喻的。故临床与此病应先宜针灸或内服中药，以求获愈，确因难以获效或其他特殊情况者再考虑手术治疗。

（三）乳痛证辨证思路

乳痛证的名称目前见解不一，有的将其列入乳腺增生病的范围内，有的则认为它是一种临床症状的表现，无乳腺病理改变，不宜做单一病名存在。郭老从有关病理资料获知，乳痛证并非无病理改变，只是乳腺小叶及其乳腺导管轻度增生，病理变化较小而已，本病多发于中年妇女，以乳房疼痛或触按痛而无明显肿块为特征。故"乳痛证"这一病名应独立存在。

本病多因素体性格急躁，情志易于抑郁而致肝气不舒，使肝木失于条达，肝脉布于胸胁，乳头色青属肝，若肝之气机不畅，易致乳部脉络不通而致乳痛证的发生。

从组织学观察，主要为乳腺小叶增生，以腺泡或腺小叶增多为主，或纤维组织增生，或腺泡上皮萎缩，仅存萎缩的导管，有的表现为腺管或腺泡的上皮层增多等病理学改变征象。

本病以月经前双乳胀痛或刺痛为特征，有的患者疼痛可向腋下、肩背部放散，月经后疼痛锐减或消失，少数患者可呈持续性疼痛或乳房有憋胀感，一般乳房外形、皮色无异常，触按无肿块，仅有乳腺腺体略硬，或如哺乳状乳房而压痛，腋下淋巴结不大，脉多弦，舌质不红活，苔薄黄。多伴有烦躁易怒，胸胁胀满等症。其病机多系肝气郁结，气机不畅所致。治则与选穴可参照乳癖证的治疗。

病案举隅

蒋某，女，28岁，农民，长安县马王乡人。1992年4月16日初诊。

主诉：双乳疼痛 3 个月。多在经前、生气后疼痛加重，月经来潮后疼痛即消失，本次自感双乳在月经来前 2 天开始疼痛，触及双乳腺体丰满增厚，未经治疗，饮食、二便、睡眠、月经周期均可。

检查：精神可，舌边尖紫，苔略白，脉弦略数。红外线扫描：双乳可见均匀的雾状影，提示乳痛证。

治疗：证属乳痛证肝气郁滞型，应以舒肝理气为法。方以逍遥散加减。方药：当归 15 克，赤芍 15 克，柴胡 10 克，茯苓 10 克，白术 10 克，香附 10 克，延胡索 10 克，青皮 10 克，甘草 6 克。每日 1 剂，水煎服。连服 6 日，疼痛明显减轻，继服 2 剂，疼痛完全消失，双乳腺体松软，以后经前触按双乳腺体柔软而无压痛。

按：有人认为乳痛症在 2～3 年后可自行消失，故无须治疗。郭老认为这是一种消极的观点，不是本着为病人之所想，是一种错误的认识。固然确有少数乳痛病人如是这样的过程。但凡人体出现疼痛，均是相应疾病的反映，应当及早、正确予以防治，这正是中医防治思想的真实体现，是一个医务工作者的责任与义务。郭老从临床实践中发现，许多乳腺增生病的肿块都是从乳痛证发展而来的，若能在乳痛之时有效预防和积极治疗，乳痛往往很快消失。若放任不予治疗，则往往是疼痛加重，肿块渐生而发为乳腺增生病。郭老认为，乳痛证与乳腺增生病均是月经前乳房疼痛，只是后者在乳房疼痛的同时伴有乳房肿块。故也认为乳痛证是乳腺增生病的早期，据此应积极早期使用止痛药物或简便的针灸治疗乳痛证。其治疗的时机应在乳痛前一二日开始施针，其效更为快捷。若患者不便针灸，可用逍遥散加香附、延胡索等药物治疗也可获得良好的效果。一般乳痛证较乳腺增生病为轻，故治疗易获痊愈，且疗程较短。只有这样思想上重视，治疗上方法得当而又及时，既可免除患者的痛楚与精神负担，又可预防乳腺增生病的形成。

（四）男乳病（男性乳房发育症）辨证思路

男乳病为中医学病名，现代医学称此病为"男性乳房发育症"。

男性若一侧或双侧乳房出现硬性结块，称为中心性男性乳房发育症，而如同少女一般乳房增大，伴有疼痛者则称为"弥漫性男性乳房发育症"。男性乳房与女性乳房其生理、病理有所不同，男性没有分泌乳汁的腺小叶，仅见腺管、纤维、脂肪的增生。

男乳病可见于任何年龄的男性，但以青年较多见，女乳病则见于8～12岁女孩。10岁左右男孩乳病病因病机与幼女乳病病因病机基本相同。其病因如外生殖器发育不良、甲状腺功能亢进、肾上腺皮质功能低下、睾酮分泌减少、肝脏功能受损和长期服异烟肼、洋地黄等使雌激素在肝内破坏过程发生障碍或比例失衡而致含量增多，刺激、激活乳房腺体增生所导致。中医学认为，乳头乳晕色青属肝，肝脉布于胸胁散于乳，乳房为胃脉所贯，阳明经多气多血，肝气不舒，胃经经气上逆，气血不畅，气滞血瘀痰凝互结乳络成块而发乳病。

乳病症多因肝郁气滞，痰湿结于乳络。临床若见10岁男孩，单乳或双乳发病触及2～5分硬币大小扁平蚕豆样结块，质地较硬，边界清，皮色不变，触痛，此为"中心性男性乳房发育症"。如乳房一侧或双侧呈少女（14岁女孩）隆起的乳房，触按柔软不疼或痛，常无全身症状，为"弥漫性男性乳房发育症"，成人男性易患，此型难愈，治疗时间较长，但多能治愈。其因为患者平素心情不舒，七情过极，肝气抑郁，久则导致阳明之经气失于通达故见乳痛，根据脉舌辨证多为肝郁之证。治疗应以舒肝理气，散结止痛为原则。

治疗选穴

甲组取屋翳、乳根、合谷，均双侧；乙组取肩井、肝俞，均双侧。

每日1次，两组穴交替使用，8次为1个疗程后，休息3日，继续进行下一疗程，一般10余次即可获效，也可配服其他中西药物及外敷药物治疗。

针刺方法：根据年龄、体形选用针具，屋翳、乳根均用1.5寸毫针以25度向外刺入1～1.5寸，有胀感；肩井穴针尖向前平刺1

寸，有胀麻感向肩部放散；肝俞以45度针尖向下刺1～1.5寸，有抽胀感，合谷可按常规腧穴操作方法进行。

加减配穴：气血亏损可加足三里、气海；肝肾阴虚去合谷加太溪。必要时可用醋膏（郭老自创）外贴配合治疗。

醋膏制法：五倍子100克，乳香20克，没药20克，三味药粉研碎后，过100目筛，混合装瓶，米醋500毫升煎至200毫升，放凉后，将药末调成糊状，装瓶密封，放在避光处。用时按乳方肿块大小涂匀，用塑料薄膜覆盖，以防沾污内衣，一日一换。外敷数次后，如贴之处皮肤发痒或见小红疹，可暂停使用，待皮肤红疹消失后再用。

病案举隅

例1：吴某，男，62岁，退休干部，咸阳市渭城区谷家巷人。1976年4月3日初诊。

主诉：双乳房疼痛、肿块2个月。曾在西安某医院诊治，因肿块大而硬要求住院手术切除，因妻子儿女不同意手术，故来诊。伴有心烦易怒。

检查：精神佳，面色黑润，舌质不红活，苔薄白，脉弦。双乳隆起，乳晕呈紫黑色，触及双乳3.5厘米×3.5厘米×2厘米质硬肿块，按压痛剧，活动度可，腋下淋巴结未触及。近红外线扫描示：双乳呈均匀灰影，血管影增多增粗、迂曲。

辨证：肝气不舒导致阳明经气不畅，结于乳络而痛。证属乳病（弥漫性男性乳房发育症）。

治则：舒肝理气，散结止痛。

选穴：甲组取屋翳、乳根、合谷，均双侧。乙组取肩井、肝俞，均双侧。

两组穴交替使用，每日1次，8次为1个疗程，加电针，其量以病人可耐受量为度。

外涂醋膏：每日1次。针刺治疗25次，双乳肿块消失，乳晕色泽恢复正常。10年后随访该病未复发。

例2：纪某，男，57岁，干部。1979年7月24日初诊。

主诉：左乳肿块、疼痛5月。于1979年2月自感左乳疼痛，初未介意，后渐加重，经服止痛药无效，1个月后左乳增大，有硬块，本厂卫生所给服维生素E，效果不显，肿块逐渐增大，余无不适。6月份赴西安某医院外科检查，恐癌变建议手术切除，被患者拒绝。

检查：神情佳，面色红润，舌质略暗，苔薄白，脉弦缓。肝脾未触及。乳头及皮色无异常，左乳较右乳明显隆起。左乳下扣及2厘米×2厘米×0.8厘米肿块，压痛，与皮肤粘连，推之可动，颈、腋淋巴结不大。

诊断：乳疬（中心性男性乳房发育症）。

治则：舒肝理气，散结止痛。

治疗：经取合谷（双）、膻中、屋翳（双）、肝俞（双），针用泻法，治疗7次，痛止块软，针15次肿块明显缩小为0.5厘米×0.5厘米，停止针治，2个月后随访，疼痛未发，肿块消失。

按：病例1之肿块较大而硬，乳晕呈紫黑色，乳房血管增多、增粗、迂曲，说明病情较重，除用针刺外，并用醋膏软坚消结，加速肿块消除，以防癌变。本醋膏经多年临床应用，对较硬之肿块确有良好的治疗效果。

为了缩短治愈时间，临床可针药并用，并结合实际情况选用辨证施治。有学者认为本病是正常生理现象，不治可自行消退。临床上确有少数患者因病情较轻而自愈者，但郭老临床也见到大多数患者却经数年不愈，且疼痛难忍，如本病早期治愈，使病人身心得以健康而愉快地工作和学习，岂不更好。

（五）幼女乳疬（幼女乳房发育症）辨证思路

幼女乳疬是指6～10岁女孩一侧或双侧乳房出现肿块、疼痛的病证。小孩本身肾气未充，冲任调理功能尚未强健；加之情志极不稳定，喜怒悲恐较成人更甚，由于社会的进步，儿童心理发育也相应提前，尤其是缺乏正确的教育，娇生惯养而任性，一旦所愿不遂，则恼怒而起，以致肝气横逆；同时多食肥甘，其渴多冷饮，易伤脾胃而致痰浊内生，痰气互结，阻闭乳络成块而发病。

临床多见一侧乳头下结块，状如2～5分硬币样扁平或如蚕豆样较硬肿块，压痛，皮色无异常，此型肿块称"幼女中心性乳房发育症"。若见单侧或双侧乳房隆起，压痛，质地较软，皮色无异常，极似14岁幼女正常乳房发育形态称之为"幼女弥漫性乳房发育症"。此两型中以中心性较易痊愈，而弥漫性痊愈较为困难，故后者一般疗程较长，结块不易溃破，多无全身症状。本病多因所欲不随，肝气郁结，痰湿结于乳络而成。治疗当以疏肝理气，调理冲任，散结止痛为法。

选穴治疗：甲组取屋翳、乳根，均患侧，合谷、三阴交，均双侧。乙组取肝俞、肾俞，均双侧。

刺法：上两组穴交替使用，平补平泻手法，留针30分钟，每日1次，8次为1个疗程，视病情而行下一疗程。

由于部分儿童不易接受针刺治疗，故可内服中药。其方为：

（1）乳乐冲剂（郭老自拟处方）：当归10克，白芍10克，柴胡9克，茯苓10克，莪术9克，昆布15克，青皮9克，香附9克，玄胡9克，黄芪15克，淫羊藿12克。经加工制成冲剂，每日2次，每次10克，温开水冲服。

（2）消癖丸（郭老自拟处方）：夏枯草10克，柴胡10克，青皮10克，橘核10克，鳖甲10克，半夏10克，白芥子9克，三棱9克，莪术9克，昆布9克，山慈菇9克，乳香9克，没药9克。上药共为细末，水泛为丸，可据证情及患者年龄酌用其量。还可外用醋膏贴敷。

病案举隅

杨某，女，12岁，学生。1980年6月初诊。

主诉：近3个月来自感双乳疼痛有包块，上课时胸部不能触靠课桌，擦洗胸部则痛，经服止痛药无效，故来诊。

检查：触诊双乳头下有 5 分硬币状一硬结，触痛，边界清，稍活动，皮色无异常。月经未潮。别无不适，发育好，神情活泼，面色略黄而润，舌质正常无苔，脉平。心肺无异常。

诊断：乳疬（幼女中心性乳房发育症）。

治则：理气活血，散结止痛。

选穴：甲组取膻中、屋翳、合谷、三阴交，均双侧。乙组取肝俞、肾俞，均双侧。

刺法：隔日 1 次，两组穴交替使用，留针 15 分钟，留针期间行针 2 次，平补平泻。针 6 次后，患儿自感疼痛显著减轻，肿块开始变软，又继针 4 次后，疼痛消失，包块明显缩小，休息 4 日后，继针 4 次，包块消失。半年后随访未复发。

按：多年来郭老所治疗乳疬病人经针刺 10 余次后包块即能变软消失，且无不良后果。据陈易人报道，此属乳房早期发育，与性早熟不同，一侧乳房出现中心性肿块（2~3 厘米），质硬，扁平，数月后对侧乳房亦同样发育，均不宜手术或活检。除上述体征外，还有疼痛。有人认为此属正常生理现象，无须治疗则愈，这种看法欠妥。既属正常生理现象，为何 90% 多的女孩却无痛，而疼痛仅在少数女孩中出现？郭老认为人体疼痛的出现是病理改变所发出的信号，提示必须重视并及时予以治疗。以上两组穴合用可起到理气活血，调理冲任，散结止痛之作用，故收良效。

（六）乳核（乳腺纤维瘤）辨证思路

中医学对乳腺纤维认识比较模糊，无独立病名。由于本病系乳房上有结块，时可伴发乳腺增生病，所以归于"乳癖"范畴，对不伴有乳腺增生、不痛不痒的患者，则归属于乳疬（男女乳房发育症）。

本病好发于 18~25 岁青年妇女，此年龄段的女性多幻想、多忧伤、情感脆弱，一旦遭受挫折或幻想破灭时常造成肝郁气滞，冲任失调，思虑伤脾，痰湿凝于乳络而刺激乳腺内纤维组织过度增生，形成圆形、椭圆形和不规则、光滑、活动度大的包块。

本病常于一侧乳房单发一个或数个大小不等的无痛性包块，也有双侧乳房均发者，一般生长缓慢，也有近数月来迅速增大者。触按包块活动度大（如滚珠），与皮肤及基底组织无粘连。多无其他特殊不适，若自觉或触按有疼痛者，多系伴发乳腺增生病者。本病舌、脉均示肝郁气滞证。治疗上以舒肝理气为基本原则。

针灸选穴

穴位：瘤体上下或上下左右，合谷、三阴交，均双例。

刺法：按瘤体大小确定进针点后，在瘤体上下各刺一针，也可在瘤体上下左右用 1 寸针向瘤体中心刺入，其刺入角度以 45 度为宜，刺入深度以 1~1.5 寸为宜；合谷、三阴交均双侧取穴，针用泻法，也可加用 G6805 治疗机行脉冲电刺激，留针 30 分钟，每日 1 次，连针 10 次为 1 个疗程。休息 3 日，继针下一疗程，一般治疗 2 个疗程瘤体可缩小或消失。本组穴为单纯乳核所选用。

若为乳癖伴发乳核，在可用乳癖针刺甲乙两组穴位的基础上，再于瘤体上下左右各加刺一针，以宣散结块。合谷以畅阳明经之气，三阴交以调和冲任。必要时配合柴胡疏肝散加减治疗。方药：柴胡 10 克，白芍 15 克，枳壳 9 克，甘草 6 克，川芎 9 克，香附 10 克，郁金 10 克，当归 15 克，黄药子 15 克，益母草 10 克。每日 1 剂，水煎服。如坚硬不消者，可加三棱、莪术。

病案举隅

例 1：赵某，女，19 岁，未婚，工人，陕西省彬县人。1997 年 12 月 2 日初诊。

主诉：双乳疼痛肿块 1 年余，多在生气后疼痛加重，在厂医院确诊为"乳腺纤维瘤"，于今年 7 月手术切除。10 月又发现右乳头下手术瘢痕旁有一个结块，左乳外上象限也有一个疼痛性结块而来诊。

检查：发育可，精神佳，触及右乳头下手术瘢痕旁有 1 厘米 × 1 厘米包块，左乳腺体略硬，乳头下 2 厘米 × 2 厘米包块，外上 2

厘米×2厘米包块，质中，活动度大而光滑。

诊断：乳癖伴发乳核（乳腺增生病伴多发性乳腺纤维瘤）。

治则：舒肝理气，软坚散结。

选穴：甲组取屋翳、乳根、合谷、三阴交，均双侧。乙组取肩井、肝俞，均双侧。

每日1次，两组穴交替使用，加电疗机留针30分钟。5次治疗后，双乳疼痛消失，在3处瘤体上各刺1针，并针合谷、三阴交，治疗10次，瘤体缩小。针疗15次，双乳疼痛消失，右乳头下及左乳头外上瘤体已消失。

例2：杨某，女，20岁，未婚，农民，陕西省咸阳市渭城区马家堡人。1997年2月28日初诊。

主诉：左乳疼痛3个月，伴有上肢疼痛无力，纳差，睡眠，月经前后无定期。经咸阳市某医院近红外线扫描示："右乳纤维瘤""左乳腺增生"，建议手术切除。患者拒绝手术而来诊。

检查：发育可，形体略胖，舌、脉无异常，双乳对称，左乳腺体略硬，压痛。右乳外下触及2.5厘米×2.5厘米包块，活动度大，表面光滑，无压痛。腋下淋巴结未触及。

诊断：乳癖（左），纤维瘤（右）。

治则：舒肝理气，调理冲任。

选穴：屋翳、乳根、合谷、三阴交，均双侧，每日1次。加用G6805电针治疗机，电量以患者可耐受量为限，每次留针30分钟，10次为1个疗程。休息3日，再行下一疗程。

经10次针刺后，右乳疼痛消失，于瘤体上下左右各针刺1针，再加刺双侧合谷、三阴交。右乳纤维瘤缩小如黄豆样大，再针刺15次后，右乳外下未触及该颗粒，无压痛而治愈。

例3：关某，女，44岁，干部。1979年10月25日初诊。

5年前发现双乳有肿块，近月来双乳胀痛，口干目赤时则疼痛加剧，伴有胸闷，心烦，性格急躁。患此病后月经量少、色黑，经服中药及外贴膏药未见获效。

检查：一般情况可，舌质正常，无苔，脉弦数。双乳对称，乳头、乳晕无异常，双乳外上象限皮肤暗红（因外敷药之故），乳头无溢液。左乳内上象限扪及 1.5 厘米 × 0.5 厘米颗粒状包块数个，在包块下方触及质地略硬、有压痛之 2 厘米 × 2 厘米 × 1 厘米包块，边界尚清。颈、腋淋巴结不大，腹壁柔软，肝脾未扪及。听诊：心肺无异常。X 线摄片：右乳腺增生病、左乳增生伴纤维瘤。患者每在肝火旺盛时有口苦、咽干、目赤等，则乳痛加重。由于相火动则常引动君火，故多怒心烦，因肝火旺而灼津成痰结块于乳，证属肝火型乳癖。治则：清泻肝胆之热。

选穴：用治乳腺增生病两组穴交替使用，拟以舒肝理气为主。针刺 1 个疗程后，症情不减，询问深知患者每次吃羊肉及辛辣之品后，乳房胀痛加剧，考虑患者肝火素旺，得辛热之物肝火愈甚，仅舒肝理气难以获效，故重刺双侧太冲以泻肝火，并配中脘以和胃气。每次针后患者感到心情舒畅，要求每次必针此穴，连针 8 次后，双乳疼痛消失，服辛辣之品及经前无胀痛，月经色量复常，触及左乳纤维瘤 0.5 厘米 × 0.5 厘米，两乳增生包块仅留散在如绿豆样小颗粒数个，无压痛。1980 年 10 月随访两乳疼痛消失，经前无胀痛。

乳腺增生伴发乳腺纤维瘤或单纯的纤维瘤，通过针刺治疗，增生的肿块疼痛能很快变软消失，但纤维瘤缩小较慢。可在瘤体上下左右选穴并配合合谷、三阴交，一般针刺治疗可缩小至 0.3 ~ 0.5 厘米，但不能完全彻底消失，可以停止治疗。待 2 ~ 3 个月后，除个别病例外，大多数病例可自行消失而不再复发。临床上发现，纤维瘤好发于未婚女性，而婚后一段时间后多可自行消失。若瘤体在 2.5 厘米以上，且增长较快，郭老认为还是以手术切除为宜，术后可服软坚散结调理冲任之药，以防复发或癌变。

（七）乳痨（乳腺结核）辨证思路

乳痨是指乳房因结核杆菌感染引起慢性化脓性疾病。临床较为少见，但缠绵难愈。中医学认为本病的发生与气滞痰凝有关，故又称"乳痰"，西医则归属于"乳房结核"的范畴。

本病多因素体阴虚，肝郁气滞，脾失健运痰浊内生，胃经挟痰浊上逆结于乳络，郁久化热，成脓溃腐，穿破成漏，脓汁清稀，夹杂败絮，长期流脓而耗损气血迁延难愈，西医学认为乳房结核多是结核杆菌血行传播所引起，原发病灶多为肺结核或肠系膜结核。

本病多为已婚 20～40 岁青壮年，有原发性结核病灶，病情进展缓慢，初起乳房有一个或数个结块，质硬不坚，推之可动，皮色不变，按之不痛，与周围组织边界不清，逐渐与周围组织粘连，推之不动，肿块渐大，患侧腋下淋巴结肿痛，伴有全身倦怠无力，五心烦热，低热盗汗，纳差，脉细数。

证属肝郁气滞，痰浊凝结。可作结核菌实验、化验血沉、脓液涂片、抗酸染色找结核菌，胸部透视找原发病灶，有助于诊断。如果肿块增大，中间变软，隐痛，按之有波动感，此脓已形成，又当别论。

中药治疗

此病初期仍以疏肝理气，化痰散结为主，方剂以柴胡疏肝散合二陈汤加味。柴胡 9 克，夏枯草 15 克，当归 10 克，白芍 15 克，郁金 10 克，香附 10 克，陈皮 6 克，白术 10 克，半夏 10 克，生姜 6 克，大枣 3 枚。每日 1 剂，水煎服。阴虚盗汗者，加麦冬、地骨皮、秦艽；局部红肿脓液多者，加蒲公英、猫爪草。

外治：阳和膏外贴，在阳和膏上放少许麝香，可加快肿块缩小或消失。

病案举隅

王某，女，30 岁，山西太原河西人。1978 年 4 月 21 日初诊。

主诉：左乳房内有多个结块多年，质硬而颇光滑，周围皮肤与肿块粘连，有两处破溃瘢痕、疼痛，1977 年经省医院病理检查确诊为"增殖性结核"。伴有全身倦怠无力，食欲不振，月经前双乳房胀痛，苔薄白，脉弦细滑。

证属：肝郁痰凝。

治则：理气解郁，化痰软坚。

方药：逍遥瓜贝散加减。

当归12克，赤芍10克，柴胡10克，茯苓10克，香附10克，木香10克，栝楼10克，贝母10克，焦白术10克，牡蛎15克，神曲19克，甘草6克。水煎服，经服12剂，乳房结核疼痛消失，质软，精神好转。上方加百部10克，猫爪草10克，鳖甲30克。再服15剂，乳房肿块基本消失，无压痛，达到临床治愈。

按： 乳房结核临床较为少见，其治疗可配合抗结核西药，以使作用相得益彰，提高临床疗效。

综合上述，郭老在治疗乳腺病方面均是从肝论治着手，并注意辨证施针，灵活选穴配方，对一些复杂兼证，采取多种方法综合治疗，用针用药独到，以求达到满意的临床效果。

第三章　临床经验

第一节　郭老对乳癖病的诊治经验

乳癖在中医书《诸病源候论·乳结核候》中已有记述。清代高锦庭所著《疡科心得集》始称"乳癖"，其症所论甚详，所述病因病机多因肝气不舒，冲任失调而导致乳房胀痛、结块，该病多在月经前、生气后、劳累后疼痛加重、肿块增大变硬。近年来据国内多数普查资料及郭老历年普查资料统计，发病率已上升为28%。故此国内近年成立了多家乳腺病医院和乳腺病专科。此病已列为乳癌前病变，癌变率虽较低，但发病率较高，已引起医学界高度重视。医药行政部门应进行病因研究，予以干预。其治则以舒肝理气，调理冲任，软坚散结，选用针刺治疗或择药配方常获良效。现代医学多用激素药治疗，因其副作用而不能长期应用，现多用针灸、中药治疗。

一、乳癖病的源流

乳腺增生病祖国医学称"乳癖"。对"乳癖"病的病因记载，先见于《诸病源候论·乳结核候》中说："足阳明之经脉，有从缺盆下乳者，其经虚，风冷承查，冷折于血，则结肿……冷则核不消，又重疲劳而生。"清代高锦庭所著的《疡科心得集》对乳癖的症状描述比较详细："乳癖乃乳中结核，形如丸卵，不疼痛，不发寒热，皮色不变，其核随喜怒为消长，多由肝气不舒郁结而成，若以痰气郁结非也。"此对乳癖病的病因与临床表现论述基本上反映了本病的基本特征，且对后世治疗乳癖提供了较好的思路与范例。

国外首先是 Brodile 在 1846 年报道了一例此样的症情，1883 年由 Redus 将其分为独立的一种疾病。最初命名为囊性病；后有 Aschoff 命名为纤维囊性病、囊性增生、慢性囊性乳腺炎或欣美布什病、乳腺组织增生、囊性纤维腺病以及《矿医通讯》称乳腺结构不良，还有杨维益氏命名为乳腺腺病（乳腺增殖病）；沈克非氏命名为慢性囊肿性乳腺疾病；黄家驷氏命名为乳房囊性增生病，慢性囊性乳房炎；芦于原氏命名为浆细胞性乳腺炎（乳腺导管扩张）；武显列氏命名为乳腺肉芽肿、硬化性腥病；王德元氏命名为乳腺囊性增生病、囊性腺病，并认为囊性增生病的名称比较妥当，因其兼顾乳病的外形和病理特点。但有的资料认为因病理变化多在乳腺组织，以"乳腺腺病"命名为宜，总之百余年来，国内外对本病的命名约 17 种之多，也可称众说纷纭。1972 年全国肿瘤研究办公室提出的《肿瘤的命名和分类草案》将此症定名为"乳腺增生病"，从此以后，众说纷纭的名称基本趋于一致。郭老认为，此名称概括了乳腺小叶、腺泡上皮、乳管、纤维组织的单项或复合增生，它基本上反映了这种病的实质。1978 年全国肿瘤防治会议已将此病列为乳癌前期病变。

二、乳癖的发病率

国外的一些学者认为，在发达国家 1/3 的妇女患乳腺良性病，据报道用乳腺 X 线拍片检查 3750 例健康妇女，发现 1400 例患某种良性乳腺病，且大多数（87.1%）是弥漫型乳腺病。国内一些单位如吉林医学院附属医院对 5326 名妇女进行调查，其中城市普查 3878 名妇女，患乳腺增生 481 例，发病率为 12.4%。

农村普查 1448 名妇女，患本病 8 人，发病率为 0.55%。城市妇女发病率大大高于农村。郭老 1978 年在咸阳第二印染厂检查 959 名妇女，患良性乳腺病 81 人，患病率为 8.4%；1981 年在临潼骊山微电子公司普查 1200 例健康妇女，患病率统计为 10%；1984 年在岐山渭源机械厂，对 1600 名妇女普查，患病率为 14%；1987 年在宝鸡市渭阳机械厂对 2300 名妇女普查，患病率为 17%；1991 年在西安市阎良区普查 2090 名妇女，患病率为 20.91%；1995 年 9 月在户县光明乡娄村普查 3106 名，患病率为 17.1%；1997 年 5 月在户县摇西村普查 303 名妇女，患病率为 17.2%；1999 年 8 月在咸阳市橡胶厂普查 1020 名妇女，患病率为 28.47%。1978 年乳癖病城市发病率为 10% 左右，农村发病率仅为 0.55%。经近年国内对乳癖的普查，其发病率已在快速升高。从 1978 年至 1999 年 20 余年间，发病率从 10% 上升至 28% 左右，农村从 0.55% 已上升为 17% 左右，已改变了农村发病率低的局面。国内广大农村从众多妇女发病率的统计来看确是一个不小的数字，目前本病已成为妇女的多发病。虽然对生命没大的影响，但对广大妇女的身心健康造成了很大的痛苦，况且本病为乳癌前病变，虽然癌变率为 1% ～3%，但基数很大。因而应进行多途径的有效干预，以保证广大妇女的身心健康。

三、乳癖的病因病机

郭老认为，足厥阴肝经经脉布于胸胁，而乳头色青属肝。若肝气不舒，胸胁之脉络不通，乳部气机不畅，故见乳房胀痛。乳房又为足阳明胃经所过，阳明经为多气多血之经，而乳房又是气血、乳汁流注较多之器官，易于气滞、血瘀、痰凝。若肝气横逆而克脾土，则脾失健运症见胃部纳差；其脉失降，痰湿气血随经互结于乳络而结成乳块。郭老从 500 例乳腺病人中，发现性情急躁者 374 人，占 74.8%，说明本病多与中医之肝有关。

女性以血为主，当以经调为顺，若月经失调，则使疾病而生；

若肝气不舒，郁而化热，迫血妄行，肝藏血功能失司，久则血虚阴伤，故先是火旺，再则伤及肾阴，致肾阴亏虚，阴损亦可及阳而致阳虚，继而肾之摄胞无力而病生；若肝之疏泄失职，月经未能按时而下，必致气滞血瘀而见经来腹痛。郭老从317例乳癖病人中经妇科检查有妇科病（子宫肌瘤、宫颈糜烂、痛经、盆腔炎、盆腔炎等）者228例，占71.92%。子宫与乳房为女性所特有，互为姊妹，正常情况下，月经按时而下，乳房随月经周期变化而变化，两者均宜气机畅达而恶抑郁不畅；若月事不调，必致乳房气滞血瘀痰凝而结块。说明肝气不舒是本病的病机关键，同时，也常累及脾与肾，治疗时均应给予明确而全面的重视。

雌激素是乳腺腺泡和腺管增殖的主要激素。雌激素的分泌量在女性的1个月经周期中有2次高峰，即排卵期前的月经周期的第13天和黄体成熟期（月经周期的22～23天），在此2个高峰时分泌的量就多，特别是月经周期的第13天分泌的量最多，别的时间分泌的量少，这样规律性的变化为乳腺的正常发育提供了条件。如果雌激素分泌的量较多，特别是黄体成熟期分泌的量较多，甚至这种较多分泌量的时间再延长，打乱了月经周期中2个高低峰的规律性，多量的雌激素刺激乳房便引起了乳腺的过度增生，且不能自行复旧而发生乳腺增生病。说明雌激素分泌量的多少与持续时间的长短对乳腺组织的正常生长发育及病理变化起着重要作用。同时，雌激素的产生也受腺垂体产生的雌二醇的影响，腺垂体所产生的促性腺激素，还受丘脑下部所控制，因此要了解乳癖的病因，既要知道雌激素对它的影响，还要了解影响雌激素的生成与产生又是垂体和丘脑下部的作用，如这个性腺轴失去正常的调节，都可导致女性激素的失衡而发生乳癖。

乳癖在生气后或精神受刺激时，疼痛即有明显加重，说明与精神因素有密切的关系。郭老在130例乳癖病人中发现，性格急躁者有106例，证明精神因素是可以导致女性激素失衡的，而女性激素的失衡也可进一步导致女性性格急躁等变化，从临床多数病的病情看，患有乳腺增生病后情绪多有急躁，甚至有的还难以控制，说明乳腺增生病与女性性激素和精神是有一定关系的。

四、诊断与检查

乳癖是妇女乳房常见疾病，占乳房良性肿瘤的70%～80%，但乳房内的肿块也不单一是乳癖所引起，还有其他乳腺病所导致。据国内一些资料报道，乳腺癌在妇女恶性肿瘤中已上升为第一位，是严重危害妇女健康的疾病，本病早期肿块比较隐匿，故此，对乳房的肿块不但审视四诊和辨证，同时也应重视用手触按肿块大小、硬度等，同时还可结合其他检查方法，做出早期正确诊断，以免误治造成病人不必要的恐慌与痛苦。

（一）问诊

首先要详细询问病史，由于多数患者以恐惧和其他心情来求诊，医生必须态度和蔼、亲切，应按下列询问，以免漏诊和误诊。

1. 年龄

乳癖好发于中年妇女，乳腺纤维瘤多发于18～25岁未婚女青年，乳癌多发生于40岁以上的妇女（40～60岁为多）。

2. 肿块

发现肿块的时间。先有肿块多为乳腺纤维瘤；先有疼痛多为乳腺增生病；若同时出现则多见于乳腺增生伴发纤维瘤，如服避孕药后肿块增大，疼痛加重，可停服，应改用其他避孕方法。问诊肿块时应注意以下2点：

（1）肿块增长速度：肿块在短时间内迅速增大，多为巨纤维瘤、乳腺癌、积乳性囊肿；若在月经前增大，经后肿块略缩小，多为乳腺增生。

（2）记录肿块大小：最好用厘米记录其肿块的大小，左右、长度及厚度，有的可描述为散在的小颗粒等。

3. 温度

肿块有无发热的感觉，积乳性的乳腺囊肿病、乳痈早期多有发热感。

4. 疼痛

（1）疼痛的性质：应辨胀痛、刺痛，还是隐痛，呈间断性还是持续性，是局部还是向腋窝和肩背、上肢放散，乳腺增生、乳腺纤维瘤均可出现以上几种疼痛，多因病情各异，有 2/3 的患者出现腋下憋胀，约1/3 的患者肩背部酸困，少数患者感到上肢无力。

（2）诱因：乳腺增生多在经前、生气后、劳累后加重，尤其在生气后即时加重，乳腺纤维瘤多无此诱因。

5. 乳头有无溢液

水样、浆液样、乳汁样、脓性、水血样、血性，自动流出，还是挤出。流出量的多少以及溢液的时间。乳头状瘤、乳癌多有血水样或血性溢液，但乳腺囊性增生病有时也出现血性溢液。

6. 既往有无乳腺病和其他疾病

详细询问以往有无乳房病。大多数乳房病多发生在成年以后，乳房病有无先天性畸形、疼痛、肿块、炎症、外伤，如伤处有皮肤凹陷现象者，应考虑有脂肪坏死的可能性；纤维瘤反复摘除而复发者，应考虑有恶变之可能；若为导管内乳头状瘤手术后，一旦又有乳头溢血者，应考虑乳癌病变之可能，乳腺增生肿块一旦显著变硬，应考虑是否癌变。

家族史中有无乳癌。据研究统计表明，有乳癌家族史者，其乳癌的发病率较普通人约高 3 倍，且其第二代生癌的平均年龄较一般人可提早 10 年，至于人类的乳癌是否通过 Bittner 氏乳汁因子影响下一代，目前尚未肯定，仍需继续研究。

7. 月经史

询问月经初潮的年龄，现月经是否正常。乳腺增生者，70% ~ 80%患有月经不调及其他妇科病。

8. 生育与哺乳史

生育一胎还是多胎，是自己哺乳还是喂乳。据一些资料介绍，终生未育妇女乳癌发病率高，未哺乳妇女比哺乳妇女乳癌发病率高。

"适龄结婚、怀孕、分娩和哺乳过程都对女性激素是一种正常调节；反之，迟婚（35～40岁以上）或终身不婚，经常流产或不自己哺乳则导致内分泌紊乱，引起乳腺不规则的变化"，这些资料说明，40岁以上的未婚女子和自己未哺乳的妇女，其乳癌的发病率较对照组为高。因终身不婚的妇女易致内分泌失调，因而产生乳癌的机会就多。此外长期大量服用性激素，或卵巢切除或其他妇科手术等，也都有乳腺癌变的可能性。

9. 治疗史

是否曾用其他检查方法、确诊、治疗等。

（二）望诊

对患者的病史做深入了解后，再仔细详看病人乳房的外形，全身的发育、营养、神志情况、面色、舌质色泽。

（1）乳房的大小形态：是大乳还是小乳。乳房是半球状，还是杯状、袋状、细袋状。双乳是否对称。若乳房内有肿块时可能比健侧较低或略大，当病变造成深部组织粘连牵拉时，患侧乳房可能比健侧高。

（2）乳房的色泽：乳房皮肤色泽有无改变。乳腺增生乳房色泽多无变化，若发红，应详细了解是否用外敷药，巨纤维瘤乳房多见充血，静脉曲张；晚期乳癌多有乳房表面凹陷，呈橘皮样色泽。

（3）乳头乳晕：乳头有无内陷、歪斜。晚期乳癌多出现乳头内陷和歪斜现象，乳晕的深浅因人的肤色而异。

临床除看乳房的外形、色泽外，还应望病人的面色、舌质、舌苔的颜色以及营养、发育和精神状况等，综合分析而辨证论治。

（三）触诊

小乳患者可取坐位，大乳可取仰卧位，大悬垂乳可取仰卧位及侧卧位，医者将右手食、中、无名指略微屈曲，时分时合地用三指尖肚交替按压，先从乳房外上、外下、内上再至内下象限依次进行，然后于患者自述所痛处及肿块部位触按，注意肿块的部位、大小、形状、硬度、边界、活动度以及有无触痛、压痛等情况。也可在健侧乳房与病侧乳房交替按压，以便对照。由于患者对自己乳房情况了解多，触摸时间长，体会深，尤其是较小的肿块，医者有时不一定能触到，这时应让病人指出所触到的肿块部位，然后医者再根据所指的部位仔细触按，辨别肿块是否存在或其大小、形状等情况，当然也不排除病人把正常腺体与肋软骨炎作为肿块的错觉。触按乳头后部，挤压乳头有无溢液，并触按胸旁、腋窝、锁骨上淋巴结的大小。

1. 除在乳房触到肿块在哪一个象限外，还必须注意以下几点

（1）肿块的大小、硬度、形状、边界及表面光滑活动度的情况：乳腺增生肿块多呈弥漫性并较正常腺体硬，表面平整，活动度可，压痛明显，肿块形状呈片状、片块状、块状、颗粒状、条索状散在各象限，但好发于双乳外上象限，乳腺纤维瘤形圆表面光滑，活动度大，质略硬，如表面不光滑，活动度差多为乳腺癌。

（2）肿块与皮肤粘连程度：用手指将两旁正常乳腺组织向肿块方向轻轻捏挤，若显示皮肤凹陷，表示皮肤与肿块粘连，多为乳腺癌。若是乳头后的肿块，不管是良性、恶性都容易和皮肤粘连。

肿块是否固定在胸壁，先在肿块的水平方向，再向垂直方向推动肿块活动性，然后病人将病侧手撑腰，使胸大肌收缩紧张，用同样方法再推动肿块的活动性，可以做比较，确定肿块是不是和胸壁粘连固定。

2. 大悬垂乳的检查方法

当病人仰卧时乳房常向外侧胸部垂下，这样对触按乳房外上、外下象限的肿块都有困难，因此，可以让病人侧卧，这时触按外上、外下象限的肿块就显得比较清晰。

3. 局部淋巴结的触按方法

由于乳房淋巴系统在腋下、锁骨上下、胸骨旁等处是相通的，所以检查淋巴结时先触胸旁 1~6 肋间淋巴结的大小。检查腋窝淋巴结时，医者自前面用左手伸入病人的右侧腋窝中央探其腋窝前壁胸大肌深部肿大的淋巴结。

检查腋窝后壁的肩胛下壁淋巴结及锁骨上淋巴结时，医生应站在病人的背后进行，将触到肿大的淋巴结的数目、大小、硬度及其活动性详细记录。

当发现乳腺肿块时，由于肿块比较硬，表面不光滑，又在一侧乳房，同时伴有腋下淋巴结肿大，应考虑乳癌的可能性。但必须注意，如果此前乳房患有乳腺炎或者上肢有过感染病史，也可遗留淋巴肿大，不可混淆。乳腺增生多无腋下、胸旁、锁骨上下淋巴结肿大。依次检查后，还可检查患者的血压、心肺、肝脾、脉搏，以便掌握不同体型的差异，进行辨证分型论治。

从病史、望诊和触诊所得的结果进行分析做出正确判断。如有些肿块很难当时做出确诊时，请会诊或用其他检查手段，如用钼靶X线拍片、B超、热成像术、针吸细胞术、病检等做进一步检查。如确诊为乳腺癌，医者应根据不同病者的知识水平和精神敏感状态以及恐惧心理，开导患者的思想，因为七情（喜、怒、忧、思、悲、惊、恐）对疾病影响非常大，尤其乳腺增生病人或乳癌多为肝气郁结所致，悲忧惊恐，会使病情加重或恶化。

4. 脉象

乳癖病的脉象多与肝有关，故脉多弦。

必须注意的是，虽然知道以上乳腺病的检查方法，但还必须在临床实践中反复触按体会，不断地熟练其技巧，才能对肿块的大小、性质、边界触按清楚，尤其对乳腺病的肿块是这样要求的。

五、诊断要点

病位在乳，且有结块兼之乳腺疾病有良性与恶性肿块，所以必须熟悉乳腺病的诊断要点。

（1）详细询问病史。本病多于月经前、生气后、劳累后乳痛加重，肿块增大。有的患者乳痛可牵扯腋窝、上肢等处，少数病例可见乳头溢液（浆液、乳样或血性）。

（2）乳房肿块多位于两乳外上象限。大小不一，形状多呈椭圆形、片状、颗粒状或条索状，中等硬度，活动度稍差，触压痛（＋）为其一般检查所见。

对乳房肿块性质难以确定者，可做活体组织细胞病理学检查，以明确诊断。

六、乳房肿块及溢液的鉴别

（一）乳腺肿块的鉴别

正确的治疗取决于准确的辨证。乳腺病的肿块有多种类型，其鉴别见表1。

表1　乳腺疾病的肿块鉴别表

名称	好发部位	肿块性质	活动度	粘连程度	好发年龄	疼痛性质	月经前	生气后	劳累后	乳头溢液	乳头形态	腋下淋巴
乳腺小叶增生	双乳外上	质中度	好	无	31～45	胀刺痛	疼痛加重	疼痛加重	疼痛加重	无	无变形	不大
乳腺腺性增生	双乳外上	质中度	好	无	31～45	胀刺痛	疼痛加重	疼痛加重	疼痛加重	无	无变形	不大

续表

名称	好发部位	肿块性质	活动度	粘连程度	好发年龄	疼痛性质	月经前	生气后	劳累后	乳头溢液	乳头形态	腋下淋巴
乳腺囊性增生	双乳外上	质中度	好	无	31~45	胀刺痛	疼痛加重	疼痛加重	疼痛加重	浆液乳汁血性	无变形	不大
乳痛证	双乳外上	无肿块	无	无	21~35	胀刺痛	疼痛加重	疼痛加重	无	无	无	无
乳腺纤维瘤	任何象限	略硬光滑	大	无	18~25	无	无	无	无	无	无	无
乳头状瘤	乳头附近	不易及或略硬	好	无	30~40	无	无	无	无	黄色样或血性	无	无
乳癌	右乳外上和左乳内上	质硬表面如生姜样	差	粘连	40~60	无	无	或有加重	无	无或血性	早期变形中晚期多变形	中期增大

(二) 乳头溢液的鉴别

乳头溢液是乳房疾病发生的可靠信息，医务工作者应根据溢液的不同色泽辨别其属哪种乳房疾病，可作为诊断乳腺疾病的一种方法。乳头溢液一般多见浆液样、乳汁样、脓液样、血液样等4种。如果是浆液样，呈无色溢液，多为乳腺囊性增生病；乳汁样溢液呈稀薄体，偶见40岁以上的健康妇女；淡黄色血液样多为单纯性乳腺上皮增生病；少量黄绿色或棕色溢液多为囊性乳腺上皮增生病、乳腺导管扩张病、乳腺纤维瘤或外伤感染所致；急性乳腺炎或乳腺结核形成脓肿穿破乳管时，乳头就出现脓性溢液；乳头若有血性溢液特别是鲜红色时，往往是乳腺癌的先兆，约半数以上是由导管状瘤所引起的；其次为乳头腺癌或乳癌所致，如果血液被阻塞于乳管内未能及时流出，就会变成棕褐色或黑褐色的液体，也是乳头状瘤形成的乳房囊性增生病的征兆。

正常妇女有时也会出现乳头溢液，如在月经期，妊娠早期也可溢出水样、浆液样无色液体，但是多与以上因素有关。哺乳后期由于残存的乳汁未完全吸收，可有乳白色溢液或乳头挤出绿色流索状物，绝经后期，可在双侧乳头挤出少量灰色黏稠液体，在妊娠或哺乳期，由于乳腺过度充血，也可引起双侧乳头溢血，在排除这些因素影响的乳头溢液后，应给予及时检查和治疗。

从乳头溢液色去辨别其属哪种乳房病变，是有一定参考价值的（表2）。

表2　乳头溢液与乳腺病鉴别表

溢液色泽	与疾病的关系
乳汁样溢液	服某些避孕药物、镇静药后可见，未在妊娠期、哺乳期流出或挤出乳汁样液体，多因丘脑对脑垂抑制减弱，垂体前叶功能紊乱，增加了催乳的分泌作用
脓样溢液	多见于急性乳腺炎、哺乳期慢性乳腺炎、中心性乳腺脓肿、浆细胞性乳腺炎、乳腺导管炎，乳腺结核偶见脓性溢液
浆液性溢液（呈浅黄棕色）	凡于乳腺导管乳头状瘤、乳腺囊性增生病、浆细胞性乳腺炎、乳腺导管炎以及乳癌等
浆血性、水血性溢液	由于乳瘤、乳腺导管乳头瘤、乳腺囊性增生症，偶见巨纤维腺病、乳腺导管炎等症
水样溢液	凡于乳腺导管乳头状瘤、乳腺囊性增生症，如水样溢液，也应注意乳腺有否恶变

七、其他检查方法

(一) 近红外线乳腺扫描检查法

此法从 1990 年开始广泛用于检查乳腺，对病人身体无损伤，病人无痛苦，为大多数患者所易于接受。其原理是利用红外光透过乳房的强度不同所显示的透光暗亮而呈现不同的阴影，以观察乳房的肿块。红外光对血红蛋白的敏感度强，使得乳房血管显影更清晰，因为血管的变化与肿块有事实上的关系，所以是目前较理想的方法。

乳癖肿块：多呈雾状，灰影均匀而边界弥漫，阴影出现其血管增多或增粗等，如血管粗细不一，迂曲、紊乱、中断等现象，肿块周边出现网状血管，不管肿块属哪种灰影应考虑为癌变。

使用本仪器时，其图像在不同的病种间缺乏特异性，如增生、纤维瘤、早期癌，其图像有相似之处，给临床正确定性造成一定困难。由于红外光图像对不同的乳型缺乏自动调控能力，而要操作者对不同乳型调控探头光源，以求最佳显影，有时也无法判断，所以还得结合临床及其他手段综合判断，因而操作人员应不断总结经验，掌握其调控参数，厂家也应不断改进仪器分辨程序。

(二) B 型超声检查法

由于超声机型不断改进和自动成像系统的发展，现已有乳腺探头，对诊断乳腺病提供了一定依据，同时可以直接显示打印乳腺肿块图像的大小，对乳腺肿块诊断有一定的参考价值，且本法对人体无痛苦，无损伤，患者易于接受。

(三) 吸细胞涂片法

因其简单易操作，针吸所造成的损伤及后果远比局部切除取活检为小，一般小医院门诊均可开展。近年来国内广泛开展此法。

针吸细胞学检查是否会引起癌细胞扩散及影响生存率，目前尚有争论。从理论上讲，不能完全排除癌肿扩散的可能性，但针吸细胞活检比其他活检对组织损伤较小，因此引起癌细胞扩散的机会较少。有些学者分析了施行乳癌根治手术的 576 例，分别比较术前各种不同的活检方法，并随诊观察生存率 5～10 年，得出了针吸活检对患者预后没有影响的结论。目前多数学者认为，针吸诊断乳腺癌具有重要价值，只要掌握适应证，操作得当，基本可取代冰冻活检，可进行手术选择。

（四）病理检查

近年来，对本病虽然有许多检查方法，但对某些乳腺病尚难达到理想的确诊目的，病检虽然是一种准确的诊断方法，但患者多不接受此种检查。所以应不断改进更新以上对人体无痛的检查方法，促使诊断乳腺病的准确率不断地得到提高。如用以上的检查方法不能定性而临床上难以确诊的乳腺病，还可以做乳腺小切口病检取材。

八、辨证论治

乳癖病肿块及其临床症状，由于个体、年龄、性格、知识水平的不同，同一乳癖病在其不同的个体症状有所不同。郭老在多年的临床经验中，据其不同症状分为四型，宜于辨证与辨病相结合的方法施治，才能取得满意疗效。本病概括为虚实两类。实证可分为肝火和肝郁 2 种，在治疗上实证应以泻肝火，舒肝气；虚证分气血双虚及脾肾阴虚 2 种，以补益脾肾为主，并根据兼证选用其他穴位。

（一）肝郁

（1）主症：双乳胀痛结块，多于经前、生气后加重，并向腋下、肩背放散，胸闷不舒，喉中梗阻感，腹胀纳差，月经周期紊乱，舌质不红活，或有瘀点，苔白腻或薄黄。

（2）病机：肝气结于乳，气血受阻，导致气滞血瘀而结块，情志不畅即痛作，并走窜腋肩部；肝失条达，则胸闷不舒；气结于喉，则时觉梗阻；肝气犯胃，脾失健运则腹胀，纳呆食少；肝藏血，肝气不舒，冲任失调，故月经不能按时而下。

（3）治则：舒肝理气。

（二）肝火

（1）主症：乳房胸肋胀痛，两乳结块，拒按，生气则疼痛加剧，伴口苦咽干，目赤肿痛，月经提前，心烦易怒，尿黄，舌质红，苔黄，脉弦数。

（2）病机：肝主疏泄，若疏泄失职而郁，则肝气横逆，故乳房胸肋胀痛；乳头色青属肝，若肝气郁结湿痰流注于乳络则乳痛结块，情志不畅，肝失疏泄之职而肝气郁滞则痛剧，郁久则化火；肝与胆相表里，胆热迫使胆汁随肝胆之经上溢口舌而苦；肝气横逆必犯胃，胃失和降则呕；肝热迫血妄行而月经提前；肝火引动心火，故君火动则心烦易怒，尿黄，目赤，舌红。

（3）治则：清泄肝火。

（三）肝肾阴虚

（1）主症：乳房疼痛时轻时重，胸闷，胁肋隐痛，头晕，目眩而干，腰腿酸软，五心烦热，怔忡，舌质红，舌面无苔，脉弦细而数。

（2）病机：肝气郁结，不通则痛；郁久化火伤阴，致肝阴虚故胸闷，胁肋隐痛；阴虚则木火必旺，故头晕，目眩而干；木火旺必耗肾阴，则腰膝酸软，五心烦热；阴虚水不济火而怔忡；舌红，脉细数均为阴虚之象。

（3）治则：滋补肝肾。

（四）气血双虚

（1）主症：乳房疼痛，多在劳累后加重，全身倦怠无力，纳差，稍动则头晕目眩，汗出，心悸怔忡，易睡易醒，面色无华，舌体瘦，舌尖淡嫩，脉沉细。

（2）病机：因素体虚弱，或因长期忧思而伤脾，脾失运化，气血无源，肝无所滋则失其条达而乳房结块；五脏六腑，四肢百骸失于濡养则倦怠无力；气虚失于固表之力而汗出；血虚神无安舍，则心悸怔忡，易睡易醒；心主血脉其华在面，血虚则舌体瘦而淡嫩。

（3）治则：补益气血。

九、针刺治疗

针灸治疗乳癖是我们近年来开创的一项工作。经过20余年万余例的治疗观察，并通过与中西药及自愈组对照，其疗效优于其他疗法。由于针刺止痛迅速，肿块消退快，疗程短，医疗费用少，总有效率为94％，目前，仍为一种有效的治疗方法。治疗时必须辨证论治，据证选穴掌握针刺得气而施以补泻是提高疗效的关键。

根据本病在肝，又多累及脾的特点，以舒肝健脾，畅阳明之气为主，并据证加减而补泻之。

（1）甲组穴：屋翳、乳根、合谷，均双侧。

（2）乙组穴：天宗、肩井、肝俞，均双侧。

上两组穴均可接 G685 治疗机，电量以患者耐受度为准。

（3）加减用穴：肝火去合谷，加太冲、侠溪；肝郁加阳陵泉；肝肾阴虚去肝俞、合谷，加脾俞、肾俞、足三里；月经不调去合谷，加三阴交；胸闷肩困去合谷，加外关。

（4）方义：本病病因在肝，因肝气不舒常导致胃经经气不畅，乳房为胃脉所遇，气血凝滞则结块且痛，故选屋翳、乳根以畅乳部的经气而活血；合谷为手阳明之原穴，足三里为足阳明胃经之合穴，二穴合用加强疏导上下阳明经气的作用，并有养胃健脾之功；

脾胃为后天之本，如脾胃健运，气血充盈，不但可以加强抗病能力而且可以防止肝火犯胃；取肝俞以疏肝气；选太冲而泻肝火；肝胆互为表里，肝火旺胆火易灼，故用肩井以疏胆气，侠溪以泻胆火；若肝胆气郁，三焦之气亦不畅，则胁肋胀痛，并有腋肩部不适而痛，因手足少阳经行于肩腋、胸肋，故用阳陵泉、外关而疏导少阳经之气；天宗虽为小肠之穴，但以治乳病而功著；脾俞健脾，以补后天之脾土，使气血旺盛；肾俞、太溪以滋肾水，肾水足，肝阴得其充。

（5）针刺方法：屋翳穴针刺呈 25 度向外刺入 1.5 寸，有胀感；乳根穴在 5～6 肋间向外平刺 1.5 寸，有胀感；肩井穴针尖向前平刺 1 寸，有胀麻感向肩前放散；天宗穴针尖呈 25 度向外下方刺入 1.5 寸，有胀重感，其他穴可按腧穴学操作方法进行。

上两组穴交替使用，每日 1 次，可补虚泻实。连针 10 次，休息 3 天后继针。

十、郭老诊治乳房发热之乳癖经验

在郭老诊治乳癖的过程中，乳房疼痛伴有灼热感的患者大量存在，其症状特点是患者自觉乳房发热，乳房发热与疼痛同时并见。检查：乳房皮色无变化，触之皮温较正常为高或无皮温变化。这与乳痛出现的乳房灼热，皮肤温升高，皮色发红，肿胀等症状完全不同。郭老对于此类患者先重用清热之药以治表，待乳房灼热感消失后，继以补虚泻实之法针对乳癖，或针，或药，或针药结合，或离子导入，效果颇佳。

例1：患者李某，女，33 岁，陕西长安县人。1976 年 3 月 22 日初诊。以"双乳疼痛肿块，伴灼热感 3 年余"为主诉。患者 3 年来双乳疼痛有肿块，伴有灼热感。多在经前、生气后疼痛灼热感加剧，经后证情有所减轻，伴有腰腿酸困。在西安多家医院按乳腺增生病治疗，内服乳腺病类中成药及外贴膏药效果均不明显而来诊。经检查，体形匀称，面色略黄，舌质略红少苔，脉细。经前 14 日，坐位双乳对称，乳头、乳晕色泽无异常，触及乳房皮温较邻近皮温略高，双乳外上触及 4 厘米×4 厘米×3 厘米肿块，质中，边界弥漫，压痛，腋下淋巴结未触及。近红外线扫描：双乳外上呈灰色均匀影，内上、内下呈透亮影，血管增多，但不增粗、迂曲。片示：乳腺增生。辨证：为肝肾阴虚而虚火上扰于乳，致使乳络不通而痛，并有灼热感，病属乳癖。治宜滋阴清热止痛。方药：蒲公英 30 克，金银花 20 克，乳香 3 克，没药 3 克，玄参 15 克，肉苁蓉 10 克。连服 3 剂后，疼痛灼烧感消失，效不更方，继服 3 剂后，嘱服六味地黄丸以巩固疗效。数月来患者自述无异常症状。

按： 此例患者乳房疼痛时出现乳房灼热感，经查无乳腺炎征象，并且患者舌质有明显的热像，辨证为阴虚而虚火上扰于乳，致使乳络不通而痛，并有灼热感，证属虚热，因此采用蒲公英、金银花等清热之药泄热以治表，加以补虚泻实，最终热去，乳房疼痛消失，乳癖得以治愈。

例 2：患者李某，女，43 岁，浙江省桐乡市人。2011 年 11 月 1 日初诊。以"双乳疼痛 10 余年"为主诉。患者 10 年来双乳疼痛以左侧为重，疼痛呈胀痛、刺痛及烧灼感，多在月经前 10 日疼痛加重，经后及经期时有疼痛，乳头有溢液。曾服用乳核散结片、乳癖消、平消片等药，曾病情好转，后又复发。月经经期 3~4 天，月经淋漓。自感疲乏无力，饮食可，口干、苦，鼻子干涩，手心发热，睡眠欠佳，大便不佳，有痔疮病史。检查：精神可，舌淡，体胖，边齿痕，苔黄少津，左脉细。经后 10 天，双乳对称，乳头、乳晕色泽无异常，左乳头略下方可触及 0.5 厘米×0.8 厘米包块，质中，活动度可，有压痛。左乳内近胸骨第 4 肋可触及扁豆样、质中包块，无压痛，活动度可；右乳未触及肿块，腋下未及淋巴结。双乳彩超：双侧乳腺囊性增生，双侧腋窝淋巴结可探及。辨证为肝气不疏，肝肾气阴两虚，辨病为乳癖。治宜：疏肝理气，益气，滋肝肾之阴。治疗：①中药：当归 15 克，白芍 15 克，川芎 9 克，生地 15 克，黄芪 20 克，太子参 25 克，香附 10 克，延胡索 10 克，蒲公英30克，金银花15克，肉苁蓉15克。5剂，水煎服，日1剂。②乳乐冲剂10袋，1包每日3次，冲服。③知柏地黄丸，乳痛消失后服用。5个月后患者电话复诊，回当地后服中药5剂，双乳发热感消失，继服乳乐及知柏地黄丸后，自述双乳痛消失。

按：该患者疼痛呈胀痛、刺痛及烧灼感，多在月经前10日疼痛加重，并自感疲乏无力，月经淋漓，口干、苦，鼻子干涩，手心发热，舌淡，体胖，边齿痕，苔黄少津，左脉细。证属肝气不疏，肝肾气阴两虚，虚火上炎，阻于乳络，发为乳痛及灼热感，故采用疏肝理气，益气滋阴，降火，止痛。方中重用蒲公英、金银花以清热，配以疏肝理气、益气滋阴、止痛之药，待灼热感消退后，再予以疏肝理气、散结止痛之乳乐冲剂，以及滋阴清热之知柏地黄丸，最终痛止，得以治愈。

例3：陈某，女，河南驻马店人。2012年3月27日初诊。以"双乳疼痛3年余"为主诉就诊。患者3年来乳房疼痛因生气所诱发，经后3天至下次月经来持续性加重，呈胀痛灼热感、刺痛。月经周期正常，经来时伴有腹痛、腰痛。饮食、睡眠均可，大便时泻时结。伴有耳鸣，头部皮肤有麻木感。检查：精神可，舌质红，苔薄白，脉弦略数。经前2天，双乳对称，乳头、乳晕、乳房皮色无异常。可见乳房表层静脉曲张，右乳外上可触及6厘米×6厘米，左乳内上可触及6厘米×6厘米变硬腺体，有压痛。辨证为肝火旺盛。辨病：乳癖。治宜：清肝火解肝郁，止痛散结。治疗：①针刺：胸组+太冲，背组+肾俞。交替使用。②配合口服中药：当归15克，白芍10克，川芎15克，生地15克，柴胡10克，龙胆草9克，蒲公英30克，金银花15克，香附10克，延胡索10克。3剂，水煎服，每日1剂。

二诊：经服药3剂及针刺3次后，自感乳房发烧明显减轻，但仍疼痛。查体：正直经期肿块明显变软缩小，双乳外上可触及4厘米×4厘米质中包块。因在经期故暂停针刺，可口服中药，继用上方5剂。

三诊：共服中药 8 剂后，双乳烧灼感消失，但疼痛仍在，呈胀刺样疼痛，伴耳鸣，便溏。查体：舌质淡红无苔，脉弦缓。经前 11 天，双乳明显变软，双乳外上可触及 3 厘米 ×3 厘米质中包块，有压痛。治疗：①电针：甲组取听会、外关、屋翳、乳根、三阴交，乙组取背组＋翳风，甲乙两组穴交替使用。②配以乳乐冲剂 2 袋。1 包，每日 3 次。

四诊：经针刺及服药，双乳呈现针刺样痛，舌质淡红，苔薄黄，脉弦。查体：经前 9 天，双乳对称，右乳外上可触及 3 厘米 ×3 厘米，左乳外上可触及 2.5 厘米 ×2.5 厘米包块，质略硬，无压痛。治疗：①改为导入治疗。②继续服用乳乐冲剂。③导入后，屋翳皮内埋针。

五诊：经 7 次导入治疗，口服乳乐冲剂 2 袋，皮内埋针 3 次，正值经期，双乳无疼痛，脉弦，舌淡红，无苔。查体：双乳松软，未触及肿块，无压痛。继服乳乐冲剂 4 袋（月经干净后 5 天起服用），以巩固疗效。

按：该例患者，初期肝火之证较重，症见乳房疼痛因生气所诱发，呈胀刺痛伴灼热感。经来时伴有腹痛、腰痛。大便时泻时结。伴有耳鸣，头部皮肤有麻木感。舌质红，苔薄白，脉弦略数。故采用针刺、中药并用，穴选常规取穴加太冲、肾俞。中药重用蒲公英、金银花，配合降肝火，疏肝理气止痛之药。经服药 8 剂，针刺 6 次，患者乳房灼热感消失，疼痛减轻，乳房触诊，肿块明显缩小，但质较硬，故改为中药离子导入法以软坚散结止痛，配合乳房局部穴位埋针，口服乳乐冲剂疏肝理气，多法共用，最终患者痛止，肿块消散而治愈。

小结：乳房发热证，没有专门的病名，多见于乳癖病患者中，此类病与乳痈表现完全不同，发热感与乳房疼痛相伴，常呈现与月经周期一致的周期性发作加重，乳房皮色变化不明显，无肿胀。此类乳癖患者，辨证大多为实火旺盛或虚火上炎，热扰乳络所致，故在治疗乳癖的同时，重点以清热降火，采用中药治疗，重用蒲公英、金银花、连翘等清热之品，乳房灼热感往往在服用3剂后就有减轻或消失。待热感完全消失后，再针对疼痛及肿块的特点采用针刺，或针药结合，或药物离子导入治疗，收效甚好。

十一、郭老对乳癖病诊疗的9点体会

郭老在多年诊治乳癖病的临床实践中，对各类不同硬度肿块、不同证型、不同情绪、不同证情辨证论治以及未治愈的患者，有以下9点体会：

（一）乳癖肿块较软

乳癖肿块不论多大（无论疼痛程度严重与否），但只要肿块松软，针刺加电针机治疗数分钟，多能即时减轻，疼痛减轻后，肿块多能变软缩小，随着针刺次数增多，疼痛肿块均可消失，8~10次为1个疗程，休息4日，再行下一疗程，一般两三个疗程可获近期治愈。本病多在经前疼痛加重肿块增大，如经前3日1个疗程已满，但不要停针，可持续到月经来停针为宜，因为经前是最佳治疗时间，如月经已来虽不到1个疗程也应停针，因本病月经来潮疼痛自行减轻或消失之故，如经期依然疼痛，可考虑继用针刺治疗。

（二）乳癖肿块较硬

乳腺病人的肿块大小，不是影响疗效的关键，而影响疗效的关键所在是肿块的硬度，经病检，此种肿块多已纤化，即现在所称的"硬化性乳腺病"。在多年临床应用针刺或用软坚散结的中药治疗的观察中发现，较硬肿块的治疗效果不但疗程长，而且疗效欠佳，为了提高对较硬肿块的疗效，特将软坚散结之药液，用导入机将药液离子直接透入肿块，从而缩短了疗程，减轻了病人的痛苦，提高了疗效。

（三）葡萄状及梭状肿块

凡触及乳房肿块如葡萄状或呈散在颗粒或呈条索状迂曲的，这样的肿块多见于袋形或大形乳，其病检多为囊性增生或导管内皮增生，用针刺获效已较慢，疗程时间长。近年来，我们对这些病例采用针药结合的方法，可加速疗效。

（四）乳癖肿块伴烧灼痛者

在诊疗中有的病人自述乳房肿块伴有烧灼样疼痛，观察双乳皮肤略红或呈红色，乳房呈膨隆状，从脉证未见肝火之象，用针刺治疗，获效较慢，可服清热止痛之品，获效较迅速，服 3～4 剂后，灼热感可消失，疼痛明显减轻，肿块变软缩小，乳房皮肤色泽恢复正常。

（五）乳癖肿块与情绪变化关系

本病的病因为肝气不舒，如情绪不快（生气），常在数分钟内乳房胀痛可发生，治疗时应做好这些患者的心理疏导工作，使患者从烦恼中解脱出来，乐观地处理好事情及家庭矛盾，可以加速减轻疼痛。患本病后常会出现烦躁易怒情绪，这种情绪又导致内分泌紊乱，从而加速乳癖引起的疼痛。在临床中常见患者未得病前性情温和，患病后常常不明原因地发脾气，这就充分证明了这一点。

（六）乳癖病与妇科病关系

在治疗乳癖病时，应注意患者的妇科病，据国内外资料报道，患妇科病多伴发乳腺增生病。作者治疗 317 例病人，经查患各种妇科病（宫颈糜烂、痛经、子宫肌瘤、盆腔炎等）228 例，占 71.92%。子宫与乳腺是姊妹关系，因子宫内膜与乳腺体均有接受 E2 受体的靶细胞，妇科病可影响雌激素 E2 的含量变化，此变化可以导致乳癖病的发生与加重，所以在治疗本病时可兼治妇科病，以求彻底治愈。

（七）乳癖病辨证施治与疗效关系

乳癖虽多以肝气不舒，冲任不调为依据，但在临床治疗中常因个体的思想差异，情绪的变化，环境的影响，工作量的多少，文化水平的高低，对事物分析能力，对待疾病的思想方法以及经济状况，直接影响疾病的治疗与转归。所以在一般常规治疗中，也应重视特殊症状的存在，不能执一方或一种药而治之，不能只用针灸而不用中药或不用西药，应以疗效快、费用低为用药准则，具备这种思想方能拓宽治疗范围，提高疗效。这正是中医辨证施治的原则，医生应具备"知常达变"的道理，施术于临床。

（八）乳房表面触诊菠萝状者

在多年的乳腺增生病治疗实践中，也遇到一些未治愈的病例，虽然诊断明确，但用各种中西药物，均未获效。从这些病例触诊中，发现其乳房腺体均较硬，整个乳房表面如菠萝表面状，呈凹凸不平状态，是治疗方法不对症，还是乳房特殊结构所影响，望从事乳腺病的治疗专家予以商讨。

（九）乳罩对乳腺病的影响

近年来用化纤织料制作成不同形状、不同色泽的乳罩，如丰乳罩、药乳罩、健乳罩、文胸罩，均用钢丝、硬塑料做乳罩外壳。其脱落的细小化纤可能进入乳头孔及乳房皮肤，由于乳腺是管形的器官，哺乳期过后，流通排泄极慢，长期化纤积聚其内激活乳腺组织，成为隐患。有些乳罩不是保护乳房，而使乳房隆起体现女性之美，将乳房长期囚禁于硬壳乳罩内，而且昼夜不摘，不易清除有害物质，紧束于胸腔，不但阻碍乳房血液及淋巴液流通，而且影响呼吸。美国设在夏威夷的文明病研究所对 5000 名有佩戴乳罩习惯的妇女进行了调查，其中一半人患乳腺病，另一半人身体健康。调查结果让人得出明确的结论，长期戴乳罩会大大增加患乳腺病的可能性。我国妇女近年来乳腺癌发病率不断增加，有人认为可能与戴乳罩有关，有人分析患乳腺癌的妇女，城市高于农村3倍，农村妇女患乳腺癌的人相对较少，可能与农村妇女戴乳罩人数较少有关。日本妇女由于没有戴乳罩的习惯，故患乳腺癌的概率低，而喜欢戴乳罩的美国妇女患乳腺癌的概率高。开罗大学医学院沙菲克博士通过20年的研究认为，聚酯内裤的静电场作用容易引起妊娠妇女体内孕激素水平降低，结果导致流产。据此，化纤乳罩也可能导致孕激素降低而患乳腺病。乳罩制作商，不是根据乳房不同形态的生理特点设计乳罩，完全是为女性隆胸求美观而制作乳罩以求畅销为目的。现代城市的妇女几乎都戴乳罩，殊不知戴不合适的乳罩会导致乳腺病的发生。郭老认为，小乳和未哺乳的青年女性勿戴乳罩，若一定要戴可选宽松的布料乳罩为宜；大乳房或乳房下垂须戴时，夜间均可卸下，促使乳房血流通畅，淋巴回流无阻。临床治疗乳腺病时，发现不合理佩戴乳罩的，纠其危害，更换并正确使用乳罩，防止引发乳腺病。

第二节 郭老治疗男性乳房发育症经验

男性乳房发育症（gynecomastia，GYN）即男性乳腺增生病，是男性性腺发育或退化失衡，分泌相对增多的雌激素刺激乳房组织使之进行性增大，临床以乳房肿块、乳痛、乳头溢液等为主要表现的病症。

郭老从医近70年，对乳腺病的诊治独辟蹊径，经验丰富，卓有成效，被誉为国内外针刺治疗乳腺增生病第一人。郭老经过多年临床诊疗实践，认为本病肝郁气滞在先，继而导致痰湿、瘀血聚集，阻于乳络而发。肝脉布胸胁，喜条达，恶抑郁，主调畅气机，若肝气不舒，胸胁经脉阻滞，局部气机滞而不通，郁而不散，则致血脉瘀滞，痰浊瘀血聚集，郁结于乳络局部而发，或肝气不舒，郁而化火，炼液成痰，痰气互结，阻碍气血运行，致痰气瘀胶结，脉络失和而发；乳房为足阳明经之所布，阳明乃多气多血之经，若肝气受阻，横克脾土，脾胃运化水湿失司，内生痰湿，气血运行不畅，停于足阳明经脉，则气血痰湿互结乳络成块而发病；或患者素因肝郁气滞，阻碍气机，气滞则血行不畅，瘀滞内停，阻于乳房，或因痰湿阻滞脉络，血行不畅，则血瘀更甚，结于乳络而生乳病，进一步肝郁、痰凝、瘀血相互影响，则本病更甚。

针对 GYN 病机肝郁气滞为先，兼夹痰湿、瘀血，郭老在治疗本病时"以肝为主"治疗，重在疏肝，兼以化痰除湿、活血祛瘀，针药并施，疗效显著。笔者有幸跟随郭老嫡系徒弟、学术传承人张卫华教授临床并亲传指导，通过收集、研读郭老大量的临床病例，对其治疗 GYN 的经验进行整理，现介绍如下。

（一）医案

例1：吴某，男，62 岁。2009 年 4 月 3 日初诊。主诉：双乳房疼痛伴肿块 2 月余。患者自诉平素易怒，情绪起伏较大，2 个月前与家人争吵后出现双乳疼痛并见肿块，心烦易怒，夜休差，西安某医院诊断为"男性乳房发育症"，建议手术切除，遭家人拒绝。遂来就诊。检查：双乳隆起，乳晕呈紫黑色，乳晕下触及大小约 3.5 厘米 ×2 厘米肿块，质较硬，按压痛剧，活动度尚可，腋下淋巴结未触及。面色淡黄，舌质暗，舌下有瘀斑瘀点，苔白，脉弦涩。诊断为男性乳房发育症，中医辨证为乳病—肝郁气滞兼血瘀型，治宜疏肝理气，活血散结。治疗：取甲乙两组主穴治疗。甲组穴为屋翳、乳根、合谷、太冲，乙组穴为肩井、膈俞、肝俞、丰隆（均为双侧），甲乙组穴位交替针刺。

2009 年 4 月 15 日二诊：治疗 1 个疗程后，双乳疼痛基本消失，肿块减小至 2.5 厘米 ×1 厘米，乳晕色泽减轻，夜休好转，舌质淡，苔薄白，脉弦。继续上述针刺 2 个疗程。

2009 年 5 月 15 日三诊：双乳肿块消失，乳晕色泽恢复正常。2009 年 8 月随访疗效巩固。

按：《读医随笔》云："凡病之气结、血凝、痰饮……皆与肝气之舒畅有关。"本例患者肝气素旺，舌见瘀点，脉象弦涩，症舌脉合参，为肝郁瘀血阻于乳络之气滞血瘀证，治宜疏肝理气，活血散结。屋翳、乳根为胃经穴，位居乳房局部，具有较好的畅通胃经乳部经气，散结止痛之效，即"治病者，先刺其病所从生者也"；肩井隶属胆经，以疏肝利胆、散结止痛见长；肝俞为肝之背俞，太冲为肝经原穴，二穴主治肝疾，善于疏肝理气，行气通络；合谷为手阳明原穴，以"上下同法"为据，取之同疏手足阳明经血气，又可激发阳明原气而舒畅三焦，散结软坚，促使乳块之消散；膈俞乃八会之一血之会穴，擅长养血活血而化瘀；丰隆为胃经络穴，络系脾经，功在健脾除湿，化痰散结。诸穴合用，共奏疏肝理气，活血化瘀，散结止痛之效。

例 2：赵某，男，32 岁。2011 年 11 月 6 日初诊。患者自诉无明显诱因出现双乳增大，无疼痛。检查：双乳增大呈弥漫性，无压痛，未触及锁骨上窝及腋下肿大淋巴结。精神可，饮食、睡眠、二便均正常，舌质淡，苔白腻，脉弦。辨证为乳疬—肝胃不和，痰滞脾胃型。给予乳乐方 7 剂（当归 10 克，生白芍 10 克，醋延胡索 9 克，柴胡 9 克，茯苓 10 克，生黄芪 15 克，莪术 9 克，青皮 9 克，香附 9 克，昆布 15 克，淫羊藿 12 克），每日 1 剂。

2011 年 11 月 13 日二诊：查肿块同前，质稍软，患者要求加以针刺治疗，选穴刺法同上，其中甲组穴加三阴交、足三里。

2011 年 11 月 26 日三诊：经上述治疗后，双乳内侧部明显变软，未触及腺体，乳房弥漫性肿大稍减小，继续当前治疗。

2011 年 12 月 15 日四诊：患者自觉乳房肿物已经明显变软，为进一步使病情好转，继续上述方法。

2011 年 12 月 28 日五诊：患者病情已明显好转，乳房肿块已消失，为巩固疗效，继续针刺 1 周。

按：《外科密录》曰："男子乳房忽然痛肿……乃阳明之毒气结于乳房……乃痰毒也。"患者中年男性，双乳弥漫性肿大，苔腻，脉弦，为阳明经气受阻，痰湿滞阻乳络所致。乳乐方为郭老的自研方，功以疏肝化痰除湿，为逍遥散化裁而来，药物由当归、生白芍、醋延胡索、柴胡、茯苓、生黄芪、莪术、青皮、香附、昆布、淫羊藿等组成。方中柴胡为君，舒肝解郁，引少阳清气上升，臣药当归、白芍柔肝、养血、止痛，三药配伍以除乳腺增生患者情绪抑郁不畅，这与现代研究一致[1]；香附行气解郁，青皮破气疏肝；延胡索行气、活血、止痛，气血兼治，《本草纲目》谓之"能行血中气滞气中血滞，专治一身上下诸痛"；黄芪、茯苓补气健脾渗湿，使湿无所聚、痰无所生；莪术性味辛温，活血祛瘀、散结止痛力强，现代研究表明，莪术可降低组织内单胺氧化酶活力，抑制纤维细胞的增殖并增加纤维蛋白溶解，促进胶原吸收及分解，从而抑制乳腺增生[2]；黄芪、当归、白芍的补气养血作用又预防了莪术的耗气伤血之弊；配以软坚散结化痰之昆布，温阳化湿之淫羊藿。诸药合用，共奏舒肝解郁，行气通络，化痰除湿之功。实验研究证明[3-5]，乳乐方对乳腺增生（mammary gland hyperplasia，MGH）大鼠性激素具有良性调节作用，对于 MGH 大鼠确有良好的治疗作用。

例3：文某，男，22岁。2012年4月27日初诊。主诉：双乳肿块伴左乳微痛3年。患者自诉3年前无明显诱因出现乳房一过性疼痛，洗澡时发现双乳增大，伴有左乳微痛，遂来诊。检查：双乳增大，乳晕色泽加深，左乳头下触及4.0厘米×4.0厘米肿块，右乳头下触及2.0厘米×2.0厘米肿块，压痛明显，表面光滑，活动度尚可，腋下淋巴结未触及。舌质淡胖，脉弦缓。诊断为男性乳房发育症，辨证为乳疬—肝郁气滞，气血凝结型，治宜疏肝行气，活血通络。采用针刺加中药治疗。治疗：选穴刺法同上，其中乙组穴加天宗。7次为1个疗程，留针30分钟。并口服乳乐方，每日1剂，早晚温服。

2012年5月15日二诊：经15天治疗，双乳肿块明显变小，质地变软，乳晕色泽减轻，左乳头下触及2.0厘米×2.0厘米肿块，右乳头下触及0.5厘米×0.5厘米肿块，左乳自感疼痛消失，触痛轻微。针刺治疗取穴同上，另加乳块上下各4厘米，均刺向肿块（但针尖不能触及肿块），每日1次。继服乳乐方，每日1剂，早晚温服。

2012年6月3日三诊：患者自觉乳房变小，左乳肿块为1.0厘米×1.0厘米，微触痛，右乳肿块消失。继服乳乐方，针刺选穴同上。

2012年6月27日四诊：双乳肿块、疼痛均消失。舌质淡，脉弦滑，病愈。

按：郭老认为，男性乳房肿块与乳痛是本病的主要临床特征。肿块质地有如唇、如鼻、如额之分，多位于乳晕之中。患者多伴有乳房胀痛，偶见刺痛，疼痛与情志变化有关，多于生气后症状加重。本案由气滞血瘀阻于乳络，致使乳络局部气血阻滞，除甲乙组穴位及乳乐方外，加以围刺肿块四周，疏通乳络气血，天宗舒筋止痛，诸穴合用，标本兼治。

例4：王某，男，56岁。2012年7月14日初诊。患者自诉半年前无明显原因出现乳房疼痛，压痛明显，曾服桂枝茯苓丸及消结安胶囊后乳痛有所减轻，但近日疼痛如故，遂来就诊。检查：双乳不对称，右乳较大，乳头无内陷，无分泌物，乳头、乳晕皮色无异常，右乳外上象限可触及2.0厘米×2.5厘米肿块，微压痛，表面光滑，边界清楚，质较硬，活动度欠佳，锁骨上窝及腋下淋巴结未触及。精神差，面色无华，饮食一般，睡眠不佳，二便调，舌质淡，苔白，脉沉细。辨证为乳病—气血瘀滞，痰湿内结型。治以针刺配合乳乐方，选穴刺法同上，考虑患者乳房肿块坚硬，乳乐方中加牡蛎15克，山慈菇6克。

2012年8月10日二诊：经上述治疗后，肿块无明显变化，继续中药内服，针刺加肿块局部围刺。

2012年8月30日三诊：经针刺及服药治疗后，患者右乳肿块明显变软，缩小，轻度压痛。一般检查：右乳外上象限可触及1.0厘米×1.5厘米肿块，边界不清，质较硬，继续目前治疗。

2012年9月7日四诊：经治疗后，右乳未出现疼痛，精神可，饮食可，睡眠较前好转，舌淡红，苔薄白，脉弦。现右乳略大于左乳，无压痛，故暂停针刺治疗，继续中药内服巩固疗效。1个月后随访，病愈。

按：患者老年男性，忧郁伤肝，肝气郁滞致经络瘀涩，气血不通，加之年老体衰，精气不足，无力推动血液及津液运行，阻于乳络而发为本病。痰湿及瘀血聚于乳络，不通则痛，故见乳房疼痛，肿块较硬，乳乐方中加入牡蛎、山慈菇以加强软坚散结之功。也可根据患者不同的临床症状随症加减：如伴乳房发热者，加生栀子、金银花、蒲公英以清胸乳之热；瘀血较重者，加丹参、桃仁、红花以增活血化瘀之力。因反复针刺同一个穴位易致腧穴疲劳而行针时得气困难，甚至出现效应降低等现象[6]，故郭老在治疗时甲乙组穴交替进行，以确保较强、较久的针刺效应。

（二）讨论

GYN属良性病变，主要发生于青春期及老年男性，青春期发病率为48%～64%，13～14岁多见，随着年龄的增长发病率逐渐下降[7]。老年男性发病率为24%～65%[8]。Lehman等[9]对174例GYN研究发现，双侧占85.6%，单侧较少（右侧8.6%，左侧5.8%），老年患者转化为乳腺癌的风险为常人的6倍[10]。因本病部位的特殊性，患者往往难以启齿，易造成心理上的负担，且较常人患焦虑和抑郁症风险相对上升[11]。

经临床诊断为甲性乳房发育症，郭老均取甲乙两组主穴针刺治疗。甲组穴为屋翳、乳根、合谷、太冲，乙组穴为肩井、膈俞、肝俞、丰隆（均为双侧），并应用滞针外甩、盘转雀啄针法，加强针刺效果。滞针外甩法：取1.5寸毫针，常规消毒后呈25度方向分别向外平刺屋翳、乳根1.2~1.3寸，捻转使之得气，屋翳穴按顺时针方向、乳根按逆时针方向分别单向捻转8~12圈，使局部组织缠绕于针体，再向外小幅度甩动6~9次，这时局部有明显的滞腻、牵拉感而不痛，此时气集乳部，乳部气通。石磨盘转法：取1.5寸毫针常规消毒后，从后向前平刺肩井穴1.2~1.3寸，捻转得气后，医者右手紧握针尾，下压约30度，分别做顺时针环转10~12圈，再逆时针环转10~12圈，其做法如石磨盘转故名，这时穴位局部酸胀感较为明显。雀啄法：取1寸毫针常规消毒后，斜刺膈俞、肝俞，直刺合谷均0.8~0.9寸，取1.5寸毫针常规消毒后直刺丰隆1.2~1.3寸，均捻转得气后行上提和下插手法20~30次（一提一插为一次），要求提插幅度约0.1寸，不宜过大。这时，诸穴局部酸胀困感明显。其余穴位常规刺法，要求每个穴位针下均应得气。

综上，郭老应用滞针外甩、盘转雀啄针法并结合乳乐方治疗男性乳房发育症疗效确切。

参考文献

[1] 胡燕，洪敏. 柴胡类方治疗抑郁症研究 [J]. 中国实验方剂学杂志，2010，16 (17)：247-249.

[2] 王琪雁. 调理冲任法在治疗老年男性乳房发育症中的应用 [J]. 中国医药指南，2013，11 (35)：193-194.

[3] 赵娴，侯咪，乔迪. 乳乐冲剂对乳腺增生大鼠乳腺组织、性激素及其受体表达的影响 [J]. 中国中医药信息杂志，2017，24 (11)：48-52.

[4] 赵娴，侯咪. 针刺结合乳乐冲剂对乳腺增生大鼠乳房组织、泌乳素及其受体表达的影响 [J]. 中国针灸，2017，37 (12)：1309-1314.

[5] 赵娴，乔迪，侯咪. 针刺加服乳乐冲剂对乳腺增生大鼠血清催乳素、雌二醇、孕酮及其受体在乳腺组织中表达的影响 [J]. 针刺研究，2018，43 (10)：645-650.

[6] 吾买尔江·玉素甫，刘玉萍. 针灸临床中常见的经络疲劳现象及应对措施 [J]. 新疆中医药，2008，26 (06)：36-37.

[7] Gikas P, Mokbel K. Management of gynaecomastia: an update [J]. Interna-

tional journal of clinical practice，2007，61（7）：1209 - 1215.

［8］Cuhaci N，Polat S B，Evranos B，et al. Gynecomastia：clinical evaluation
and management ［J］. Indian journal of endocrinology and metabolism，
2014，18（2）：150.

［9］Wiesman I M，Jr L J，Parker M G，et al. Gynecomastia：an outcome analy-
sis ［J］. Annals of plastic surgery，2004，53（2）：97 - 101.

［10］Karczewska - Kupczewska M，Kowalska I，Gorska M. Gynecomastia a fre-
quent clinical problem ［J］. Med Wieku Rozwoj，2006，10（3）：973 -
983.

［11］苏立平，杨晓红，闫艳芳. 不同年龄阶段男性乳房发育症患者心理分析
［J］. 河北医药，2011，33（21）：3316 - 3317.

第三节　郭老围刺法治疗乳腺纤维瘤

（一）郭老对乳腺纤维瘤的认识

乳腺纤维腺瘤是发生于乳腺小叶内纤维组织腺上皮的混合性瘤，是常见的乳腺良性肿瘤[1]。好发于 20～35 岁的年轻女性，其发病与雌激素刺激有关，一般为单发，但有 15%～20% 的病例可以多发[2]。本病属中医学"乳癖""乳核"的范畴，现代医学对于本病无特效治疗方法，一般采取手术治疗。郭老在临床中发现，对于乳腺纤维瘤小于 3 厘米，质中，活动度可者，建议尝试围刺法或配合中药治疗；如肿块大于 3 厘米，质硬，活动度差，一般建议手术切除治疗。

1. 病因病机

古代文献记载乳腺纤维瘤最早的见于《中藏经》，以后历代医家对乳癖都有认识[3]，将本病归属于中医"乳癖"范畴。乳核，即乳房部位出现大小不一的硬结肿块，也称"乳癖""乳中结核"等，相当于乳腺纤维瘤[4]。现代医学认为乳腺纤维瘤的发病因素与内分

泌失调有关，是由于乳腺小叶内纤维细胞对雌激素敏感性异常增高，纤维细胞增生与纤维细胞内雌激素受体含量多少有关，雌激素分泌失调是引起本病发生的直接原因[1]。乳腺纤维瘤目前最有效的治疗方法是手术治疗，但手术治疗往往会损伤周围正常的乳腺组织导致哺乳时积乳[5]，在一定的时期和阶段可选择中医保守治疗。

郭老认为本病主要病机为肝郁气滞与痰湿凝结，同时与冲任失调密切相关。女子乳头属肝，乳房属胃，脾与胃相表里，肝气宜疏泄条达，脾胃为生痰之源，脾虚运化失司，致痰湿阻滞；若恚怒忧郁，思虑过度，肝脾受损，气滞痰凝，出现乳房结块胀痛。正如《外科正宗》所述："忧郁伤肝，思虑伤脾，积想在心，所愿不得志者，致经络痞涩，聚结成核。"《外症医案汇编》曰："乳症，皆云肝脾郁结，则为癖核。"乳房是冲任气血渗灌濡养之所。冲为血海，任主胞胎，二脉隶属于肝肾，冲任失调，痰气郁结，气、痰、湿互结于阳明，则出现乳房结块疼痛。

2. 中医辨证分型

（1）肝郁气滞证：肿块小，多数呈颗粒样，质中，活动度可，生长慢，皮色不变，无压痛；伴情志不遂，胸胁胀满、疼痛，善叹息，舌苔薄白，脉弦。治宜疏肝理气，软坚散结。兼有气血虚弱者症见心悸，失眠健忘，乏力，易困，头晕耳鸣等，治以补益气血；兼冲任不调者症见月经失调，痛经，白带异常等，治以补益脾肾；兼脾胃不和者症见胃脘胀满，食少纳呆，食后腹胀等，治以理气和中。

（2）痰湿凝结证：肿块大，多数呈梭形，质硬，有重感，压痛不明显；伴胸胁牵涉痛，心烦易怒，疲乏，身重，或月经失调、痛经等，舌质不红活，苔白腻，脉弦滑或弦细。治宜疏肝调冲任，软坚散结。兼有气血虚弱者症见面色无华，畏寒，自汗，疲倦无力等，治以培元固本；兼冲任不调者症见月经失调，痛经，白带异常等，治以调理冲任；兼脾胃不和者症见面色发黄，胃脘胀满，食少纳呆，腹胀等，治以调和脾胃。

（二）郭老针灸治疗乳腺纤维瘤的特点

1. 取穴

主穴：郭老取纤维瘤周围。配穴：甲组取屋翳（双）、膻中、合谷（双）；乙组取天宗、肩井、肝俞，均双侧[6]。主穴不变，甲乙组穴交替使用，并在临床中根据病情随症加减：肝郁气滞者，加太冲；月经不调者，加三阴交；脾胃不和者，加足三里；经来腰痛者，加肾俞；经来腹痛者，加中极；便秘者，加大肠俞；气血虚弱者，加气海、关元；肿瘤质略硬者，加痞根。

2. 围刺法

依次按 3、6、9、12 点钟，1、4、7、10 点钟，2、5、8、11 点钟，3 组方向交替进行围刺，用一次性无菌针灸针，型号为 0.35 毫米 ×25 毫米或者 0.35 毫米 ×40 毫米毫针，沿 4 个方向与皮肤呈 25 度角向中央斜刺。进针后，先插针左转，再提针右转，同时左右摇动针柄，使针尖与肿瘤产生摩擦，反复操作 3~5 次，每 10 分钟行针 1 次，留针 0.5h，其余针刺手法遵循"虚则补之，实则泻之"的原则。每日 1 次，10 次为 1 个疗程，甲组与乙组穴交替使用，每个疗程间休息 2~3 日，月经期停止治疗。

（三）医案举例

例1：患者，女，35 岁。2013 年 11 月 5 日初诊。专科查体：双乳对称，乳头、乳晕色泽无异常，左乳 3 点钟方向可触及 0.3 厘米 ×0.5 厘米较硬结节，左乳 2 点钟方向可触及 2.5 厘米 ×2.5 厘米肿块，质中，活动度可；右乳 1 点钟方向可触及 2.0 厘米 ×2.0 厘米结节，质较硬，活动度大，2 点钟方向可触及 2.5 厘米 ×2.5 厘米较硬腺体，压痛不明显。外院乳腺 B 超示：双乳乳腺增生伴乳腺纤维瘤（2013 年 11 月 5 日）。纳可，眠可，二便调。月经期正常，量偏少，曾有流产史。末次月经 2013 年 10 月 18 日，现经前 7 天。舌体略胖，中裂纹，苔薄黄，脉弦缓。西医诊断：乳腺增生伴发乳腺纤维瘤。中医诊断：乳癖。辨证：肝气郁结，痰湿凝滞。治则：疏肝理气，软坚散结。治法：双乳纤维瘤处围刺。胸组穴：屋翳、膻中、合谷、三阴交。背组穴：肩井、天宗、肝俞，交替使用。均采用平补平泻手法，留针30分钟，胸组穴加电针，选用连续波。

2013年11月8日二诊：针刺3次后，第1次针刺后，自感双乳2点钟方向有疼痛，但后2次针刺后疼痛消失，精神状态有所好转，但双胁肋部疼痛。查体：右乳肿块明显变小，左乳肿块同前。治疗同前。继针1个疗程。

2013年11月16日三诊：针刺10次后，自感双乳疼痛消失，伴有咽干，有痰，咽喉肿痛。查体：双乳肿块明显变小，甚至触诊不到。治疗：乳腺停止治疗，咽喉吃药治疗。

随访1年，乳房无疼痛，肿块无增大，未见复发。

例2：患者，女，30岁。2014年11月23日初诊。患者左乳包块，双乳偶有疼痛1年余。左乳呈隐痛，生气后加重，曾在某院服多剂中药效果不佳，现多梦，纳可，二便调，月经可，现正值经期第2天。精神可，舌质淡红少苔，脉弦细。专科检查：双乳对称，乳头、乳晕色泽无异常，左乳头2点方向可触及1厘米×1.2厘米包块，表面光滑，活动度可，质中，无压痛，双腋下未及，右乳未及。2014年11月10日外院B超示：左乳腺纤维瘤。西医诊断：乳腺纤维瘤。中医诊断：乳癖。辨证：肝郁气滞。治则：疏肝理气。治法：包块周围围刺治疗，配以太冲穴，依次按3、6、9、12点钟方向，1、4、7、10点钟方向，2、5、8、11点钟方向，3组方向交替进行围刺，沿4个方向与皮肤呈25度角向中央斜刺。进针后，先插针左转，再提针右转，同时左右摇动针柄，使针尖与肿瘤产生摩擦，反复操作3～5次，每10分钟行针1次，留针半小时，共5次，每日1次。

2014年12月30日二诊：经针刺5次后，自觉结块较前变软、缩小，纳可，眠可，二便调，精神可。左乳头外上较前变软、变小，无压痛。治疗：继续针灸上方10次。

2015年1月20日三诊：经针刺15次，自觉结块较前变软缩小，纳可，眠可，二便调，精神可，左乳头2点钟方向可触及0.8厘米×0.8厘米包块，表面光滑，活动度可，较前变软，无压痛。治法：包块围刺，配三阴交，继续针刺治疗。

2015年2月13日四诊：经针刺25次后，自感左乳肿块较前变软缩小，饮食、睡眠、二便均可，精神可，左乳头2点钟方向可触及0.5厘米×0.5厘米包块，表面光滑，质软，无压痛。暂停治疗，2个月后复查。

2015年5月26日五诊：本次经前20天双乳外及肩背阵发性疼痛，现经前1天。口干，近日食纳差，膝肘部偶有窜痛、抽感，眠可，二便调。舌质淡，舌边尖红，舌苔黄白相兼，脉弦缓。左乳2点钟方向可触及0.5厘米×0.5厘米表面光滑的结节，无压痛。治宜疏肝理气、调冲任。治法：胸组去合谷加手三里，再配三阴交、中极。继续针刺1个疗程。随访1年，肿块无增大，左乳偶有疼痛。

参考文献

[1] 韩顺昌. 乳腺纤维瘤的治疗体会 [J]. 局解手术学杂志, 2007, 16 (4)：271.

[2] 何井华, 田文, 陈伟. 常见疾病防治手册 [M]. 第二军医大学出版社, 2014.

[3] 马民, 余咏宜. 乳腺增生病的中西医结合研究概况 [J]. 时珍国医国药, 2009, 20 (2)：406-408.

[4] 张庚扬, 阙华发, 宫恩年. 中医外科学 (中文版) [M]. 北京：中国纺织出版社, 2014.

[5] 邓殿忠. 手术治疗乳腺纤维瘤38例临床分析 [J]. 临床和实验医学杂志, 2009, 8 (2)：103-104.

[6] 郭诚杰, 张卫华. 针刺治疗乳腺增生病近远期疗效观察及其机理探讨 [J]. 中医杂志, 1987, 23 (1)：48-49.

第四节　郭老胸背调治针法
治疗女性乳房肥大症经验

雌激素是引起女性乳房发育的主要因素之一。正常育龄期女性，体内雌激素水平正常，发育的乳房大小适中，上下界处于第2～第7肋之间，内界为胸骨旁线，外界为腋前线。但由于后天某些因素，致使女性体内雌激素分泌过多，失去平衡状态。因乳腺组织对雌激素尤为敏感，过多的雌激素刺激乳房内纤维、脂肪结缔组织过度增生[1]，使乳房体积异常增大显著，常表现为乳房外界超出腋前线，下界超过第7肋水平线，严重者乳房下界甚至可达耻骨联合上缘上下，对于这种状态下的乳房异常发育，临床称之为女性乳房肥大症。本病临床虽较少见，但因乳房外形奇大，着衣极为困难，不仅影响患者的心理、社交活动等[2]，且因巨大乳房常有明显的下垂、胀满、酸痛等感觉，或因乳房坠重，内侧下端皱襞组织间因摩擦而出现糜烂、破溃继发感染而影响患者的身体健康[3]。

本病的治疗，西医多采用单纯乳房脂肪抽吸法或带蒂移植术治疗[3]，确可使之快速变小，但存在术后乳房外观及功能正常与否、围手术期感染[3]及术后疤痕肥厚性增生等问题。郭老对于本病的诊治，在中医理论指导下，应用针刺治疗，收获了理想的临床效果。

（一）病因病机，根为肝郁

郭老将本病的病因病机归结为肝郁气滞、胃气上逆，其中肝郁为根源。女子乳头色青属肝，肝经布胸胁而散络于乳[4]；胃经之直者自缺盆下乳，贯乳中，两条经脉共同滋养乳房，且阳明经为多气多血之经，故而乳房为气血灌注，乳汁产存之所[4]。女子多愁善感，易情志不遂而致肝气郁滞，失于疏泄，肝郁横克中土脾胃，气机升降失序，胃气原以降为顺，而今胃气不降反而上逆，上壅乳房而大。

（二）临床辨证，气滞为要

郭老通过临床中对本病患者的观察，发现患者几乎均有乳房憋胀感和明显的情志不畅、胁肋胀满、胃脘痞闷等肝郁犯胃、气滞不舒的症状，故本病以"气滞"为其特殊要点。

（三）病在乳房，治在胸背

由于本病位在胸乳部而属阴，阴病以治阳，故取背组腧穴，以引阳气；又取胸组腧穴，阴中求阳。胸背组穴配合运用，使阴平阳秘，则疾病自去。

1. 主穴对病，胸背交替

因本病为肝气郁滞，胃气上逆所致，故在治疗主穴的选择上皆围绕疏肝理气，和胃降逆的原则。刺法上遵循"阴阳同调"之规则，交替选用属阴之胸穴和属阳之背穴和调失衡之阴阳。

主穴：胸组取膻中、屋翳、乳根、合谷、足三里，背组取天宗、肝俞、肩井（均为双侧）。

屋翳、乳根位在乳房，皆为胃经穴，足阳明循行过乳，取2穴可疏理乳部胃经经气，使乳络通，经气畅；《针灸大成》记载足三里可治疗乳疾，选之激发阳明经气，疏经通络，畅通乳络；天宗与乳房位置相背，同属胸部气街中，刺之可助行乳房气血；肩井素有"乳症效穴"之美誉，且善于行气通络，止痛消肿；气会膻中，宽胸理气，通络止痛；肝俞长于舒肝理气，行气通络。合谷为手阳明原穴，同名经经气相通，取之舒畅阳明经气，亦可激发阳明经原气，通达三焦，理气疏肝。诸穴合用，共奏疏肝郁，调胃气，畅通乳房经络气血之功效。

2. 随证（症）配穴，针对性强

临床上伴见胸胁胀满不适者加阳陵泉、支沟疏通气机，调畅三焦；伴不欲饮食，胃脘痞闷者加外关、中脘通经行气，和胃消痞；

伴四肢无力、精神倦怠，或见乳内有条索样、颗粒状结节等脾虚痰湿内聚之症者，则去合谷加丰隆、脾俞，健脾祛湿，化痰散结；伴头晕目眩，口苦咽干，舌红苔黄肝郁化火者，则去合谷加太冲、侠溪，疏泄肝胆，清热泻火。

（四）刺法独特，感应明显

仰卧位针胸组穴，俯卧位针背组穴。由于患者乳房体积大、腺体厚，针刺时郭老对不同的穴位取长度不一的毫针各得其所宜。

（1）长针双层后压法：常规消毒屋翳、乳根，取 3 寸长毫针，针尖均向外呈 25 度角刺入 2.5～2.7 寸，缓速捻转得气，后用拇、食二指持针柄，中指从前方抵住针身施加向后向下的力量，使针尖向上向前，如此反复操作 6 次；再将针捻转后推至 2 穴的浅部，再重复上述操作 6 次。这时乳房局部经气感应明显，增强了疏通乳络阻滞的作用。

（2）肩井平拨法：肩井穴则用 1.5 寸毫针，针尖向前方刺入 1寸得气后，水平方向轻拨针柄，使皮下针尖小范围扫动，以激越针感。其余穴位取 1.5 寸毫针常规针刺。胸背两组穴位，交替使用，日 1 组，辨证（症）选取配穴。针刺 1 次留针 30 分钟，中间行针 1次。也可加用电针治疗，连续波，电刺激量以患者耐受量为度。7～10 次为 1 个疗程，疗程间休息 2～3 天。据病情行下 1 个疗程。

（五）典型医案二则

例 1：王某，女，26 岁。1979 年 9 月 22 日初诊。主诉：双乳增大、垂胀 3 月余，加重半月。患者自述 3 个月前自觉双乳增大、垂胀，但未在意，近半月来双乳迅速增大，且垂胀感明显加重。平素心烦易怒，且胸胁部满胀感，胃脘部闷而不舒。查：患者神情欠佳，体形瘦小，双侧乳房增大超过腋中线，乳头下垂至脐上两指处，触其双乳丰满柔软，压痛（±），腋下淋巴结未触及；舌淡红，苔薄白，脉弦。诊断：乳房肥大症—肝郁胃逆型。治则：疏肝理气、和胃降逆。治疗：针刺主穴及其刺法同上，针对胸胁胀满，配刺双侧支沟、阳陵泉穴平补平泻。每次留针 30 分钟期间行针 1 次，8 次为 1 个疗程，并嘱患者舒畅情志，切勿动气。

1979 年 9 月 26 日二诊：针治 3 次，自感双乳垂胀感、胸胁胀满、心烦易怒、胃脘不舒感均有所减轻。同法继续治疗，日 1 次。

1979 年 10 月 18 日三诊：经 2 个疗程 16 次治疗，双侧乳房外界已明显回缩至腋前线，下界回缩至第 7 肋下缘，胸胁胀满，心烦易怒，胃脘不舒感消失，停止治疗。1980 年 3 月随诊，疗效巩固。

例 2：孟某，女，28 岁。1980 年 8 月 3 日初诊。主诉：双侧乳房增大 2 月余。患者述近 2 个月来双乳明显增大，伴见纳少，四肢倦怠无力，胃脘痞闷感且易于烦躁。查：双侧乳房增大将至腋中线，乳头下垂至上腹中部，乳内腺体丰满略软，伴生不规则硬结，压痛（±），腋下淋巴结未触及，舌淡红苔腻，脉弦滑。诊断：乳房肥大症—肝郁胃逆脾虚生痰型。治则：疏肝降逆，健脾化痰。治疗：主穴选择及刺法同上，患者伴有脾虚痰湿内生，胃痞纳少的表现，故去合谷加刺丰隆、脾俞、外关、中脘，四穴平补平泻。每次留针 30 分钟期间行针 1 次，8 次为 1 个疗程。

1980 年 8 月 8 日二诊：针刺 5 次后，患者自感双乳垂胀感消失，烦躁、四肢无力、胃脘痞闷感稍有改善，食量未有明显变化，双乳内结节大小变化不显，继续给予同前针刺治疗。

1980 年 8 月 11 日三诊：针刺 8 次后，患者双乳开始回缩，乳房体积稍有缩小。烦躁感、疲乏无力、胃脘痞闷症状较前次有所减轻，食量有所增加，触双乳内结节体积变小，同上继续治疗。

1980 年 9 月 16 日四诊：经过 32 次针刺治疗后，患者双乳已回缩至腋前线以内，双乳抬高至 6～7 肋水平；双乳内结节消失；烦躁、胃脘痞闷感消失，食量较初诊显著增加，四肢乏力感明显改善，停止治疗。隔年随访，疗效巩固。

参考文献

[1] 王钠，马显杰，栗勇. 乳房肥大患者外周血中雌激素表达水平研究 [J].
中国美容医学，2018，27 (5)：119－121.

[2] 张捷，孙秀梅，吴启霞，等. 小乳和乳房肥大患者的心理学调查 [J].
整形再造外科杂志，2005 (1)：61－62，64.

[3] 朱蓉，谭谦. 女性乳房肥大症的临床诊断与手术治疗进展 [J]. 东南大
学学报（医学版），2016，35 (5)：800－805.

[4] 赵娴，张卫华. 郭老针药并用治疗乳腺增生病经验介绍 [J]. 新中医，
2011，43 (5)：166－167.

第五节　郭老辨治乳腺导管内乳头状瘤经验

　　乳腺导管内乳头状瘤是发生在导管上皮的良性肿瘤，约占乳房良性病变的10%[1]，以40～50岁绝经期妇女居多。西医认为，该病主要由于雌激素升高刺激导管发生扩张，上皮细胞显著增生从而形成乳腺导管内乳头状瘤[2]，其主要临床症状为持续性或间歇性乳头溢液，伴或不伴乳晕后方肿块（有66%～75%的患者伴有肿块）。根据其发病部位分为中央型和外周型，前者发生在乳晕下的大导管内，后者主要发生在乳腺的中小导管和末梢导管。本病有癌变风险，占5%～12%[2]，其伴有中、重度非典型症增生者属癌前病变。西医主要采取手术切除、口服激素类药物治疗，而中医药治疗本病，疗效明显，且对机体损害轻，可提高机体免疫力，从而改善患者生活质量。

（一）病因病机

1. 本病责于痰浊、瘀血

　　中医虽无乳腺导管内乳头状瘤之病名，但根据其乳头溢液，伴或不伴肿块主要临床症状，可归入"乳衄""乳泣""乳癖"等范

畴。如清代《疡医大全·乳衄门主论》云："妇人乳不坚肿结核，唯乳窍常流鲜血，此名乳衄"；宋代《妇人大全良方》有"未产前乳汁自出者，谓之乳泣"。郭老认为本病由痰、瘀而致，女子易多愁善感，情志不遂，气机失于调达，肝气郁滞，郁久化火，火热灼津为痰，或郁火灼伤乳络，则血溢出脉外，瘀血内停，痰瘀互结于乳络而成瘤体；肝郁日久克伐脾土或思虑伤脾，脾胃受损，致脾胃虚弱，津液输布排泄失常，水湿停聚为痰，痰浊凝聚于乳络亦可发病。本病多发于中老年妇女，七七之年，任脉虚，太冲脉衰少，天癸竭，肾中精气渐衰，不能充盈冲任二脉，冲任失调，经行不畅，气血难以上滋乳房，乳络经脉阻塞不通，气血瘀滞于乳络而致病。

2. 冲任失调、肝脾失畅为基本病机

郭老认为本病的发生与肝、脾以及冲任二脉密切相关，从乳房相关循行经络来看，足厥阴肝经上贯膈，布胸胁绕乳头而行，足太阴脾经循行经过乳外侧。冲任两脉皆起于胞中，任脉循腹里，上关元，至胸中，冲脉挟脐上行，至胸中而散。妇人以冲任为本，冲任之脉下起胞宫，上连乳房，故冲任失调会直接影响乳房的生理变化。正如《圣济总录》载："妇人以冲任为本，若失于将理，冲任不和，阳明热盛或风邪所客，则气壅而散，结聚乳间，或硬或肿，疼痛有核。"郭老认为肝脾失畅为重要病机之一，在《疡医大全》中针对本病有所载："乃属忧思过度，肝脾受伤，肝不藏血，脾不统血，肝火亢盛，血失统藏，所以成衄也。治当平肝解郁，养血扶脾为主。"故本病以冲任失调，肝脾失畅为基本病机。

（二）三辨一结合法明诊断

因乳腺导管内乳头状瘤的体积较小且瘤体有壁薄的血管，极易出血，挤压乳头时可见血性分泌物，在查体中不易触及肿块，少数患者可在乳头根部触及肿块，可移动，不与皮肤粘连[3]。郭老认为乳头状瘤虽为良性肿瘤，但有一定概率癌变，需结合现代学检查明确诊断，严格把握治疗良性病变适应证，临床上总结出三辨一结合诊断方法，即辨溢液量、色、质，结合肿块及兼症，来进一步指导治疗。

1. 辨颜色

溢液颜色常有乳白色、淡黄色、黄绿色、血色。溢液呈乳白色、淡黄色多见于本虚；黄绿色、血色见于火邪灼络，迫血妄行，为标实。

2. 查溢量

溢液量分乳头溢液自出，时多时少，喷射而出。若见乳头溢液自出，时多时少，起病缓，病程长，可见于虚证，脾气亏虚，固摄无力，涌出如注；冲任亏虚，精血不足，淋漓不尽。若溢液喷射而出，起病急，病程短，为肝火灼络，迫血妄行，多见于虚实夹杂。

3. 望质地

病因不同，溢液质地呈现多样性，清水样、乳汁样清稀性状见于气血失于运化，为本虚；脓样、血样稠厚等性状，见于气郁化火，灼津成液所致，为标实。

4. 触肿块，次兼症

若临床症见乳头溢液自出，或多或少，淡黄色或乳汁样，质清稀，乳头根部触及肿块，遇劳加重，伴腰膝酸软，舌淡苔白，脉沉，以本虚为主。若见乳头溢液量喷射而出，黄绿或血色，清水样或稠厚者，舌红苔黄，脉弦，为本虚标实之证。以上为临床四诊合参详察病情，郭老强调患者务必进行现代医学检查，联合西医乳管造影、乳管镜、磁共振检查及穿刺活检排除恶变质。

（三）通调乳络法治本病

郭老遵循整体观与辨证论治确立治法，调理冲任、清肝扶脾以疏通乳络，临床创三穴五点通调乳络针法结合自拟乳头消瘤汤，针药并用，冲任得调，肝火得清，脾虚得复，乳络得通，达溢液止、肿块消之效，则本病愈。

1. 三穴五点通调乳络针法

主穴：乳根、关元、三阴交。

操作：取1.5寸毫针，常规消毒后，向外呈30度斜刺双侧乳根，乳部有明显酸胀感（两点）；直刺关元穴0.5～0.6寸，行顺时针单向捻转，如搓线状，连续捻转3～6圈，待针下出现酸、重样针感后，行重插轻提3～6次，待针下再次产生沉紧感后，继续向下至1～1.2寸，行重插轻提3～6次，再将针迅速上提至0.5寸，重复操作至产生热感，且有上行之势；直刺双侧三阴交，由浅入深分层针刺得气，刺入0.5～0.6寸，行小幅度提插振颤手法，再将针刺入1～1.5寸，针尖向内侧触及骨膜，则针感强烈，留针20分钟（2点），每日1次。若乳头溢液呈血性，口苦，烦躁易怒明显者，加太冲、侠溪以泻肝火；伴行经前乳房胀痛不舒，倦怠乏力，面色无华，加脾俞、肝俞。针刺这3个穴位5个点，其经气的运行轨迹类似于X，其交叉点在关元穴，三阴交为足太阴、厥阴、少阴交会穴，针刺不同深度有不同的临床意义，浅层健脾益气，深层疏肝解郁，这种治疗思路与张惠君等论"三阴交"各层次穴关联的神经和经络相吻合[4]。关元为足三阴经与任脉的交会穴，为精血之室元气之所，施以激发的补益手法，使冲任之气聚，并上会于两乳之间，经气下至三阴交以助肝疏泄、脾运化之功。针刺关元穴，刺激卵巢外部的腹膜和韧带，使卵巢的上述血管、神经、淋巴功能发生改变，调整卵巢雌激素的分泌[5]。乳根位于乳头之下，双侧向外斜刺，可疏通乳络，使上行乳部冲任之气舒畅条达。

2. 自拟乳头消瘤汤

郭老自拟乳头消瘤汤为基础方以调理乳络。具体方药：仙茅、淫羊藿、巴戟天、山茱萸、柴胡、郁金、漏芦、路路通、茯苓、当归、白术、白芍、党参、黄芪、甘草。仙茅、淫羊藿、巴戟天、山茱萸诸品性属柔润，温而不燥，补而不滞，入肝肾经，均有调摄冲任，滋肝补肾之功；柴胡、郁金疏肝解郁，漏芦、路路通疏通乳络，白术、茯苓健脾理气化痰，当归、白芍养肝血，柔肝体，党参、黄芪益气培元，达"正气内守"之功。全方滋补肝肾，气血双补，冲任得以充盈，肝脾得以调和，达通调乳络之效。若口苦、烦躁易怒明显者，加山慈菇、重楼以疏肝解郁清热；乳房肿胀，疼痛明显者，加乌药、香附以疏肝理气止痛。山慈菇中含多糖物质，对肿瘤细胞有直接杀伤作用，如周期阻滞和诱导凋亡，此外，对免疫系统的调节也是中药多糖发挥的抗肿瘤作用[6]。重楼首见于《神农本草经》，性寒，微苦，归肝经，作为清热解毒类中药在临床肿瘤治疗中被广泛应用，在抑制恶变方面也有良好的效果[7]。两药相配，解毒抗肿瘤优势明显。仙茅、淫羊藿、巴戟天等补肾药能够调节下丘脑—垂体—卵巢的功能，提高雄激素水平，抑制过高的雌激素，平衡雌激素、雄激素水平，以达平调阴阳之效[8-10]。研究表明当归类活血化瘀药物可通过抑制肿瘤血管生成，抑制肿瘤细胞增殖、提高机体免疫力及降低肿瘤细胞侵袭力等作用机制发挥作用[11]。

典型案例

例1：张某，女，34岁。2004年4月13日初诊。半年前因与邻居发生纠纷，心中愤愤不平，日久未解，平素烦躁易怒，常感心中烦闷，3个月前右乳头溢液，逐渐加重，但无疼痛。经X线造影检查确诊为"乳腺导管内乳头状瘤"建议手术切除，X线造影片见右乳1.5厘米×1.5厘米×1厘米的椭圆形肿块，患者不同意手术故来诊。刻诊：观察右乳头溢血量多，色暗红，质稠，双乳晕处结节，口苦便干，心胸烦闷，夜欠安，多梦，舌质红，苔薄黄，脉弦细，诊断为乳衄—肝郁化火型，治以清肝扶脾，泻火止衄。乳头消瘤汤加减：柴胡12克，郁金12克，漏芦15克，路路通12克，茯苓12克，当归10克，白术12克，白芍12克，党参15克，黄芪15克，山慈菇12克，重楼12克，甘草6克。水煎400毫升，每日2剂，分两餐后温服，并嘱患者放松心情，培养个人爱好，转移注意力，避免焦虑、抑郁等不良情绪。针刺主穴选择乳根、关元、三阴交，刺法同上，太冲、侠溪行捻转泻法。每日1次，7次为1个疗程。

2004 年 4 月 20 日二诊：右乳头溢液明显减少，烦躁、乳胀、胸闷显著改善，夜寐仍差，入睡困难，纳可，小便赤，大便干。舌红，苔黄，脉弦。在上方的基础上加丹皮 10 克，赤芍 10 克。7 剂，服法同上。

2004 年 4 月 27 日三诊：右乳头溢液，挤压时方可溢出少量，双乳肿块明显消退，患者诉上述症状好转，继用前述针药并施，以巩固疗效。经 3 个疗程的针刺和中药内服，右乳溢液挤压未见溢出，病愈。3 个月后随访，未见复发。

按语：肝主疏泄、调情志。本案患者生气后，肝经郁热，疏泄失常，火邪迫血妄行。伴胸胁胀满，心烦易怒，口苦咽干，舌红苔薄黄，脉弦，为肝郁化火型。郭老根据临床经验从肝脾出发，辨证施治，予以清肝扶脾为法，扶正抑瘤，降低肿瘤转移程度，并在治疗过程中根据患者的耐受程度灵活运用清热解毒、活血化瘀之品，对症治疗，切中病机，疗效较好。

例2：李某，女，51 岁。2003 年 3 月 2 日初诊。乳头溢液 1 年余，1 个月来有所加重，但无疼痛。经 B 超发现其右乳腺导管异常，诊断为"乳腺导管内瘤"。因患者恐惧手术不愿接受，故来就诊。刻诊：用手挤压右乳头发现淡红色稀水样溢液，量多，双侧乳房柔软无结节，经期后乳房胀痛，伴有月经推迟，经量少，面色少华，心胸烦闷，倦怠乏力，舌质淡，苔白，脉细弱。中医诊断为乳衄——冲任失调，气虚失固，治以调摄冲任，培本固液。方用乳头消瘤汤加减，仙茅 15 克，淫羊藿 15 克，巴戟天 15 克，山茱萸 15 克，柴胡 12 克，郁金 12 克，漏芦 15 克，路路通 12 克，茯苓 12 克，当归 10 克，白术 12 克，白芍 12 克，党参 15 克，黄芪 15 克，甘草 6g。水煎 400 毫升，每日 2 剂，分两餐后温服，并嘱患者放松心情，培养个人爱好，转移注意力，避免焦虑、抑郁等不良情绪。针刺主穴选择乳根、关元、三阴交，刺法同上，肝俞、脾俞行捻转补法。每日 1 次，7 次为 1 个疗程。

2003 年 3 月 9 日二诊：双乳仍觉胀痛，肿块略减，右侧溢液量减少，颜色清稀。上方基础上加菟丝子 15 克，枸杞子 15 克以补益肝肾，继续给予针药结合治疗。

2003 年 3 月 16 日三诊：挤压乳头少量溢液，颜色清亮，继针药结合治疗 1 个月。双乳挤压未见溢液，属近期治愈。3 个月后随访，未见复发。

按语： 乳汁为气血所化，妇人以冲任为本，冲任失调，气虚失固，则乳汁自溢。本案患者素体羸弱，冲任失固，统摄失常致乳汁自溢，量多，色清，质稀；查双侧乳房柔软无结节，神疲乏力，纳少，舌淡苔薄白，脉弱无力，乃冲任失调，气虚失固；治以调摄冲任，培本固液。方中仙茅、淫羊藿之品既有调摄冲任，补虚之效，同时可抑制过高的雌激素分泌，抑制肿瘤恶变，甚合病机，疗效甚好，值得借鉴。

参考文献

[1] Eiada R, Chong J, Kulkarni S, et al. Papillary lesions of the breast：MRI, ultrasound, and mammographic appearances [J]. AJR Am J Roentgenol, 2012, 198 (2)：264 –271.

[2] 韩晓蓉，王顾，连臻强，等. 乳腺导管内乳头状瘤 663 例临床及诊断特点 [J]. 岭南现代临床外科，2013, 13 (4)：304 –307.

[3] 黎峰，顿鸣红，刘义芝，等. 乳腺导管内乳头状瘤的手术治疗分析：附 83 例报告 [J]. 中华普通外科杂志，2012, 21 (11)：1476 –1477.

[4] 张惠君，张圣时. 论"三阴交"穴各层次关联的神经和经络 [J]. 解剖学研究，2016, 38 (6)：487 –488, 507.

[5] 刘齐，张立德，谷丽艳. 针刺辨证治疗乳腺增生与雌激素水平关系理论探讨 [J]. 辽宁中医药大学学报，2016, 18 (2)：54 –58.

[6] 张怡，张甘霖，王笑民. 中药多糖抗肿瘤机制研究概况及思考 [J]. 中华中医药学刊，2015, 33 (10)：2321 –2323.

[7] 侯超，林伟波，周岱翰. 清热解毒法历代演进与解毒治癌十法 [J]. 中华中医药杂志，2016, 30 (11)：4604 –4606.

[8] 陈洋，黄建华，宁友，等. 淫羊藿苷药理作用的分子机制研究进展 [J].

中西医结合学报，2019，9（11）：1179－1184.

［9］王静，李建平，张跃文，等. 淫羊藿药理学研究进展［J］. 中国药业，2009，18（8），60－61.

［10］陈彩英，詹若挺，陈蔚文. 巴戟天的药理研究进展［J］. 中药新药与临床药理，2009，20（3）：291－293.

［11］汤芷妮，骆云鹏，葛菲，等. 活血化瘀抗肿瘤中草药作用机制的研究进展［J］. 中国药房，2016，27（8）：1146－1149.

第六节　郭老应用放血疗法治疗单纯性乳头瘙痒症经验

乳头瘙痒症是以患者乳头部位瘙痒为主要特征的病症，目前国内外尚无统一的病症名称。本症单、双侧乳房均可发生，可单纯而作，亦可见于乳头皲裂、乳头溢液、乳头湿疹及乳头局部化脓性等病变中，以40～60岁的女性好发，对其仅见个例报道，对其临床研究尚属空白。本文对国医大师郭老4年多来应用放血疗法治疗乳头瘙痒症30例做了总结，现报告如下。

（一）临床资料

1. 一般资料

所有病例均来自陕西中医药大学附属医院名医馆2011年10月至2015年12月底的门诊患者，共30例，均为女性，年龄最小24岁，最大60岁，其中≤30岁3例（占10.0%），30～40岁19例（占63.3%），40～50岁6例（占20.0%），＞50岁2例（占6.7%），以30～50岁为多。病程：半个月至18个月，其中≤1个月6例（占20.0%），1～3个月9例（占30.0%），3～6个月11例（占36.7%），＞6个月4例（占13.3%），以1～6个月为多。治疗前AVS评分，最小1分，最大8分，其中轻度者5例（占

16.67%），中度者24例（占80.00%），重度者1例（占3.33%）。

2. 纳入标准

参照文献[1-2]并结合本病临床特点制定：①单侧或双侧乳头瘙痒，呈阵发性或持续性，或持续性瘙痒而阵发性加重，严重者瘙痒难以忍受，不可近衣、触及，或伴有乳房局部微痛，烦躁不安，甚至影响睡眠。检查乳头、乳晕色泽、形态无明显异常。②年龄≥18岁、≤60岁的患者。

3. 排除标准

①不符合上述诊断标准者。②年龄 < 18岁或 > 60岁者。③本治疗中同时使用其他方法治疗者。④合并乳头溢液、溢血者，乳头乳晕处有肿块、皲裂、局部感染（发红、糜烂等）、湿疹者，腋下、锁骨上下淋巴结肿大者。⑤妇女妊娠或患有严重心、肝、肾、造血和凝血系统障碍者。

（二）治疗方法

（1）针具：中号或小号三棱针。放血部位：患侧乳头。

（2）消毒：先用清温水擦洗被刺乳头、乳晕2~3遍，再用碘伏由中央向外周消毒乳头、乳晕3~4次，每次直径不小于5厘米；针具、操作者手指常规消毒。

（3）操作与疗程：医生左手拇指与食、中二指呈八字形放在被针部位两侧，同时对捏并固定乳头，右手拇、食、中三指夹持三棱针针柄，从乳头中央、左右两侧或其上下直刺0.3~0.5厘米深（一般1次为3针，最多不超过5针），快刺速出，左手放开、捏挤乳头，反复4~5次，每次均可挤出血液少许，用消毒棉签擦去即可。并嘱患者保持乳头局部卫生，治疗当日不宜洗澡。3~4天治疗1次，最多不超过6次。3个月后随访远期疗效。

（三）疗效评价

（1）观察指标记录患者首次治疗前和末次治疗后瘙痒积分—视

觉模拟评分量表法即 AVS 评分法[3]：应用 10 厘米线段表示瘙痒程度的范围：0 为无瘙痒，10 为极度瘙痒，1~3 分为轻度，4~6 分为中度，7~10 分为重度。最后统计、比较自身治疗前后 AVS 评分数值变化 3 个月后随访其远期疗效。

（2）统计学处理应用 SPSS11.0 统计软件处理，计量资料属正态分布采用 $(\bar{X} \pm S)$ 的方式表示，采用 t 检验。

（四）治疗结果

（1）疗效评价标准参照文献[4]，按照 NPQ 评分减分率结合该瘙痒症计分结果评价：NPQ 评分减分率 [NPQ 评分减分率（%）=（治疗前积分－治疗后积分）/治疗前积分 ×100%] ≥90% 为痊愈；≥70%，≤89% 为显效；≥20%，≤69% 为好转；<20% 为无效。

（2）治疗前后瘙痒症 VAS 评分：30 例患者 AVS 评分首次治疗前为（4.43±3.38）分，末次治疗后为（0.10±1.50）分，治疗前后比较有非常显著性差异（$P < 0.01$）。

（3）临床疗效：30 例中治愈 28 例（93.33%），显效 2 例（6.67%），总有效率为 100.00%。痊愈者中 1 次者 13 例（46.43%），2 次者 6 例（21.43%），3 次者 5 例（17.86%），4 次者 2 例（7.14%），5、6 次者各 1 例（各 3.57%），1~3 次治愈者高达 85.71%。此疗效似与年龄、病程、严重程度、治疗次数关系不大。

（4）随访疗效：经对治疗后 3 个月的 30 例患者逐一进行随访，结果仅有 2 例复发（均单侧），其瘙痒程度 AVS 评分分别为 3 分、2 分，较治疗前的 5 分、4 分明显为低。

（五）讨论

瘙痒是患者的自觉症状，目前为止西医尚未发现人体有痒的特殊感官，一般认为与疼痛为同一神经传导，痛的阈下刺激可为痒，痒为痛之渐，痛为痒之剧。痒的发生机制尚不十分清楚，有研究证实人体存在包括皮肤致痒因子、瘙痒的选择性受体、传入神经纤维和中枢神经系统瘙痒反射的特定区域在内的皮肤瘙痒系统。

对于瘙痒，郭老认为其原因：一是因风而致，或为风寒，或为风热及其化热而热毒内生，其邪部分已伏血分，辨治中宜辛散风寒，或疏散风热、清热解毒为法，其方药中最宜加入适量养血、凉血之品，使邪透里达表，营卫调和，气血充盈、畅达。二是燥热伤血而痒，此思想与《外科证治全书》之"燥热生风，肝家血虚，不可妄投风药"一致，治应清热润燥，佐以养血。三是血虚而作，治当重在补血，血充则血络满盈，肌肤濡润而痒自消。这三者均含"治风先治血，血行风自灭"之意，即在瘙痒症论治中特别应重视养血、补血。四是乳头瘙痒主要为乳头局部气郁血滞所为，乳头位居乳房中央，为乳汁汇聚之处，色青属肝，其常态及功能的发挥均与肝之疏泄关系密切，肝以舒畅条达而恶抑郁为特性，若情志不畅，肝郁气滞而失条达，则乳头气机郁阻，局部血行不畅而痒生。本文报道的 30 例患者中 29 例（96.67%）有不良精神刺激而表现为情绪低沉，或烦躁易怒，乳房、胸胁、胃脘胀满或疼痛，气短太息等肝郁症状也是最好的说明，此与"精神因素可使垂体–肾上腺轴兴奋，诱发淋巴细胞发生免疫反应进而导致神经功能障碍而产生瘙痒"观点一致[5]。故治疗本症郭老提出乳头局部活血通络法，血畅络通局部气机方可条达，即治痒当活血，血活郁必解，郁解痒自除。依据《黄帝内经》"宛陈则除之，出恶血也"和"刺络者，刺小络之血脉也"之法，用三棱针直刺乳头瘙痒局部，放出少量血液，可达活血解郁而止痒，故仅治疗 6 次治愈率高达 93.33%（多 1～3 次治愈）、总有效率为 100.00%，且见效快，便于操作，值得临床广泛推广应用。

参考文献

[1] 夏隆庆，赵春霞. 瘙痒的发生机制、分型和治疗 [J]. 临床皮肤科杂志，2003，32（11）：687－689.

[2] Schmelz M, Schmidt R, Weidner C, et al. Chemical response pattern of different classes of G－nociceptorsto pruritogensand algogens [J]. J Neurophys－iol, 2003, 89 (5): 2441－2448.

[3] 唐跃琼，屈丽，蒋为霞. 皮肤病患者皮肤痉痒程度的评估及对策 [J]. 解放军护理杂志，2007，24（5）：76－78.

[4] 张卫华，马若峰，张培国. 尺胫针治疗慢性腰肌劳损60例 [J]. 陕西中医，2014，35（9）：1230－1232.

[5] 杨慧敏，徐佳，杨岚，等. 皮肤瘙痒的发生机理与中医辨证施治相关性探讨 [J]. 中国中西医结合皮肤性病学杂志，2006，5（3）：175－181.

第七节　郭老治疗浆液性乳腺炎经验

　　浆细胞性乳腺炎是一种以乳腺导管扩张、浆细胞浸润为病变基础的慢性非细菌性感染的乳腺化脓性疾病，其发病率据文献报道占乳腺疾病的4.1%～5.5%[1-3]。其特点多是非哺乳、非妊娠期发病，常有乳头凹陷或溢乳，初起肿块多位于乳晕部，化脓溃破后脓中夹有脂质样物，易成慢性，反复发作，瘘管形成，经久难愈。目前手术是其主要的治疗手段，但多次手术影响乳房外形美观，同时给患者带来一定的身心伤害。

　　郭老总结前人经验[4-5]，结合自己多年临床实践，认为该病发病原因主要是多由肝气不舒、情志不畅，或（和）饮食厚味、胃中积热、肝胃失和、肝气不得疏泄，与阳明之热蕴结，以致经络阻塞、乳络失宣、气血瘀滞，聚结成块，日久化热，热盛肉腐，酿而成脓。临床分为未溃破成脓期和成脓溃破期。前者乳晕范围内红肿热痛，包块边缘不是很清晰，治疗应以清热解毒、逐瘀排脓、散结消肿为主。成脓溃破期有乳房肿块，并与皮肤粘连，或肿块不大而硬结，乳头回缩，乳晕皮肤及乳头瘘管形成，流出的脓液夹有粉渣样物，反复而缠绵难愈，该期应以消肿排脓、托毒生肌、培补本元、促其早敛为主。郭老师据此临床治疗收到了一定的疗效，现简要举例如下：

1. 浆细胞性乳腺炎初期

高某，女，42 岁，因左侧乳房包块疼痛 4 个月，于 2011 年 3 月 16 日初诊。自述 2 个月前无明显原因出现左侧乳房局部隐痛不适，并无意间扪及一包块，无发热寒战。就诊于咸阳市中心医院，做 B 超结合钼靶检查，诊为"浆细胞性乳腺炎"，病人要求中医治疗随即来诊。就诊时左侧乳房局部红肿胀痛，伴心烦不宁，梦多且易醒，大便干结，小便黄；舌红，苔黄，脉细滑，月经正常。追述患者近几年生活压力大。查体：左乳房右上象限距乳头约 1 厘米外有一包块，9 厘米×7 厘米×1 厘米大小，表面可扪及 2 个结节，分别为 0.6 厘米×0.8 厘米×0.7 厘米大小，包块形状不规则，边缘欠清晰，与胸壁无粘连，触痛明显，无液波感，质地中等。中医诊断：粉刺性乳痈。西医诊断：浆细胞性乳腺炎。辨证属肝经郁热，热毒壅聚，气滞血瘀。拟清热解毒、逐瘀排脓、散结消肿法治疗。治疗：①内服方药：夏枯草 30 克，蒲公英 30 克，天花粉 15 克，白芷 12 克，浙贝母 15 克，土茯苓 15 克，生地 15 克，玄参 15 克，桃仁 15 克，乳香 15 克，没药 15 克，皂角刺 30 克，鳖甲（先煎）15 克，黄芪 30 克，川楝子 15 克，甘草 10 克，冬瓜仁 30 克。7 剂，水煎服，每日 1 剂，每日 2 次，每次 400 毫升。②局部外用：芦荟捣汁外敷。

2011 年 3 月 23 日二诊：服药后左侧乳房肿痛减轻，约 2 厘米×1.5 厘米，包块缩小不明显，中等硬度，余症减轻，前方获效，续服 2 周，继用芦荟外敷。经期停药。

2011 年 4 月 6 日三诊：乳房疼痛减轻，包块变软，续以前方 2 周。

2011 年 4 月 20 日四诊：上药服至第 10 剂，乳房包块发红处破溃，脓性液体流出，量不多。就诊时挤压有少量淡血水流出，包块变软，约缩小 2/3。前方有效，加入砂仁、乌药、干姜等温阳健脾之药以扶正气，内服治疗 3 周。

2011 年 5 月 13 日五诊：伤口已愈合，挤压无流液，乳房皮色不红，压痛不明显，包块约拇指尖大小，前方去土茯苓、乳香、没药、冬瓜仁、夏枯草、蒲公英，加荔枝核、海藻、昆布各 15 克，生牡蛎 30 克。治疗 2 个月，月经期停药。

2011 年 7 月 11 日六诊：左乳房仅能触及黄豆大小结节 1 个，无触痛，余症均明显缓解，上方续调 1 个月停药。停药 1 个月随访未复发。

按语：本例患者平时生活压力大，精神紧张，肝气郁结，经络阻滞，气血瘀阻，聚结成块，蒸酿肉腐，而成脓肿，故乳房红肿疼痛；热扰心神，热灼津伤则多梦易醒，心烦不宁，便结溲黄。方中重用夏枯草、蒲公英、冬瓜仁，配天花粉、白芷、土茯苓、浙贝母清热解毒、消肿散结、排脓止痛；生地黄、玄参养阴生津，配苦寒清热除湿诸药，使湿热得除而阴不伤，预赔其损或制其弊；皂角刺、鳖甲通行经络，透脓溃坚；桃仁、乳香、没药活血散瘀，以消肿止痛，桃仁兼以润肠通便；黄芪补气而有良好托毒生肌之功；川楝子行气止痛；甘草缓急止痛，调和诸药，故收清热解毒、消肿溃坚、活血止痛之功；当热毒之邪解除，加重软坚散结之品而获全效。

2. 浆液性乳腺炎破溃期

陈某，38 岁，2012 年 9 月 11 日前来就诊。主诉：左乳肿块 2 月余，破溃 1 个月，伴粉渣样物流出。2 个月前，左乳出现肿块，1 个月后左乳下破溃，流黄水，疼痛如刺，近 20 天来，发烧，体温 38℃，纳差，精神时好时坏。1 周前在我院皮肤病科住院，行左乳切开引流。近一次月经提前。面色黄，神情疲倦，舌质不红活，苔黄，脉沉细。追诉患者素性抑郁。专科查体：左乳切开 1 周，左乳头、乳晕周围皮肤黑暗、肿胀，左乳外上可触及 6 厘米×6 厘米肿块，外下有两切口引流。切口上可见皮肤突起硬结。实验室检查：活组织病检：浆液性乳腺炎。病理：细菌培养为"无菌生长"。中医诊断：粉刺性乳痈。脾虚肝郁，郁而化热，酿久成脓。治则：扶正清热祛邪，疏肝健脾，软坚散结。治疗方药：①黄芪30克，党参30克，白术10克，蒲公英30克，金银花20克，夏枯草15克，昆布15克，陈皮9克，浙贝母12克，海藻15克，丹参15克，当归15克。3剂，水煎服，日1剂。②中药外敷：芦荟捣汁外用。

2012年9月14日二诊：经服药5剂后，左乳肿块明显变软变小，疼痛减轻，精神较前好转。舌淡红，苔薄白，脉细数。治疗初见效果。治则：扶正清热驱邪治疗。方药：①上方去丹参加山慈菇10克，2剂，水煎服，日1剂。②继用芦荟外敷。

2012年9月18日三诊：双乳疼痛有所减轻，时有头晕，心悸，心慌。血压110/80毫米汞柱，面色黄，舌质淡红，苔白，脉沉细数。查体：左乳外上肿块较上次未缩小，外见局部1厘米×1厘米突起，按压呈凹陷状。方药：黄芪30克，党参30克，当归15克，赤芍15克，蒲公英20克，金银花20克，浙贝母10克，三棱10克，莪术10克，焦三仙各15克。5剂，水煎服。并于局部马齿苋捣烂外敷。

2012年11月9日四诊：肿块基本消失，手术伤口再无血性溢液，饮食可，眠可，精神可。查：精神可，面色较前明显好转，呈黄色、润（原面色黄胀、灰），舌质淡红，苔白，脉缓，左乳伤口无溢液，漏道仍有流脓现象，其周围质较硬如鼻尖。中药：黄芪30克，乳香12克，没药12克，栝楼80克，皂角刺15克，夏枯草15克，土贝母10克，甘草30克，当归30克，滑石30克，杜仲15克。5剂，水煎服。以加强软坚散结作用。

按语：《类证治裁·乳证》有言："乳证多主脾胃心脾，以乳头属肝经，乳房属阳明胃经""脾胃经脉布于两乳"。从经络循行上来看，乳房位于肝经、脾胃之大络循行处。本例患者中青年妇女，脾胃气虚，素性抑郁，肝气郁结，气滞血瘀，日久成块，郁而化热，酿肉成脓，破溃成瘘。郭老遵循"坚者削之""热者寒之""结者散之"的原则，拟蒲公英、金银花、夏枯草清热解毒、消肿排脓；丹参、当归、海藻、昆布、浙贝凉血活血，软坚散结；另加黄芪、白术、党参、陈皮健脾益气，扶正攻邪，托毒排脓，毒随脓泄，腐祛新生。全方共济清热解毒、消肿排脓、软坚散结之功。马齿苋、芦荟捣烂外敷更有助于软坚散结，消毒排脓。

以上为2个不同时期浆液性乳腺炎案例，临床症状、个体表现不同，治疗也略有所异：案例1脓肿溃破期就诊，流液不止，瘘管反复不愈，是热毒未尽，久病气血皆虚，痈疡难敛，属正虚邪实证，故治疗先按成脓期清热解毒、消肿排脓、扶正托毒；待热解脓除，局部包块肿硬微痛，苔薄白，属气血凝结，改以健脾益胃、散寒通滞、消癥散结取效。案例2发病初期，包块已形成未溃，属实证，应以清热解毒、消肿溃坚、活血止痛治疗，待脓排腐去，予扶正托毒、软坚散结、促其收敛获效。虽同为浆液性乳腺炎，根据疾病发展的不同阶段，郭老采取不完全一样的辨证、处方用药而获效，充分体现了中医的辨证论治思想。

参考文献

[1] 顾乃强. 实用中医乳房病学 [M]. 上海：上海中医学院出版社，1993.

[2] 李曰庆. 中医外科学 [M]. 北京：中国中医药出版社，2007.

[3] Thomas W G, Williamson R C, Davies J D, et al. The clinical syndrome of mammary duct ectasia [J]. Br J Surg, 1982, 69 (7): 423 - 425.

[4] 李琼，丁丽仙. 丁丽仙教授治疗浆细胞性乳腺炎的经验 [J]. 光明中医，2014, 29 (12): 2507.

[5] 许娟，吴剑. 中西医结合治疗浆细胞性乳腺炎38例观察 [J]. 实用中医药杂志，2004, 20 (9): 503 -504.

第八节　郭老治疗周围性面瘫的临床经验

周围性面神经麻痹是茎乳突孔内急性非化脓性面神经炎引起的周围性面神经瘫痪，是临床上常见的面神经功能障碍性疾病，属于中医风中经络之"口眼歪斜"范畴。中医针灸在治疗周围性面神经麻痹中有非常悠久的历史和确切的疗效，郭老在几十年的临床工作中，在继承经典的基础上，结合自己的经验，提出了自己的观点。

一、对病机的认识

对于面瘫的病因病机认识：历代中医认为是正气不足，脉络空虚，卫外不固，冷风乘虚而入，筋络失养所致。郭老在这一共识的基础上，总结多年的临床经验，认为面瘫的出现还与其所在部位有很大的关系。因面部经常暴露于外，而其他部位却可以保护起来，因此面部更易受到六淫邪气的侵扰。特别是正气不足，脉络空虚者，更易被邪气所扰。如在过去，特别是司机突然打开车窗，使面部与外界的冷空气迅速接触而发病。另外，颜面部主要分布手、足阳明经乃多气多血之经，手、足少阳经是多气少血之经，故当脉络空虚时，面部阳明经和少阳经经脉气血逆乱，故见口眼歪斜。

二、对病因的认识

郭老认为引起周围性面瘫的临床常见病因多见外感之邪，又有情志不随及外伤等原因。郭老总结分析了几十年的临床面瘫病例，认为周围性面瘫的病因主要有以下几种：

1. 热毒侵袭

如咽炎、牙龈炎、牙痛、中耳炎等面部邻近器官炎症，常常累及面部神经，不仅仅是冷风的原因。所以各种口腔、颜面及五官的炎症除积极治疗外，应做好口腔清洁。

2. 病毒性感冒

外感疫毒邪气，邪入经络，除口眼歪斜外，常见耳后乳突疼痛及发热等症。

3. 情志

临床上还见到因生气后出现面瘫的病例，从现代医学角度考虑，因生气后交感神经兴奋，血管收缩痉挛，根据解剖，面神经上边的神经粗，下边神经细，面神经供血受影响，而后导致面神经缺血，功能受到影响。

4. 外伤

各种外伤引起的面部骨骼受损也易导致面神经的损伤。这类面瘫都有不同程度的面部外伤史。

5. 外感六淫邪气

外感六淫邪气是周围性面瘫临床最常见的病因。初春及深秋入冬时常见此类病例。患者起病多有一侧面部受风冷的经历。老年人和婴儿常见，体虚的青年也多见。中医认为脉络虚弱六淫之邪以风为首入侵经络而成此病。现代医学虽不承认风邪致病，但认为周围性面瘫因受冷风引起血管痉挛，面神经供血失常，细胞处于失常状态，从而引起面神经损伤。

三、辨证与论治

1. 基础取穴

对于周围性面瘫的针刺治疗，郭老根据对周围性面瘫的病机认识，根据穴位所在、主治所在和辨证取穴的原则，针刺取穴多从患侧面部阳明经和少阳经选。甲组：颊车和地仓互相透刺，阳白和鱼腰透刺。乙组：下颊车和下地仓互相透刺，鱼腰和丝竹空互透，手阳明经和足阳明经取合谷和太冲。两组穴位交替使用，一般情况最快需要 5~6 次，有的需要 1~2 个疗程。为了防止出现穴位疲劳，即穴位的适应性，及防止针刺局部皮肤及皮下细胞受损，所以取穴要进行两组穴位交替应用。另外在治疗时，当病初发，邪在面部经脉，经筋浅部，故用斜刺、浅刺法，仅将针刺入皮下，或达浅部肌肉层即可，以祛除浮在肌表上之邪气。针刺取穴除取患侧局部穴位外，选阳明大肠经原穴合谷，为循经远端取穴，仍效典籍"面口合谷收"，以疏散风热，行面部气血而通络。翳风位在面神经管出颅附近，取之，以增疏风散邪之功。但急性期关于本穴的刺激量，多年的临床治疗体会是急性期宜小，2周后可适当增大，这样疗效较为显著。

2. 辨证选穴

在基本取穴的基础上，结合病人的病症表现，加减选穴，郭老总结了临床辨证分型针刺选穴的规律如下：

（1）风寒型面瘫应加上灸法，温经散寒祛风；感受热毒疫邪和外感风温引起的面瘫可配用清热解毒的中药制剂如板蓝根、大青叶等，针刺穴位取外关、昆仑，外关为手少阳三焦经的络穴、八脉交会穴，通阳维脉。昆仑穴为足太阳膀胱经经穴，针刺昆仑和外关二穴，可祛除风热疫毒之邪。

（2）内伤情志肝气郁结者，除选用针刺常用穴位外，可配合内服活血和舒肝理气的药物，如柴胡、郁金、当归、芍药等，针药同治，促进经脉气血的顺畅。

（3）外伤引起的面神经受损而至面瘫者，在伤后恢复的初期和中期，及时使用针灸能很好地促进神经生长，或者要增加疗效，可在穴位注射神经生长因子或甲钴胺等，以促进神经的生长。面瘫时耳后痛的可用翳风。因面神经从耳后出来，神经水肿可引起疼痛。伴有感冒而引起头痛、耳后疼的，可用太阳、风池。

（4）同时，在治疗过程中，应根据病情给病人做认真的解释和说明，一般面瘫病人对疾病都有心理恐惧，特别是年轻人。应该给患者解释周围性面瘫的病因、发病过程，使患者认识到周围性面瘫是临床常见的疾病之一，同时，针灸治疗是经过实践证明非常有效的治疗方法，应该鼓励患者坚持治疗，积极配合，以尽快取得最好的临床疗效。另外，郭老在周围性面瘫的治疗过程中，特别强调患者的饮食起居调护等。俗话说，三分治，七分养。对面瘫的患者也不例外。在针灸治疗期间及疾病恢复的初期，嘱咐患者注意面部保暖、防风，外出时有风或室外温度较低时，尽量戴口罩。平时可用手搓脸，并用热水洗脸以促进颜面部血液循环；另外，注意预防感冒，避免劳累，起居规律，少熬夜等，以促进经脉气血运行的恢复。

四、注意事项与预后

周围性面瘫是临床常见病，早期干预效果好。郭老认为早期治疗时应用轻刺手法，不要加电刺，应取穴位少一些，同时告知病人病情，本病发病有一个过程，六七天后病情才能稳定，起初治疗可能没有效果，1周后才可用电针，电量不能太大。可据病情情况预测在大约几个疗程后好转，如病人面神经细胞的凋亡多，头疼和耳后乳突疼，同时舌前1/3感觉失常，味觉消失，流眼泪，说明病情重。因面神经冠状分段下段神经中断，耳鸣，舌前1/3感觉失常，神经上段受阻出现流泪者，或多或少有遗留的后遗症。

第九节　郭老治疗失眠的临床经验

失眠症在中国人群中高达42.5%，严重危害人们的身心健康，大大降低了生活质量。目前治疗失眠症主要应用镇静剂，但存在较大的副作用，且易形成耐药性及依赖性。郭老经过几十年的临床实践，在中医脏腑经络理论指导下，对其治疗总结出了一套独具特色的诊疗方案。

（一）对病因病机的认识

失眠症早在先秦两汉时期的中医文献中就有记载，《黄帝内经》

中称为"目不瞑""不得眠""不得卧",《难经》始称"不寐",《中藏经》称"无眠"。总结历代医家对失眠的研究,认为失眠是因为外感或内伤等病因,致使心、肝、胆、脾、胃、肾等脏腑功能失调,致使心神不安,经常不得入寐的一种病证。或邪气阻滞,或气血阴阳失调,或脏腑功能紊乱,神志不宁是发生失眠的基本病机。根据失眠的临床病症特点,辨证可分肝火扰心、心脾两虚、心肾不交、心胆虚怯、痰热内扰、胃气不和、心火炽盛等类型[2]。郭老认为,失眠一证,虽有虚实之分,但正气虚弱是其发病的根本,脏腑功能失调是发病的基础。进入21世纪,随着人们生活节奏的加快,工作负担重,压力大,生活起居违背自然规律,积劳日久,损伤正气,影响脏腑气机,临床失眠症很多见,主要表现在心肝血虚或心肾两虚等证。实证多表现为气滞、瘀血、痰火郁结,虚证多表现为阴虚、气虚、血虚。究其病机,总属本虚标实、虚实夹杂。

(二) 脏腑辨证治疗失眠经验

郭老认识失眠,首先,多从脏腑辨证,根据中医"心主神明"的理论,郭老认为失眠的病位在心,故心神扰乱是失眠的核心病机。又根据中医整体观,五脏虽各有所主,但病久累积多脏,故临床还多见除心以外的脏腑受损而失眠者。并且多与心同病为失眠:或见心脾失养者,或见心肾不交者,或见肝阳上扰心神、心胆虚怯者等。其次,虚实辨证中,郭老认为失眠中有虚证、实证之分,但以虚证多见,或气虚,或血虚,或阴虚等。而临床上失眠患者以休息不足,积劳成疾者多见,劳伤气血,故以气血虚若不足多见。另外,从阴阳卫气营血辨证,失眠多是阴阳失调,卫气营血不和所致,违背了自然界阳躁阴静的特点。

因此,郭老治疗失眠症,以病机认识为基础。一方面调理脏腑气机,以养心安神为基本治法,根据辨证分析,或兼以健脾,或兼补肝肾,或兼疏肝解郁,或兼和胃等,以达到心与他脏共治,使脏腑气机和顺的目的。另一方面,郭老在治疗失眠症中,对于大多数偏于虚弱型的患者，治疗中多用补益之法，使心有所养，则心神自安，睡眠改善。郭老或补气，或补血，或补阴，经脉气血充实，各有所归，则眠安。针对阴阳失调，营卫不和之失眠，治当滋阴潜阳，重镇安神。

郭老既谙熟针灸理法，也擅长应用方药。所以郭老对失眠的治疗并不局限于方药或针灸一种，临床上，他通常以针药结合治疗失眠，以求更快取效。在针刺穴位的选取上，郭老根据中医脏腑经络理论取穴，因他认为失眠病位在心，故针刺治疗时必选手少阴心经之原穴神门穴。原穴是脏腑原气输注、留止在经脉四肢的腧穴，针刺原穴能使三焦原气通达，调节脏腑经络功能，治疗疾病。因此针刺心经原穴可改善心的运行血脉和心主神明的功能。配合经外奇穴印堂，起到调和阴阳、畅达气机，安神助眠的功效。另外，郭老认为失眠多为阴阳失调，心肾不交，故治失眠神门穴还常与足少阴肾经原穴太溪穴配伍，既滋补肾阴，又同神门相应，交通心肾阴阳，阴阳之气顺接，心神安定，眠自安。对于心脾血虚、肝阴不足，肝阳上扰心神者，则可选配三阴交穴，以健脾养血，补肝肾之阴。同时，为了避免在一个针刺疗程中一组穴位重复针刺过多，郭老通常配用两组处方，交替使用。因背为诸阳之会，又膀胱经汇聚十二经脉之气血，故另一组穴位取背部心俞、肝俞、肾俞，以交通阴阳，调理脏腑功能。同时，可配头部百会、四神聪、神庭等，充养清窍，镇静安神。临床每多显效。

同时，郭老常常针刺配合中药共用治疗失眠。针刺通过调经脉气血安眠，中药方剂通过理脏腑功能安神定志，两者结合，共达效果。郭老辨证用药治疗失眠，擅用桂枝甘草龙骨牡蛎汤加柴胡。桂枝甘草龙骨牡蛎汤是仲景《伤寒杂病论》中经典古方，药物组成包括桂枝 15 克（去皮），甘草 30 克（炙），牡蛎 30 克（熬），龙骨 30 克。在清代名医尤在泾所著的《伤寒贯珠集》中，详解此方，认为"桂枝、甘草，以复心阳之气；牡蛎、龙骨，以安烦乱之神"，简明精要地概况了该方升降并用的特点。而清代王子接《绛雪园古方选注》中方解："桂枝、甘草、龙骨、牡蛎，其义取重于龙、牡之固涩。仍标之曰桂、甘者，盖阴钝之药，不佐阳药不灵。故龙骨、牡蛎之纯阴，必须籍桂枝、甘草之清阳，然后能飞引入经，收敛浮越之火、镇固亡阳之机。"指出此方阴阳并用之妙，也符合失眠症阴阳失调，营卫不和的病机特点。所以郭老用此方多见效。另外，对于虚证失眠者，郭老则以归脾汤为基本方，健脾益气养血养心。脾为后天之本，气血之源，心主血脉，心主神。故积劳日久伤脾胃后天之本，后天乏源，心失所养，心神不安则失眠。治当补其不足，心得血养，心阳得气鼓动，脉中气血可按时循经行走，阴阳之气顺接，睡眠自然安稳。

总之，郭老临床诊治失眠症，主张脏腑辨证，以虚证多见，病位在心，涉及其他脏腑；病机为脏腑功能失调，营卫不和，心神不安。治疗主张针药结合，选方用药阴阳结合，选穴远近结合，同时强调调摄情志、起居在治疗养护中的重要性。针药养护合璧，力践良效。

（三）郭老疏通调补法治疗失眠的临床经验

失眠是指因无法入睡或无法保持睡眠状态，导致睡眠不足或睡眠质量低下，从而造成自体精神和躯体损害的一类病症，实质是一种睡眠障碍，中医属"不寐"范畴[1]。失眠严重影响人们的工作、生活、学习，甚至有可能引发恶性意外事故。目前，临床治疗失眠西医以口服安眠类药物为主如苯二氮草类、褪黑素等，但存在复发率高、不根治、药物治疗依赖性高、睡眠质量提高效果差等问题[2]。郭老从医近70年，认为"失眠当从神论治"；治疗上以疏、通、调、补四法联合，标本并治，身心同调，内外兼施，正本求源，失眠得治。本文通过查阅郭老发表的相关学术论文、出版的著作，尤其是对病例库中失眠资料的整理、分析，总结出郭老论治失眠的经验，其具体内容如下。

1. 失眠病机本于心神失安

郭老认为，近些年来随着时代的变化，人们生活节奏加快，饮食不节，起居失调，殚精竭虑，几乎成为大部分人的生活常态，因而积劳日久，耗伤气血，阴阳平衡失调，心失所养，神不守位而失眠[3]。虽其病因不同，失眠临床证型较多，其因或为阴阳气血诸虚，或是火热痰湿瘀血等病邪、病理产物扰动，或属脾胃肝肾等脏腑疾病所为，病性有虚有实或虚实相兼，终将影响心神而致安居而致心神失安[4]。正如《传家宝》云："夫心者，万法之宗，一身之主，生死之本，善恶之源。与天地可通，为神明主宰，病健之所系也。盖一念萌动于中，六识流转于外，不趋于善，则五内颠倒，大病缠身矣。若一真澄湛，则万祸消除。"人体是一个有机的整体，脏腑是人体生命活动的中心，心为君之官，神明是焉，五脏六腑之大主，精神之所舍。心之气血充足则神旺，神明安于本位，统摄脏腑，故生化有序，起卧如常。神动于外则寤，归其所则寐，寐本于阴，阴主夜，夜主卧，心静神安则人自能入眠。《景岳全书》曰："盖寐本乎阴，神其主也。神安则寐，神不安则不寐。"可见失眠的病位在心，神不守舍是失眠的核心病机，治神关键[5-6]。

2. 疏通调补，正心守神

1）"疏通"调神

郭老认为，失眠病位在心，肝在右，心在左，心藏神，主宰五脏六腑，心动则五脏六腑皆摇，神劳则魂魄散，神宁不定。肝主疏泄，是人体气机之要，气机障碍，必致气血紊乱，心神被扰，故不能眠。对患者的心理情感疏通是治疗失眠的重要环节，只有情志愉悦，才能有效保障气机舒畅、气血津液的正常输布、经络脏腑功能正常的发挥，因而"疏通"肝气是治疗失眠的重要措施之一。故郭老特别重视与患者的交流与沟通，了解病人的心中之患，究其受困之根源，结合具体的情况给予患者安慰及心理疏导，给予患者鼓励和支持，指导患者积极面对生活，敞开心扉，解脱思想，坚定信念，顺其自然。"疏通"中注意言语技巧，强调风趣幽默，深浅有度，恰如其分。这样，医者不断向患者传递正能量，从而两者之间产生共鸣，既增强患者信心和对医者的信任，解除患者的疑虑，又疏解其郁，放松身心，情绪明朗。兼用双拇指从印堂推至神庭，再从印堂推至太阳 1 分钟，点按百会、四神聪和阳性反应点穴各 30 秒；再用右手拿头部五穴，扶颈，并拿揉颈椎 3 分钟；最后扫散两侧胆经经脉 1 分钟，以疏通经络，震开头目，气机通畅，脏腑和谐，心宁神安。

2）"通调"摄神

（1）治神守气，形神合一。郭老谙熟针灸理法，临床上善用针法调神，强调调神重在调和阴阳，针刺以通畅脏腑、经脉，直去有形与无形之实邪，使经脉通畅，气血流畅，脏腑得以营养而和谐，则心安神静。所谓"善针者，善导引也"。郭老将导引理论运用到针灸临床治疗中，以调和阴阳。在施针前，郭老取得患者的高度信任和配合，后引导患者调整呼吸，潜心凝神，排除杂念，使患者与其相协同，意守穴位处，意念气守于丹田。

（2）经验取穴，手法探穴。腧穴的定位是针刺操作的重要环节，亦是提高临床疗效的基本保证。治疗失眠郭老选用两组穴交替使用，甲组为印堂、神门、三阴交、太溪，乙组为百会、心俞、肝俞、肾俞。脾俞郭老认为为诊病之处，为身体特定部位的阳性反应点，也是治病之处。施针前，郭老均用左手拇指末梢在刺激部位触、循、按、压等手法感受穴位，患者有酸痛感是穴，方针之。《灵枢·离合真邪》曰："用针者，必先察其经络之虚实，切而循之，按而弹之，视其应动者，乃后取之。"《针灸资生经》云："按其穴之酸痛处即是受病处。"而且郭老发现，未进针时，先行按压，再下针，易于得气，且患者感觉痛苦减轻，更愿意接受。

（3）上导下引，同舟共济。郭老对每个腧穴和针刺方法都有讲究，巧妙运用多种手法，通补并进，常规消毒后，选用 1.5 寸（0.32 毫米 ×40 毫米）规格的环球牌不锈钢毫针刺，先刺印堂穴，使针体于皮肤 12 度 ~15 度（以针感为度）斜刺，从印堂穴上 0.5

寸向印堂穴刺入，至骨膜中，患者有酸、麻、胀、重感后，行捻转平补平泻法。其次用 1 寸针针刺神门，进针到一定深度（0.3～0.5寸）后同时行针，手法以患者感受到得气感为度，行补泻手法同前。再针三阴交，在三阴交下 5 分斜向三阴交穴进针，使其得气，然后将针向上提起"豆样"高度为补。最后针足少阴肾经原穴太溪，采取阴刺法，分别进针后，双手在两侧针上同时并施捻转和提插，至患者觉得针下有麻感为度。神门、三阴交、太溪三穴均双手操作，同时针刺左右两侧穴位，同一手法，同时进针，同时行针，同时留针，同时起针，同气向合，左右夹攻，相互资补，相互促进。

针刺百会、心俞、肝俞、肾俞、脾俞时，令患采用俯卧位，自上而下，先左后右 30 度斜刺，注重寻找针感，探求气至病所。甲乙两组针刺后均留针 30 分钟，隔 15 分钟行 1 次针，退针时注意从上至下，意为病去。针刺隔日 1 次，10 天为 1 个疗程，两疗程间休息 1 日。

印堂乃人体足太阳膀胱经、足阳明胃经、任脉三大经络的汇集之地，此三经又分别是主宰人体的阳气、血气、阴气，与神门并用起到调和阴阳、畅达气机、安神助眠的功效。神门既是心经之俞穴又是原穴。故针此穴以开心气而散郁结，疏通心经之经气，改善心主神明主血脉的功能，调节自律神经，养心安神。三阴交为肝、脾、肾三脏经气之交会，为三经之枢纽，与周身之气血、阴阳、心之关系密切。"脾主中，肾肝主下，中下焦一穴可以尽之。"针刺三阴交穴以同调肝、脾、肾三脏，益阴潜阳。太溪滋补肾阴，与神门相应，刚柔相配，阴阳相和，顺接交通心肾阴阳之气，故心神安定则眠自安。背为诸阳之会，百会穴居人体最高处，乃三阳五会，属督脉统诸阳，汇聚三经之气血，针之以疏畅气机，引诸气上行，充养脑窍，通调全身，导引并行，交通阴阳、调理功能，镇静安神。两组配合，既避免同一穴位重复多次针刺，又灵活使用输刺法，同时还保证了临床疗效。导引并用，通调脏腑气血经络，阳趋缓人于阴则得寐矣。

（4）独辟蹊径，创立隔姜灸"三毛"。郭老认为久视伤血，心主血脉，血伤则心虚，心虚则神不得安。肝藏血，肝体阴而用阳，"三毛"位于足大趾背面爪甲后方有毛处，肝经的起始部位。肝血充足则眼能视物，视物的同时，神气亦外泄。而"三毛"有底部孔隙与体内肝经相连通，又是体内肝经气血的出入之处，灸之可养神，神气内敛，君火安宁，心自然安静，心静则五脏六腑亦归于平衡，则安眠。郭老认为灸"三毛"与针药合用，能使单纯灸法或单纯针法、单纯汤方短处互补、疗效叠加，在缓解失眠症状及改善睡眠障碍的同时切实有效地提高患者的生活质量，减少复发率。故郭老常嘱失眠患者入睡前，行足大趾背面爪甲后方有毛处，隐白穴上面的区域即"三毛"处隔姜灸。在"三毛"处放上鲜姜切成直径 2～3 厘米、厚 0.2～0.3 厘米姜片，中间以针刺十余个小孔，置于施灸穴处，上面再放自制艾炷（花生米大小样），点燃热感令患者感到不能耐受时换另一壮，如此反复，施灸 5 壮或 7 壮或 9 壮，每次施灸结束后患者即感困意，实践具体壮数因病情轻重而定。

3）"调补"安神

善用成方，圆机活用。临床上诊治失眠，郭老以仲景之桂枝甘草龙骨牡蛎汤加柴胡为基础方加减化裁。具体用药：柴胡 10～15克，桂枝（去皮）10 克，煅牡蛎 15 克，煅龙骨 15 克，远志 20 克。学习仲景用方之智，借鉴桂枝汤调和阴阳思想，将桂枝甘草汤温补心阳变改为交通阴阳之剂，兼以畅气机，调补心神。借鉴清代名医尤在泾所著的《伤寒贯珠集》中的详解："桂枝、甘草，以复心阳之气；龙骨、牡蛎，以安烦神之乱。"甘草剂量倍于桂枝，意在补益气血，滋养血脉，使阴津充而上奉养神，同时桂枝用量小，即引心阳下交于肾又避免其助阳而化热，使得阳有所附，此为治本之法也，龙骨、牡蛎育阴潜阳，阴阳调和，重镇安神，神归其所。柴胡，气味苦，平，无毒，在经主气，在脏主血，去脏腑内外俱乏，乃手足厥阴、少阳必用之药，以上引清气顺其阳道，以下入少阴平阴阳。临床证实，在药理研究中柴胡均表现出良好的中枢神经抑制作用，故其用药剂量应因人因时因地制宜，一般不超过 15 克[7]。远志性味苦、辛，温，归心、肾、肺经，有安神，交通心肾之功。诸药结合可起泻阳分之有余，补阴分之不足，并调理虚实，标本兼顾，沟通阴阳交会之道，阴阳经气通调，便可安卧入睡。郭老认为素体虚弱，或因病致虚、年老体弱的失眠患者临床上多见。虚者，皆为后天不足，后天乏源，因而心失所养，心神不安。脾乃后天之本，气血生化之源，心主血脉，两者协同，气血方和，神明自合。心脾功能不足，气血生化乏源，运行不畅，心失奉养，神志不宁，则见失眠多梦。郭老强调"补"为虚之要，益气养血，则正气得扶，心有所养，正复神安。故以黄芪、白术健脾益气，当归、白芍、大枣补血行血而养心，气血生化之源得以充盈，用酸枣仁、远志、茯神、夜交藤、浮小麦宁神益智，加柴胡、木香以疏肝理气醒脾兼防气机郁滞化火之变。诸药合用，补其不足，濡养心血，鼓动心阳，气血生化得源，脉中气血可按时循经行走，阴阳之气顺接，心神安宁，睡眠自然安稳。

3. 典型病例

何某，女，39 岁。患者 2 年来入睡可，但醒来后便不易再次入睡，此症时轻时重，反复发作，重时彻夜不眠，伴有神情倦怠，头晕，头胀，多梦，健忘，偶有气短，耳鸣，口干苦，面色少华，纳差，二便尚可。舌质较淡，苔黄白相间，脉弦细。辨证：肝火扰心型失眠。治则疏肝泻热，镇心安神。引导患者疏心畅志，改变其思想，使其静心凝神，治疗用中药、针灸配合"疏通""调补"并用，针刺方法如上。方药为柴胡 10 克，桂枝（去皮）10 克，煅牡蛎 15 克，煅龙骨 15 克，珍珠母 12 克，远志 20 克，酸枣仁 15 克，石菖蒲 12 克，焦山栀 15 克，草决明 20 克，甘草 6 克。5 剂，水煎服，每日 1 剂，嘱其晚上 11 点前入睡，睡前灸三毛。

二诊：自觉睡眠明显好转，头晕，头胀，气短，耳鸣，多梦，口干而苦，纳差症状减轻，舌红，少苔，脉弦细。在原治疗方案上加中药夜交藤 15 克。中药 3 剂，水煎服，每日 1 剂。

三诊：患者自述夜间睡眠较安稳，晚上睡后可至早上 6 点醒来。头晕，头胀，气短，耳鸣症状明显好转，口干而苦症状消失，食欲有所好转。舌红，苔薄白，脉细数。继续原法治疗并巩固，另加中药丹参 15 克。5 剂。

四诊：经治疗患者入睡困难、头晕、头胀、气短及耳鸣等症状基本消失，夜休可，饮食尚可，精神可，面色较润，舌质淡，苔薄白，脉弦。

小结：患者多因恼怒伤肝，肝失条达，气郁化火，上扰心神则不寐，肝气犯胃则不思饮食；肝火乘胃，胃热则口干，火热上扰则口苦等。阴阳气血皆由水谷精微之所化上奉于心，则心神得养；受藏于肝，则肝体柔和；统摄于脾，则生化不息；调节有度，化而为精，内藏于肾，肾精上承于心，心气下交于肾，则神志安宁。不寐属心神病变，精神调摄的关键。患者常处于烦躁易怒的低频状态，通过积极与患者沟通，使患者脱离低频的能量状态，针灸通过调经脉气血安眠，中药方剂通过理脏腑功能与平和阴阳安神定志，三者结合同起泻其有余，补其不足，疏导气机，整合脏腑经络，调理气血，顺接阴阳之气，促进身心健康的恢复，睡眠自然安稳，疗效相得益彰。

4. 讨论

失眠病因繁多，病理机制复杂，研究失眠的医者亦众多，对失眠的辨证论治亦杂说纷纭，而中医传统医学在治疗疾病上发挥着世界瞩目的作用。中医讲天人合一，身为舍为形，相由心生，心为身之主宰，"精神内守，病安从来"。心既是神，神不守位，人即为病，现如今科学界证实，人类机体出现的烦躁、心绪不宁、夜不能寐等是因为能量频率的变化，心神正是能量频率变化的主宰者[8]。治病求之于本，从内在本源出发去改变，郭老治疗失眠治神贯穿始终。郭老博览群书，结合自己多年的临床经验，智用"疏通调补"四法，综合推拿与针灸导引、中药治疗，内外兼施，阴阳同调，身心并治，标本兼治，取长补短，治疗效果更佳。此为郭老融合中医经典理论与现代科学实践于临床之典型，为失眠提供新的诊疗思路，值得临床借鉴。

参考文献

[1] 尤恬子，王邦才. 王邦才教授运用调理脾胃法治疗失眠的经验 [J]. 浙江中医药大学学报，2018，42（12）：1019–1021.

[2] 杨璐璐，闫凤杰. 闫凤杰教授治疗更年期综合征 [J]. 吉林中医药，2013，33（8）：778–779.

[3] 赵忠新，张照环. 应给予睡眠更多的关注 [J]. 中华神经科杂志，2011，44（8）：513–515.

[4] Doghramji K. The epidemiology and diagnosis of insomnia [J]. Am J Manag Care，2006，12（8 suppl）：214–220.

[5] 刘婵柯，范瑞强，李红毅，等. 国医大师禤国维治疗失眠经验 [J]. 中国中医药信息杂志，2019，26（12）：111–113.

[6] 李广平. 生命能量学的理论与实践 [J]. 医学信息，2016，29（36）：45–46.

[7] 刘波，王洁. 张天文主任医师"药对"治疗不寐 [J]. 实用中医内科杂志，2012，26（2）：9–10.

[8] 印宏琴. 针刺、推拿与心理疏导结合治疗心脾两虚型失眠临床疗效观察 [J]. 四川中医，2018，36（5）：190–192.

第十节　郭老治疗痹证的临床经验

痹证是中医临床中常见的一种病症，《素问·痹论》中提出："风寒湿三气杂至，合而为痹也。其风气胜者为行痹，寒气胜者为痛痹，湿气胜者为着痹也。"说明痹证的外因主要与风、寒、湿邪有关。"邪之所凑，其气必虚"，郭老认为痹病发病基础首先是人体禀赋不足，素体气虚，或因饮食、起居失于调节，引起气血不足，肌肤失养，腠理空虚，卫外不固，外邪易于入侵，阻塞气血经络，留注经络、关节、肌肉，而致本病。可见正虚于内是发病的根本因素。因此，痹证之病机是以气血亏虚，肝肾不足为本，风寒湿热及瘀血痰浊之邪为标的本虚标实之证。在此基础上，郭老提出痹证的治疗应注重扶正培本。

在取穴方面，郭老认为既要注重补益先天，又要滋养后天，常取手三里、足三里、肾俞等具有补养作用的腧穴，同时根据痹证的发生部位，选取相应的腧穴以通络止痹痛。在组穴方面，郭老注重背部背俞穴的应用，认为通过对背俞穴的刺激，可以调理脏腑，扶助正气，正气强才易祛邪外出，痹痛自消。因此，常采用分组取穴，前后顾及，交替使用，同时，由于相邻两次针刺的穴位不在同一处，可以避免患者对针刺产生耐受，同时患者也容易接受。

在治疗方法方面，郭老善用针刺，但也常配合灸法及罐法，多种方法配合应用。郭老认为，针刺通过补泻手法可达到补虚泻实之效，同时配合灸法和罐法可以温通，疏导经气，使凝滞之寒邪得以温化，共同达到扶正培本，祛邪温通经络，正复邪祛，病自愈。

典型病例：郝某，女，58岁，内蒙古呼和浩特市人。2011年8月16日初诊。以"颈、肩、腰、背疼痛反复发作3年余"为主诉。患者3年前无明显诱因出现颈、肩部疼痛，随后出现腰背部疼痛，反复发作，多在劳累、天气变化时发作或加重，伴四肢关节活动不利、疼痛。手指小关节于冬季常引发疼痛。血压常在颈椎病发作时升高。饮食可，睡眠一般，二便正常。已绝经10年。曾查风湿因子为"阳性"。经中药、针灸治疗，具体不详。查体：精神可，舌质淡，体瘦，苔薄白，脉沉细。两手中指近指关节肿大（左手明显）。颈椎X片示：颈椎4~6骨质增生。诊断：痹证。辨证：气血亏损，寒湿阻络。治则：通经活络，调和气血。治疗：针刺：①手三里、后溪、足三里、三阴交。②颈夹脊4~5、风门、肩外俞、肾俞、昆仑。其中手三里、足三里、三阴交、肾俞针用补法，风门用泻法，余穴采用平补平泻。两组穴位交替使用。针后，在风门、肩外俞、肾俞予以加拔火罐，以皮肤呈现紫暗红色即可，约15分钟。共治疗10次。二诊，经1个疗程治疗后，患者述颈、肩等部位的疼痛较前明显好转，效不更方，继用上法再治疗1个疗程。三诊，患者自述经过2个疗程的治疗，疼痛已消，痊愈。

按语： 本案中患者出现多部位的疼痛，且疼痛常于劳累、天气变化时发作或加重，舌质淡，体瘦，苔薄白，脉沉细，从症状及舌脉等征象辨证为气血亏损，寒湿阻络。故选穴取手三里、足三里、三阴交、肾俞以补益气血，滋养肝肾；取风门以祛风；取后溪、手三里、颈夹脊、肩外俞、昆仑以通经活络止痛。针后采用罐法以疏经温化寒邪，最终达到痛消病愈。

第十一节　郭老治疗月经
不调的临床经验

月经不调为妇科常见病，分为月经先期、月经后期、月经过多或月经过少。月经是天癸、脏腑、经络、气血协调作用的结果与子宫的生理现象。《妇科玉尺》言："经贵乎如期若来时或前或后，或多少或月二三至或数月一至皆为不调。"导致月经不调的致病因素是多方面的，外感以寒热，内伤以怒、思、忧居多，或多产房劳等，而这些诱因又是在机体正气不足，气血、脏腑功能失调的情况下导致发病的。其中气血是产生月经的物质基础，脏腑是气血生化之源尤以肝、脾（胃）、肾三脏为重，经络对月经的产生起枢纽、调节作用。

一、辨证分型

《黄帝内经》云："妇人之生，有余于气，不足于血，以其数脱血也"，揭示了妇人以血为本的生理特点和容易发生"气血失调"的病因病机。郭老治疗月经病强调肝的作用。正如叶天士《临证指南医案》所云："女子以肝为先天。"肝藏血，主疏泄，体阴而用阳，冲脉附于肝，因此肝脏的功能与女子月经调节有密切关系。肝气调达则血脉通畅，经期如常；肝气郁结，血脉瘀滞，冲任不能相滋则月经异常。同时郭老认为，气血不足是月经不调的又一大病机。故将月经不调分为气滞血瘀、肝郁血虚、气血亏虚三型。

二、分型论治

气滞血瘀者，多因肝气郁滞，失其条达，气机不利，气不行血，而致气滞血瘀，不通则痛。临床常表现胸胁胀闷，或走窜疼痛，乳房胀痛，急躁易怒，胁下痞块，刺痛拒按，痛经，甚至月经闭止，经色紫暗有块，舌质暗或见瘀斑，脉涩。郭老予以疏肝理气，通经止痛。临床多选取针刺治疗，穴取三阴交、太冲、地机、子宫。

肝郁血虚者，多因七情内伤，肝气郁结，横犯脾胃，脾气不升，气血不生，营虚血少，或素体先天不足，精血不足，又被情志所伤。临床表现为情志或抑郁，或激怒，乳房疼痛，且面色无华萎黄，皮肤干燥，毛发枯萎，视物昏花，手足麻木，失眠多梦，健忘心悸，精神恍惚。以养血和血，疏肝解郁为法，采用针药结合。穴取：阳陵泉、地机、三阴交、太冲、子宫等穴，药用四物汤加郁金、川楝子、香附等疏肝解郁之味。

气血亏虚者，多因禀赋虚弱，过劳，或饮食不节，损伤脾胃，化源不足所致。症见困乏无力，面目浮肿，纳差，便溏，月经量少，或量多，经期延长，好感冒，自汗出。治以养血补气。多采用中药治疗，方以圣愈汤为主。

三、随症加减

月经不调伴有寒邪外袭者，针后多在关元处施以灸法。在原有药的基础上加艾叶以温经散寒。伴有乳房疼痛者，多配合针刺胸组屋翳、乳根、合谷，背组肩井、天宗、肝俞，以疏肝解郁，通络止痛。情志不疏，发为烦虑，需养心安神，茯神、远志、酸枣仁主之。郭老在治疗妇科病特别是月经病方面有着丰富的临床经验。郭老治学严谨，医德高尚，值得我们后辈去学习和研究，使得郭老宝贵的临床经验得以发扬和光大。

第十二节　郭老临床用药用方经验

一、郭老论治乳腺增生症用药规律研究

乳癖是指女性乳房部的一种常见的慢性非炎症非肿瘤的增生性疾病，单双侧均可发病，以局部肿胀疼痛、肿块最为常见[1-2]。近年来，随着生活节奏的逐渐加快，现代人生活压力的增大，饮食结构的改变，该病的发病率呈快速增长趋势，居于乳腺类疾病首位[3]。多项临床研究证明，乳癖在部分人群中发病率高达33.13%[4]，有较高的癌变风险，应当对该病给予充分重视[5-6]。西医目前针对该病多采用内分泌调节或手术治疗，其副作用多，创伤性大，复发率极高，患者多不易接受。而中医以其自身特色疗法，使得患者无须手术，无须长期服用激素性药物，大多采用中药、针灸等方法双向治疗，具有痛苦小，副作用少，疗效显著等特点。尤其在"疏肝理气，疏畅气机，调理脾胃，调畅情志"等方面具有独特优势，成为治疗该病的特色[7-8]。

（一）资料与方法

1. 资料来源

以郭老2013年1月至2015年12月于陕西中医药大学附属医院名医馆治疗乳癖的医案为数据来源基础，共收录医案370例，涉及方剂370首，中药174味，总频次4720次。

2. 纳入标准

参照中华人民共和国医药行业标准《乳腺增生病的诊断、辨证及疗效评价标准》[9] 中乳腺增生病诊断标准；符合《中医病症诊断疗效标准》[10] 中乳癖诊断标准；运用中草药诊治患者；具备患者基本信息；具备完整的中药处方。

3. 排除标准

不符合以上诊断标准；病历信息缺失重要诊疗信息；妊娠期、哺乳期患者；合并严重基础病患者；依从性差者。

4. 药名的规范处理

中药名称因地域不同或书写不规范而存在差异，为确保统计数据的准确性，在统计前依据《中药大辞典》[11] 等规范中药的名称，如"元胡"规范为"延胡索"，"山栀子"规范为"栀子"录入。

5. 数据规范化的处理

数据中所使用的中药名称，以《中华人民共和国药典》(2015版)为标准进行统一的规范处理。对已录入 Microsoft Office Excel 2013 表格中的医案数据按序号、姓名、证型、治法、药物组等作为要素单独建立数据索引库，双向校对，以确保数据的准确性与完整性。采用"古今医案云平台（V2.2.1）"进行数据挖掘，将 Excel 中的数据导入"古今医案云平台（V2.2.1）"医案数据库中，运用频次、四气、五味、归经、关联分析及聚类分析对其进行挖掘。

（二）结果

通过筛选共收录符合标准的医案 370 例，方剂 370 首，涉及中药 174 味，其统计如下。

1. 药物频次统计

通过频次分析对 370 首方剂进行统计，频次由高到低有序排列，取使用频率 >20% 以上的中药共 17 味，结果见表 3。

表3　370首方剂中频率>20%的药物

序号	中药	频次	频率	序号	中药	频次	频率
1	当归	325	87.84%	10	夏枯草	127	34.32%
2	香附	323	84.30%	11	郁金	127	34.32%
3	延胡索	297	80.27%	12	茯苓	124	33.51%
4	柴胡	254	68.65%	13	川芎	113	30.54%
5	白芍	234	63.24%	14	海藻	110	29.73%
6	黄芪	196	52.97%	15	莪术	108	29.19%
7	昆布	159	42.97%	16	淫羊藿	92	24.86%
8	白术	153	41.35%	17	党参	74	20.00%
9	陈皮	133	35.95%				

2. 药物四气频次表（表4）

表4　370首方剂中药物四气频次表

四气	频次
温	1526
平	1042
寒	823
微寒	719
微温	323

经统计，370首方剂中，所用药物多以温、平性为主，以寒、微寒、微温为辅。

3. 药物五味频次表（表5）

表5 370首方剂中药物五味频次表

五味	频次
辛	2406
苦	2200
甘	1760
微苦	462
酸	389
微甘	332
咸	321
淡	207

经统计，370首方剂中，所用药物的五味多以辛、苦、甘为主，辅以微苦、酸、微甘、咸、淡的药物。

4. 药物归经频次表（表6）

表6 370首方剂中药物归经表

归经	频次
肝	2681
脾	2556
肺	1251
胃	1196
心	1138
肾	620
胆	615
三焦	343
大肠	159

经统计，370 首方剂中，所用药物的归经以肝、脾经为主，辅以肺、胃、心、肾经等。

5. 关联分析（表7）

置信度设置为 0.55，支持度设置为 0.45，得到药物组合列表，370 例医案进行组方规律分析。置信度揭示了 A 出现时，B 是否也会同时出现或有多大的概率出现。

表7 370 首方剂中药物关联分析表

序号	中药对药	置信度	支持度
1	柴胡→香附	0.95	0.76
2	白芍→当归	0.95	0.6
3	香附→当归	0.93	0.81
4	延胡索→当归	0.93	0.75
5	延胡索→香附	0.93	0.75
6	昆布→当归	0.93	0.4
7	当归→香附	0.92	0.81
8	柴胡→当归	0.92	0.63
9	白芍→香附	0.9	0.57
10	香附→延胡索	0.87	0.76
11	柴胡→延胡索	0.92	0.59
12	当归→延胡索	0.85	0.75
13	白芍→延胡索	0.85	0.54
14	黄芪→当归	0.85	0.45
15	黄芪→香附	0.85	0.45
16	黄芪→延胡索	0.78	0.41
17	延胡索→柴胡	0.74	0.59
18	香附→柴胡	0.73	0.64
19	当归→柴胡	0.72	0.63
20	柴胡→白芍	0.72	0.49
21	当归→白芍	0.68	0.6
22	延胡索→白芍	0.67	0.64

6. 聚类分析

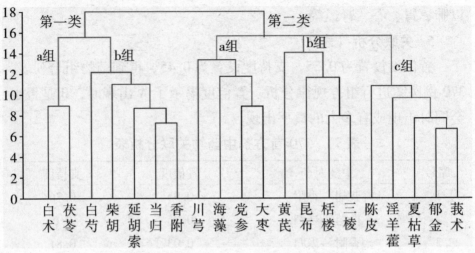

370 首方剂中 >20% 药物聚类分析图

对使用频率 >20% 的高频药物进行聚类分析，得到的结果如上图所示。分析表明，高频药物按欧氏距离为 18 可分为二大类。第一类：可分为 2 组，a 组（白术、茯苓），b 组（白芍、柴胡、延胡索、当归、香附）。第二类：可分为 3 组，a 组（川芎、海藻、党参、大枣），b 组（黄芪、昆布、栝楼、三棱），c 组（陈皮、淫羊藿、夏枯草、郁金、莪术）。

（三）讨论

1. 病因病机

乳癖，多数医家认为主要与肝气不舒、气血亏虚、血瘀痰凝、冲任失调等因素密切相关[12]。《外科活人定本》中提道："乳癖，此症生于正乳之上，乃厥阴，阳明经之所属也……"[13]郭老认为多数乳癖患者是由于肝郁气滞，足阳明胃经经气不畅所致[14]。乳癖病位虽在乳房，却与脾胃关系密切。乳头属肝，乳房属胃，肝喜条达，胃主受纳。由于情志不遂，导致肝失疏泄，气机升降失司，肝气乘脾，脾失健运，则脾胃气血运行瘀阻，聚湿生痰，以致气郁、痰湿阻滞经络，乳络气血凝滞则结块而痛，发为乳癖。基于此，郭老认为"肝气郁滞、脾胃失调"是本病的病理基础，而乳络不通是其病机关键，治疗当以"疏通补调"四法为主。"疏"肝解郁，"疏"畅气机；"通"行乳络，"通"畅气血；"补"益气血，"补"养脾胃，"调"理脾胃，"调"节情志。《傅青主女科》曰："无气则乳无以化，无血则乳无以生也。"人体气血源自脾胃，乳房部是否充盈，均依赖于脾胃化生之气血，因而乳房是否健康，取决于脾胃的运化。

2. 高频药物分析

本次研究发现，高频药物排名前十的疏肝理气药为延胡索、柴胡、香附、陈皮，益气补虚药为当归、白芍、黄芪、白术。柴胡非解表，而是行疏肝解郁之效。昆布与夏枯草能消瘀散结。有研究表明，疏肝理气药能促进雌激素在肝脏中的代谢，调整 P 的分泌，同时还可以改善微循环，降低血液黏度，调畅气机减少对肝脏的影响[15-16]。益气补虚药可增强下丘脑—垂体—肾上腺皮质轴和下丘脑—垂体—性腺轴的功能，能减少虚证患者内分泌功能的减退，同时也能提高机体造血功能[17]。疏肝药与补虚药相配，能促进脾胃运化水谷精微充足，气血生化有源，乳络充盈，肝得脾胃濡养才能使肝气冲和条达，舒达肝气郁结，调畅气机，使得结块消散。

3. 药物性味、归经分析

对于药物性味、归经进行分析得到以下结论。①关于药性研究，温性 1526 次，平性 1042 次，寒性 823 次，微寒 719 次，微温 323 次。总体以温性、平性药为主。温性药多能温通经脉，起到活血化瘀之功。平性药配伍，处方整体趋于平和，以达到阴阳平衡。从配伍上看，平性药兼具寒、热之性，而无寒热之偏性。遇寒则寒，遇热则热，则能"和合调平"[18]，与寒热药物"调和辅助"已达到阴平阳秘之效[19]。②药味研究，辛味 2406 次，苦味 2200 次，甘味 1760 次等。以辛、苦为主，甘为辅。味辛主散，有行气发散、行血之功；味苦主能泄降，可燥湿，亦能降逆；苦温药相结合则可以燥湿健脾理气；药物以辛、甘味结合，辛甘为阳，则有缓急止痛之功。③归经统计，肝经 2681 次，脾经 2556 次，以肝、脾经为主。以肝经用药为主，"女子以肝为先天"，女性以血为本，能疏肝解郁，调畅乳房部气机，肝为气机调畅的重要环节，疏通乳房气血郁结；脾胃是气机调畅的枢纽，促进脾胃的水谷运化，使得气机通达，乳房部气血充盈。研究中的四气、五味、归经是对药物定性与中医基础理论的相互印证。

4. 药物关联分析

本次研究关于药物关联分析的结论如下。关联分析显示，柴胡－香附、当归－香附、当归－白芍等为核心药物组合，药对符合中药七情中的相须、相使的关系。香附被李时珍誉为"气病之总司，女科之主帅"，香附中的 α－香附酮有明显的镇痛作用[20]。有研究表明柴胡皂苷具有一定的拟胆碱作用[21]，对于神经情绪方面的病症，特别是中医提到的肝郁气滞证有一定的治愈作用。香附与柴胡相配能疏肝理气，调经止痛，能缓肝木之急，防止因气滞血瘀而致乳癖。研究表明，当归既能对抗肾上腺素－垂体后叶素或组织胺对子宫的兴奋性，还能抑制炎症后期肉芽组织的增生，进一步减少乳腺部的肉芽增生[22]。白芍能改善处于低下状态的细胞免疫功能，同时白芍中的芍药苷成分具有很好的解痉功效[23]，并对醋酸引起的扭体反应有明显的镇痛作用。当归能补血调经、活血止痛，白芍亦有敛阴之功，养血柔肝止痛，防止肝木过克脾土，能疏调肝脾气机。诸药同行，调畅全身气血运行，调畅肝脾气机，疏散局部瘀滞，消散乳房部肿块。

5. 药物聚类分析

聚类分析将药物分为 2 类。Ⅰ类 a 组为健脾益气，b 组为疏肝理气，调经止痛类。Ⅱ类分为 3 组，a 组为活血化瘀，b 组为燥湿消痰，c 组为软坚散结。Ⅰ类中药物组合"当归－白芍－香附－延胡索－柴胡"能"疏"畅气机，"疏"肝解郁，调畅情志，还能调经止痛，使得经络通利，气血通畅。"白术－茯苓"以益气补虚为主，"补"益气血，"补"养脾胃，脾为生痰之源，脾胃不运则气机失常，痰湿内生，气血痰湿互结乳络而致。肝主疏泄，调畅气机，协调脾胃升降，促进脾胃对水谷精微的输布，脾气健运，水谷精微充盈，气血化生有源，肝得以濡养而使肝气冲和条达，肝脾协同，则乳房气血运行顺畅。活血化瘀药可改善机体血液循环，降低血液黏稠度，抑制胶原纤维合成，从而促使增生肿块消失；化痰散结药物可调节机体内分泌功能，有助于刺激促黄体生成素的分泌，改善黄体功能[24]。现代药理学证明，夏枯草对乳腺增生病具有很好的效果，具有抗乳腺细胞增殖的作用。因此对于聚类分析中仍有部分活血化瘀、燥湿消痰、软坚散结药物的使用多是由于个人体质的差异性、数据的有限性，因此数据挖掘的核心药物才能客观地体现郭老治疗乳癖的用药规律。从高频药物、关联分析以及聚类分析中可以得出，郭老临床治疗该病的组方中以疏肝解郁、益气补虚为主，还有部分活血化瘀、燥湿消痰、软坚散结药物相互配合。这也与郭老的"疏通补调"法不谋而合。结合研究还需四诊合参，根据个体差异，酌情加减。

综上所述，通过郭老治疗乳癖的 370 例医案的药物频数、性味归经、关联分析以及聚类分析，体现了郭老治疗乳癖时"疏通补调"的主体思路，初步揭示了其遣方组药的特色，为临床医生治疗乳癖提供了参考依据。用数据挖掘能准确有效地分析遣方组药的特色，也为临床的经验的结果进行有效解读，为探讨该病的用药规律提供了参考依据。

二、郭老应用黄芪的临床经验

黄芪味甘性微温，善于益气升阳，固表敛汗，托毒生肌，利水消肿[25]，郭老对黄芪的临床应用十分广泛，继承中又有创新，其用炮制（或生用，或蜜炙，或盐炒，或酒浸）有考究，用量（大、中、小）有法度，煎服遵症情，据证遣用，得心应手，效如桴鼓。

（一）剂量偏小，功于助行

郭老认为，临床大凡黄芪用量在 15g 以下者，补益效应偏小，其作用主要在于协助补气、助气行血、托里排毒和强身保健 4 个方面。

1. 气虚不甚，力在助补

临床凡精神不振，稍有倦怠乏力，呼吸觉短，脘腹虚胀，少食便稀，身体微肿的轻型肺气虚、脾气虚、脾肺气虚的患者，治当补脾益肺。郭老认为，其补速不宜过快，补量不宜过猛，最适缓补，药味宜少，药量宜小，常用党参、人参、白术、茯苓、山药、黄精之类，以四君子汤、六君子汤、参苓白术散等为代表，郭老常在这些方药中加入 6~12 克小剂量的炙黄芪，与其他药物同煎同服，常常收到较佳疗效。认为小剂量的炙黄芪有助于补气药物更好地发挥补气效用。

2. 血虚之证，补血行血

郭老认为，黄芪虽主以补气为功，然而于血虚患者治疗中加入少量黄芪，可起到补血、助气行血之效。气之与血关系密切，"气可生血""血能生气""气血互化"。《难经本义》云："气中有血，血中有气，气与血不可须臾相离，乃阴阳互根，自然之理也。"气旺则血充，气虚则血少。同时气推血行，只有气充，才能有力推动血行，使血达到濡养之目的，正如《血证论·阴阳水火气血论》云："运血者即是气。"《素问·五脏生成论》曰："气行乃血流""气为血之帅""血为气之母"。故郭老临床治疗血虚诸疾时，必在补血方药如四物汤、胶艾四物汤、圣愈汤等中加入黄芪以补血行血，提高疗效。

3. 辅佐正气，托里排毒

郭老治疗中后期乳痈（含浆细胞性乳腺炎）及其他痈肿疮疡者或其早期而正气虚者，均在清热解毒、消肿散结的方药中加用小剂量生黄芪，取其托里排毒、辅佐正气之意，其用量多不超过 12 克。

如治疗 39 岁王姓患者，产后 1 个月因乳汁郁积右乳结块、疼痛，1 周后右乳头下方 3 厘米处结块较硬，局部微红，肿胀，发热，疼痛加重，考虑孩子正在喂奶不愿内服药物，经外院外敷药物治疗 1 个月，疼痛有所减轻，余症如故。郭老察患者精神可，舌红苔薄黄，脉弦数。乳房局部红肿发热，肿块变软，为乳痈脓已成而未溃破，随处以生黄芪 12 克，当归 9 克，川芎 9 克，栝楼 15 克，赤芍 9 克，白芍 9 克，皂角刺 6 克，炒山甲 4 克，蜂房 6 克，连翘 12 克，蒲公英 15 克，生草 3 克。服 3 剂后局部溃破，疼痛显著减轻，热退肿消，后生黄芪增至 15 克，加减服 6 剂而愈。

4. 泡水煮粥，强身健体

黄芪不仅是名药，更是强身健体的上等补品。"常饮黄芪水，强身又健体""常喝黄芪汤，身体保健康"是郭老的口头禅。他常用黄芪 5~10 克泡水代茶频饮，解除乏困，消除疲劳，健身防病。对于气虚体质表现为支持力差、易于出汗、经常感冒者，诉其常服黄芪水或黄芪精，也可做黄芪药粥食用，郭老推崇黄芪粳米粥（黄芪 10~12 克，粳米 40~50 克，大枣 10 枚，熬粥，可小补中气，强身健体）、黄芪枸杞猪骨汤（黄芪 15~20 克，山药 15~20 克，枸杞 15~20 克，猪骨数块，薏苡仁 15~20 克，红枣 5~10 枚，可益气健胃，强腰补肾）等，长期食用，必收其效。

（二）中等剂量，补气效著

郭老认为黄芪临床用量在 18~30 克时，补气效应才能显见，此剂量主要治疗因气虚显著而致的头晕、水肿等病症。郭老认为，气虚较甚者，用药当首选炙黄芪，因为炙黄芪为补气要药，以补脾肺之气见长，今气虚明显，必速补俊补，方能速捷力显，若用量偏小，则药力不足，杯水车薪，延误病情。同时强调黄芪应单独水煎，这样独具其身，补气力强，再与其他药汤兑服，其效优于合煎。

郭老治疗低血压性头晕，常在补血补气药中均加入炙黄芪 20~

30 克，其补力大为增强。2012 年 9 月 6 日治一头晕 5 年女性患者，每逢月经期、劳累、熬夜后加重，视物昏花，头脑昏蒙不清，时伴恶心，失眠多梦，舌淡苔薄白，脉沉细无力。多次测定血压 70 ~ 80/50 ~ 60 毫米汞柱。处方：党参 15 克，白术 12 克，茯苓 10 克，黄精 12 克，阿胶 6 克，天麻 10 克，当归 12 克，川芎 10 克，熟地 10 克，白芍 10 克，麦冬 10 克，五味子 10 克，大枣 6 枚。9 月 13 日复诊，诉其服 6 剂后诸症变化不明显。郭老依前方仅加一味炙黄芪 30 克，并嘱单煎兑服。3 剂后复诊，前诉症状明显好转，再服 20 余剂诸症消失。

郭老临床治疗气虚水肿，多尊崇张景岳"凡水肿等证乃肺、脾、肾相干之病，盖水为至阴，故其本在肾；水化于气，故其标在肺，水惟畏土，故其制在脾"之说，认为水肿多为肺、脾、肾三脏气虚所致，肺气虚不能通调水道，脾气虚失于运化水湿，肾气虚水无所主[26]。黄芪为补气而利水消肿，适应于气虚水肿之小便不利，其典型代表则是《金匮要略》中的防己黄芪汤。郭老临床常喜生品，剂量一般为 20 ~ 30 克。如一患者双下肢凹陷性水肿五六年，午后加重，夜尿多，少汗，乏力纳差，食后脘腹胀满，时轻时重，多方求医效果不佳，郭老给予防己黄芪汤加味治疗，其中生黄芪用量 30 克，连服 6 剂，浮肿明显消退，后以此方稍做化裁治疗月余病愈。

（三）欲起沉疴，重用其量

郭老认为，重用黄芪之量才可发挥升举下陷、固气摄脱和益气通脉之效。凡临床中气下陷、失于升提的各种内脏下垂（胃下垂、肾下垂、子宫脱垂、脱肛等），吐血、衄血、便血、尿血、皮下及内脏各种出血等之脾气虚衰、失于统摄和气虚血瘀、脉络不通之中风偏枯、手足不遂，肺气虚弱、卫表失固之体虚自汗、气阴两虚之盗汗诸证，只有重用其量，才有可能挽危候，起沉疴。

1. 重补中气，升举下陷

黄芪味轻性浮，秉善升发，既能补益肺脾之气，又善升举下陷阳气，为益气升阳之要药。《本草正义》云："黄耆，补益中土，温养脾胃，凡中气不振，脾土虚弱，清气下陷者最宜。"张锡纯云："黄芪既善补气，又善升气。"李东垣创立的"益胃升阳"法[27]以补中益气汤为代表流传千古，方中以黄芪为君药补中升阳。郭老临证凡中气虚衰，气虚下陷之脏器下垂、脱肛者皆重用黄芪，一般用量为40～60克，以益气升提，举陷固摄，恢复中焦气机。2013年9月12日治一42岁女性患双侧肾下垂2年的患者。方药：炙黄芪60g（煎汤兑服），党参15克，炒白术12克，茯苓10克，山药10克，柴胡10克，升麻10克，陈皮10克，砂仁10克，川断30克，熟地12克，牛膝10克，炒麦芽30克，炙甘草5g。连服20剂，自觉精神好转，乏力、纳差、腰部下垂、困感明显减轻，继服原方，其用量略做调整，共服40剂后，精神可，乏力、纳差、腰部下垂、困感消失。彩色B超检查：双侧肾脏位置恢复正常。

2. 气虚崩漏，益气固冲

郭老对气虚，气不摄血之各种出血，包括妇女崩漏，治疗以健脾益气、摄血固冲为治法，以归脾汤为主方施治，方中重用生黄芪，用量多为30～60克。例如边某，女，36岁。2014年3月10日就诊（月经第3天）。主诉：半年前因连续加班劳累后阴道突然大量出血，随即去当地医院给予止血、输液治疗后血止。近半年来每次月经周期和行经时间均延长，分别为40～50天、10～15天不等，且于非月经期间阴道时有出血，点滴而下，血色鲜红，无块，伴有面色萎黄，头晕目眩，心慌气短，困倦无力，失眠多梦，汗出，舌淡少苔，脉细弱略数。郭老诊断为崩漏，其证型为气虚失统，阴血亏少。治宜健脾益气，养血固冲。方药：生黄芪40克（单煎兑服），党参20克，白芍12克，当归15克，熟地12克，川芎12克，炒白术12克，川断15克，炒蒲黄6克，阿胶8克（烊化），地榆炭15克，炙甘草5克，水煎服。服上方3剂后阴道仅见点滴出血，继用上方 3 剂月经干净，但仍感神疲困倦，说话无力，心慌，眠差，腰酸，脉沉细无力。宜益气健脾，养心补肾。生黄芪、炙黄芪各 30g（合煎兑服），党参 20 克，炒白术 15 克，山药 12 克，白芍 12 克，当归 15 克，熟地 15 克，川芎 12 克，圆肉 12 克，炒酸枣仁 20 克，茯神 20 克，川断 20 克，菟丝子 12 克，炙甘草 3 克，大枣 6 枚。服 15 剂，诸症基本消除，继用 17 日方 10 剂以巩固疗效，随访 3 个月疗效满意。

3. 中风偏枯，补气活血

黄芪益气作用人所共知，然其也具活血通络之功。《名医别录》载黄芪可"逐五脏间恶血"。《本经逢源》述黄芪能"调通血脉，流行经络，可无碍无壅滞也"。清代王清任更是气虚血瘀理论用于临床的典范，创立的"补阳还五汤"为治疗中风偏瘫的代表方，方中生黄芪为主药，用量达 120g。大量研究资料表明，足量的黄芪是补阳还五汤治疗中风取得疗效的重要保证[28-29]。郭老非常赞赏、推崇王氏中风气虚血瘀论，临床凡见半身不遂皆以补阳还五汤加减治疗，其中黄芪用量少则 60 克，多则 120 克，其新病者用量较少，后遗症期和恢复期用量均较大；偏瘫之上下肢可动者用量偏少，不动、难动者用量偏大；无气虚者用量较轻，气虚明显者重用其量；血压正常或偏低者重用，血压偏高者轻用（配合服用降压药）。郭老曾治一左侧上下肢偏瘫 2 年、伴肌肉明显萎缩的患者，郭老以益气活血，祛瘀通络为法，使以补阳还五汤加减治疗，其中生黄芪 120 克，每日 1 剂，并嘱每日坚持康复训练，半月后瘫痪侧知觉、运动较前稍有好转。继用上方随症加减治疗 3 个月，患者生活可自理。

4. 固摄卫气，益气敛汗

黄芪能固表止汗，其作用如《黄帝内经》所云："卫气者所以温分肉，充皮毛，肥腠理，而司开合也。"卫气虚弱，腠理失固，则见自汗、盗汗、黄汗、战汗、产后汗出不止。郭老治汗证常以玉屏风散加味，其中黄芪用量都在 50 克以上，有的高达 100 克。患者李某，因一次感冒后 5 年来静时汗出，动则尤甚，稍有重体力劳动则大汗淋漓，伴畏恶风，乏力，便溏，舌淡，脉沉无力。当地中医医院给予固表止汗、养阴敛汗治疗效果均不佳。脉证合参，郭老辨证为脾肺气虚，卫外不固，营阴外泄，治当补脾益肺，敛阴止汗。方药：生黄芪 80 克，防风 12 克，白术 15 克，党参 12 克，麻黄根 12 克，五味子 12 克，浮小麦 1 把，服 14 剂后，自述自汗明显减少。继用该方加减治疗，生黄芪用量在 60～80 克，前后共服30 余剂，诸症消失，半年后随访疗效巩固。

三、郭老应用细辛的临床经验

（一）细辛的药性与毒性

1. 细辛的药性

细辛为马兜铃科细辛属植物细辛的根，其首载于《神农本草经》，被列为上品，载"细辛，气味辛，温，无毒。主咳逆上气，头痛脑动，百节拘挛，风湿痹痛，死肌"。陶弘景曰："细辛可温中下气，破痰，利水道，开胸中滞结……含之去口臭。"张元素曰："治少阴头痛如神，亦止诸阳头痛，诸风通用之。"黄元御曰："降冲逆而止咳，趋寒湿而荡浊，最清气道兼通水源[30]。"郭老总结各医家之论，结合自己多年的临床实践，认为细辛具有较好的蠲痹通阳、散寒止痛、宣通鼻窍、温肺化饮的作用，可以应用于肺系疾病、痹证及各类痛症等疾病。

2. 细辛的毒性

宋代陈承《本草别说》："细辛若单用末，不可过半钱，多则气闭塞不通者死。"这是超量服用细辛引起中毒的首次记载。现代药理研究证实，细辛中主要含挥发油（2.7%～3.0%），其药用有效成分为甲基丁香酚（60%），其中黄樟醚（8.0%）为主要有毒成分[31]。若用于汤剂，由于黄樟醚的挥发性胜于甲基丁香酚[32]，因此在煎煮超过半小时以后，黄樟醚的含量已下降至 2%，此量已不会引起人体中毒反应[33]。许多医生都会以"细辛不过钱""有毒"等用量较小（一般 3 克左右）。郭老认为，这是对细辛的误读误解，细辛虽有毒性，但在严格用量、合理的煎煮方法，特别是在辨证准确与合理配伍下应用安全、效佳。

3. 细辛的适应证

郭老临床应用细辛除治疗外感风寒之证外，还常用于寒阻鼻窍、寒饮停肺、四肢末端冷痛、风湿痹痛、脏寒痹阻等重、顽症的治疗。

（1）蠲痹止痛。细辛辛香走窜，善于祛风散寒除湿，蠲痹止痛效佳，为治疗痹证要药。常与附子、川乌、羌活、独活、黄芪、桂枝等同用治疗风湿、类风湿性关节炎，多重用细辛。认为细辛用于痹证，是针对寒湿阻滞而发挥作用的。本病多为机体遭受风寒湿邪，寒湿偏盛，凝着关节，久滞经络，不通则痛。《本草正义》："细辛，芳香最烈……旁达百骸，无微不至，内之宣络脉而疏通关节，外之行孔窍而达肌肤。"

（2）温经通脉。细辛香散温通，气胜味烈，能祛脏腑经络之寒，温经止痛治疗脏寒痹阻之症。《本草正义》曰："细辛，芳香最烈，其性辛窜燥烈，上能开肺，中能暖胃，下能温肾。"刘河间："细辛气温，味大辛……气厚于味，入足厥阴、少阴血分……温少阴之经，散水气以去内寒。"与当归、益母草、香附、白芍等同用治疗顽固性痛经。对于证属寒滞胞脉，气滞血瘀型的痛经，郭老认为在活血通经药的基础上配伍细辛可起引经之功，并增强温经散寒、行滞止痛之效，另外当归、益母草活血调经，香附疏达气机，白芍缓急止痛。另外对于四肢厥冷之证，郭老常应用细辛配伍桂枝、黄芪、附子、当归等通脉温经回厥。用于疼痛较重、无热象且偏寒之乳腺增生病，郭老强调对症治疗，根据证候选择配伍，往往服药 2~3 剂后能达到明显的止痛效果。另外郭老常用细辛、延胡索、五倍子按比例研末，醋调糊状外敷患处皮肤。郭老认为，细辛内服用于乳腺增生病有较好的温通经脉、通络止痛之效，而外用则能起到散结消块、通络止痛之效。

（3）宣通鼻窍。细辛辛散温通，芳香透达，通鼻窍之力卓著。《神农本草经》曰："久服明目，利九窍。"陶弘景谓："除喉痹，鼻不闻香臭。"郭老临床应用多配伍益气、温经及解表之药固表、宣肺、开窍治疗过敏性鼻炎。认为本病主要为风寒外侵于鼻，内犯肺脏，肺窍不通则见鼻塞、流涕及喷嚏等症。《景岳全书·鼻症》曰："凡早风寒而鼻塞者，以寒闭腠理，则经络壅塞，而多鼽嚏。"《医证要诀》曰："清涕者，肺冷肺寒所致。"《诸病源候论》曰："夫津液涕唾得热即干燥，得冷则流溢不能自收，肺气通于鼻，其脏有冷，冷随气入，乘于鼻，故使津液不能自收。"应用细辛脏窍兼顾，肺鼻同治，以发挥其辛温发散通开鼻窍之功。

（4）温肺化饮。郭老认为，大凡辨证属于水饮停肺、寒饮射肺所致之咳喘均须应用细辛。这与《神农本草经》"主咳逆上气"，明代杜文燮"肺气赖辛以通畅，则渗下之官得令，所以能利水道也"的认知一致。其与麻黄、桂枝、干姜等同用治疗咳嗽。细辛用于治疗外寒内饮之咳嗽始于医圣仲景之小青龙汤。郭老认为此型咳嗽必用小青龙汤治疗，方中细辛辛散温燥，既入肺经外散表寒，又入肾经温化里寒，当重用细辛。常配伍干姜温肺化饮，助麻、桂解表，配伍五味子敛气，白芍和营，半夏降逆，甘草调和诸药，共奏解表化饮之功。其与茯苓、干姜、五味子等同用治疗哮喘。对于偏于寒盛或纯系寒痰停饮射肺的寒哮病，郭老常用仲景之苓甘五味姜辛汤，认为寒哮乃寒痰较滞，气失升降，而导致咳嗽胸满、气逆喘急之症，方中细辛通阳平喘，配伍干姜加强温肺散寒之效，高照当空，阴霾自化，则气之升降可复矣，配伍五味子敛肺止咳，以防止细辛辛散伤肺，茯苓渗湿，以阻其生痰，甘草和中，郭老用此方加减治疗哮喘偏寒者常取得满意效果。

4. 细辛用法及用量

郭老临床使用细辛均为辽细辛的根，并在煎服方法与剂量方面有丰富的用药经验。他认为"细辛不过钱"之说是指在用单味细辛或入丸散剂时的细辛用量，若入汤剂服用可根据患者体质状况、主证、兼证而选择用量，不必拘泥于"细辛不过钱"的说法，否则难以奏效。因此，细辛入汤剂时必须加大其量。为了降低其毒性，必须增加煎煮的时间。在内服方面如治疗寒性疼痛将细辛研末，用已煎的汤剂冲服或吞服，其量必须控制在 1～3 克；若治疗风寒头痛、牙痛、过敏性鼻炎、三叉神经痛等位于头面部的疾患一般用量为 3～6 克，嘱患者将细辛与其他药同煮同服；若用于体质偏寒无热象且疼痛较重的乳腺增生病一般用量为 6～9 克，有很好的通络止痛效果；若用于寒饮内停之咳嗽等肺系疾患，一般用量为 9～12 克；若治疗痹证，其不同的部位用量不一，颈部及肩部一般用量为 9～15 克，常配伍葛根、黄芪、丹参、赤芍和地龙等；腰腿痛用至 12～15 克，常配伍川乌、草乌、乳香、没药、木瓜和牛膝等；顽痹可用至 20 克，常配伍附子、稀莶草、狗脊、牛膝和川断等。郭老指出，凡细辛用量在 9 克以上，均应嘱患者将细辛在砂锅先煎不少于 30 分钟，且将煎煮锅锅盖打开，以利于毒性成分——黄樟醚的挥发。在外敷方面郭老临床治疗乳腺增生病常用细辛、延胡索、五倍子按 1:2:3 的比例研末，醋调糊状，外敷于增生肿块皮肤表面，1 天换药 1 次[34]。

5. 病案举例

汤某，男，45 岁。2014 年 12 月 2 日初诊。患者双侧膝关节以下有冷感 10 余年，冬季加重有胀感。近 1 个月双手亦有冷感，经 B 超查下肢血流变正常，饮食、睡眠、二便均可，多饮酒。查体型偏胖，面色红，舌边尖红，脉弦细。既往有高血脂、高血压病史，有脂肪肝病史。辨证为寒凝经脉。治则：温脾阳，通经活络。处方：郭老拟以当归四逆散加黄芪桂枝五物汤加减，黄芪 20 克，桂枝 20 克，赤芍 15 克，生草 9 克，通草 9 克，当归 15 克，丹参 15 克，细辛 15 克，3 剂水煎服。12 月 8 日二诊：患者双手及膝关节以下冷感消失大半，舌红苔白，脉弦细。拟原法继服，6 剂后再诊，诸症均消失，随访半年未复发。

按：本案为寒凝经脉证，郭老用四逆散合黄芪桂枝五物汤加减旨在温阳通络，方中黄芪、生草健脾益气，赤芍、当归、丹参通经养血，桂枝、细辛通经止痛，其中细辛具有较好的温经通脉的作用，诸药合用共奏驱寒通络止痛之功。

6. 小结

郭老应用细辛不拘泥于古代医家对细辛之墨守成规，根据临床不同疾病及疗效施用不同剂量，另外郭老应用细辛既尊崇又发展仲景之方，同时郭老在治疗乳腺增生病方面也应用细辛等药物来治疗，提高了临床疗效。基于上述的经验，郭老也提出告诫，在治疗多种病症的同时，要严格把握细辛的应用指征，若用之不当，则可引起胸闷、恶心、呕吐等诸多不良反应，药证相对，才能发挥其效，治愈疾病，屡起沉疴。

四、郭老应用川草乌、附子的临床经验

附子、川乌和草乌均属乌头属植物，附子和川乌分别为毛茛科多年生草本植物乌头的子根和干燥的母根，草乌为毛茛科多年生野生植物北乌头的块根。三者均具有祛风除湿，温经止痛之功，其附子的助阳退阴作用较强，常常用于亡阳证和脾胃阳虚证的治疗；川乌较草乌温里散寒之力强，还可治疗心腹冷痛、寒疝作痛等里寒证；草乌的药力及毒性较川乌峻猛，但温阳之力稍弱，长于除痹止痛，麻醉、止痛也多用[35]。郭老对附子、川乌和草乌的应用，在传承经方的基础上，临床大胆实践，多有发挥和创新。

（一）附子的应用

1. 小量补阳，助补气血

明代李中梓云："火者阳气也，天非此火不能发育万物，人非此火不能生养命根，是以物生必本于阳[36]。"附子为辛甘大热之品，峻补元阳。对于气血虚弱之人，郭老往往善于加用少量附子，

一般用量3~6克，常可取得较佳疗效。

应用举例：王某，女，34岁，头晕1月余，伴有面色无华，倦怠嗜卧，便稀，心悸气短，失眠多梦，舌淡，脉细弱。诊断为眩晕，证属气血虚弱，方用八珍汤加熟附子3克。二诊诉其服用5剂后头晕减轻，体力增加，继用原方，熟附子增加至6克。三诊续服10剂后诸症消失。郭老认为，附子可上助心阳，中温脾阳、下补肾阳，而气血的生成与此三脏之阳有关，故方中佐以少量附子可助气血而生。

2. 中量通阳，以行气血

《本草正义》言："附子，本是辛温大热，其性善走，故为通十二经纯阳之要药，外则达皮毛以除表寒，里则达下元而温痼冷，凡三焦经络，诸脏诸腑，果有真寒，无不可治[37]。"临床中，但见寒、冷、麻、痛诸症，郭老每每用之，其用量每剂多为9克。

应用举例：顷某，女，31岁，面颊、口唇麻木半年，四肢发凉，甲色发白，脉细无力。诊断为血痹，证属寒凝血瘀。《伤寒论》言："手足厥寒，脉细欲绝者，当归四逆汤主之[38]。"施以当归四逆汤加熟附子9克，以温阳通末，散寒除痹，先后服用10剂后，病人麻木感消失，四肢转温，甲色微红。郭老认为，方中加用熟附子，意在于附子之性走而不守，能温通阳气，推动气血行于周身。

3. 量大散寒，通络化痰

《灵枢·百病始生》云："积之始生，得寒乃成，厥乃成积。"郭老临床凡遇冷结积块之症，治疗以温为主，以消为贵，以通为用，附子用量一般为12克。《本草汇言》云："附子，回阳气，散阴寒，逐冷痰，通关节之猛药也。"

应用举例：闫某，女，30岁，右乳房内有多个结节1年余，触之质硬疼痛，表面光滑，周围皮肤与肿块粘连，已有一处破溃，分泌物呈豆腐渣样，平素喜食寒凉，舌淡，苔薄白，脉沉细，经病理检查确诊为乳痨，证属寒痰阻络。郭老处以阳和汤加熟附子12克，并配合局部外敷药物。服5剂后乳痛减轻，肿块略减，破溃处豆腐渣样分泌物减少，续服 30 余剂，疼痛、肿块消失而愈。方中熟附子旨在散寒通络，温化寒痰，即"阳气所生，寒积乃除"。

（二）川乌、草乌的应用

川乌、草乌具有驱寒逐冷，温经止痛之功。《长沙药解》曰："乌头，温燥下行，其性疏利迅速，开通关腠，驱逐寒湿之力甚捷[39]。"郭老多将川乌、草乌配合使用治疗寒痹。认为川乌、草乌驱寒止痛之力较强，对此临床大剂量使用才能获得较佳疗效。

应用举例：刘某，女，61 岁，颈肩背畏寒 10 余年，遇冷加重，遇热稍减，脉细缓，血沉 32 毫米/时，抗"O"（＋），RF（＋）。诊断为痹证，证属风寒湿型，寒邪偏胜。郭老处以《金匮要略》中的乌头汤加当归 15 克，方中制川乌 12 克（先煎），制草乌 12 克（先煎），麻黄 6 克，白芍 9 克，生黄芪 10 克，炙甘草 9 克。5 剂，水煎饭后服。二诊：药后自觉患处冷感有所减轻。上方制川乌、制草乌各增至 15 克（先煎），再加用金毛狗脊 20 克，羌活 15 克，秦艽 15 克，桑寄生 12 克。10 剂。半月后随访，药后局部畏寒、痛感消失。一诊加用当归 15 克，取其"治风先治血，血行风自灭"之意。二诊增加川乌、草乌之量，重在散寒止痛，通阳温经，加用金毛狗脊、羌活、秦艽、桑寄生，意在患者年岁六旬，肾气渐衰，治疗中除散寒温通外，还应加强祛风除湿，补肾固元之力。

（三）经验配伍

郭老通过多年临床经验的积累，总结出行之有效的附子、川乌和草乌的配伍。用治三焦阳虚则熟附子配伍干姜，以增其力；用治下焦元阳不足则熟附子配伍肉桂，以强温壮之效；用治下元虚寒，宫冷腹痛则炮附子、艾叶、炮姜相伍，可增暖宫散寒止痛之功；用治气血双虚则阿胶配伍熟附子，可增补益气血作用；如肢体经脉寒痹则川乌、草乌配伍秦艽、桂枝、细辛，可增散寒除湿，通痹止痛之功；用治上焦有寒，痰饮停肺则附子配伍白芥子，可增温化寒痰之用。

（四）用量有度

对于附子的用量，一般为 3~12 克即可达到应有的药效，若病重药轻，非大剂量应用而不能奏效者，在综合考虑病人病情、年龄、体质、心肝肾功能正常与否等情况下可逐渐增加剂量，一般以 3~5 克为一个增加单位，1 剂用量最多可达 15 克。

对于川乌、草乌的用量，病程短、病情轻者，用量 10 克左右即可；病程长、病情重、心肝肾功能正常、非重用不能奏功者，1 剂用量可达 15~20 克。

（五）久煎为要

郭老要求在煎煮附子、川乌和草乌时，均应先煎至少 0.5~1 小时，其煎熬时间的长短以口尝时舌头无麻感为度。现代药理研究证明，乌头碱、中乌头碱、次乌头碱等双脂型生物碱是乌头的主要有毒成分，经遇水、加热可双重水解为氨基类乌头原碱，其毒性仅为双脂型乌头碱的 1/4000~1/2000，且在 110~115℃、1.5 千克/厘米^2 的条件下，煎煮 40 分钟乌头碱可基本被破坏[40]。强调煎前加水，液面至少应超过药物表面 2~3 横指；且应文火煎煮，不断搅拌，以使药物受热均匀、充分，以达解毒全面[41]；饭后分 2~3 次服用，日 1 剂，大剂量者一般连服超过 20 剂，中病即止，以防毒性蓄积。若在服用过程中唇舌出现麻热感则为早期轻度中毒现象，停服药物即可自行缓解。

附子、川乌和草乌均为有毒之品，多数医家常畏之。但郭老经过长期的临床实践认为，疾病对证、以验配伍、量小渐增、久煎频服可使附子、川乌和草乌应用更加安全有效。

五、郭老临床应用麦芽经验

麦芽为消食之品，性平味甘，功长行气消食、健脾开胃、退乳消胀[42]。郭老临床应用本品，法古而又创新，炮制有考究，用量有法度，煎服多样化，组方配伍，灵活自如，每收良效。现将郭老临床应用麦芽的经验介绍如下，以供同道参考。

（一）疏肝理气，生品为用

临床凡因情志不畅，恼怒伤肝而引起的气滞、气结而见胸胁、乳房、胃脘、小腹、少腹作胀，满闷，走窜，疼痛，结块者，郭老皆遣麦芽，且均生用。

1. 气滞为患，单用量轻

对于肝气郁滞所致胸胁、胃脘、小腹胀满不舒的轻症患者，郭老处方中多有生麦芽，或嘱代茶频饮，一般1次用量为10~30克，反复泡冲5~6次，日2剂。或煎汤，加冰糖少许，分2次饭前口服。郭老取生麦芽疏畅气机之功以舒肝气，白糖味甘入脾，意于"见肝治病，当先实脾"，肝脾同治，以防肝旺横克中土而影响脾之健运。

2. 气结为病，量大入方

对于肝气郁滞较重或气结的患者，郭老均遣麦芽入复方，其量较大，多为30~60克，与其他药物同煎同服。郭老认为，此时肝郁较重，非重用麦芽不能显效，且恐麦芽一味势单力薄，故气郁重症，当据其不同部位之郁，配伍相关药物，助其解郁散结之功。

气阻心胸、心阳不展之真心痛，常于栝楼、薤白、丹参、山楂、桂枝、檀香（为末，冲服）等药中加入生麦芽40~60克，以宽胸顺气；气郁胁肋而见之季胁胀满、疼痛者，遣生麦芽30~40克，再处以延胡索、柴胡、香附、枳壳等行气止痛；气滞胃脘者，生麦芽40~60克，再开以代代花、厚朴、佛手、陈皮等畅中焦气机；气郁少腹而见月经不调者，生麦芽多为30克，配以香附、乌药、当归、川芎、白芍等以行气调经；气结乳房之乳腺结块，其块随喜怒而消长者，生麦芽30~60克，配以栝楼、青皮、橘络、丝瓜络、莪术等以通乳散结；气结小肠之疝气者，生麦芽常为50~60

克，多配肉桂、小茴香、延胡索、川楝子、橘核仁、荔枝核等以消胀、温阳、散核。

例1：患者，女，37岁。2011年9月30日初诊。自诉两侧乳房胀痛、结块1年余，每于月经前7~10天乳痛加重，乳块增大变硬，拒按，痛及双侧胸胁、腋下，叹息频作。近3个月经潮时少腹胀痛，量少色暗。面色稍暗有色斑，脉弦细。查：双乳有多个大小不一之肿块，触痛明显。诊断：乳癖。证型：肝气郁结型。治法：疏肝理气，活血散结。处方：香附、青皮、佛手、夏枯草、橘核各10克，川芎、丹参、延胡索、皂角刺各12克，泽兰9克，生麦芽60克，甘草6克。每个月经周期的第10天始服，连服18天，共服4个月经周期后患者症状和乳块均消失。B超乳房检查、黄体期性激素化验各项指标均无异常而病愈。一年后随访未再复发。

（二）清泻肝胆，利湿退黄

郭老认为，麦芽不仅善于疏肝，又有较好的清泻肝胆、利湿退黄作用，是治疗急、慢性肝胆疾病的良药，如甲型或乙型肝炎、阳黄或阴黄等患者，临床多表现为肝郁挟湿或肝郁湿热相杂（湿被热蒸，热被湿裹，湿热交织，气机郁阻）。麦芽擅长健脾护胃，脾主湿，胃主燥，脾得麦芽而水湿得运，胃得麦芽湿浊得化。正如张锡纯所云："盖以麦苗之性，能疏通肝胆，兼能清肝胆之热，犹能消胆管之炎，导胆汁归小肠也。"[43] 对于肝胆郁滞、湿热交阻而无黄疸者，郭老主张首遣20~30克生麦芽，并处女贞子、旱莲草、板蓝根、北柴胡、炒枳壳、赤白芍、生白术、生甘草、白花蛇舌草等之类，同煎饭前服，每日2~3次，10天1个疗程。对于胆汁外溢之阳黄、阴黄者，取生麦芽30~50克，配伍茵陈、栀子、黄芩、虎杖、蒲公英、土茯苓、车前子、赤芍、丹参、薏苡仁等利湿退黄药，效果良好。对于此肝胆湿热者，麦芽并非苦寒而清泻肝胆湿热，而是味甘入脾，健脾而化湿，性平淡渗，使热邪从下利出。对于无湿邪的肝胆病患者，麦芽可直接发挥疏肝利胆之作用。

例2：患者，男，23 岁。2014 年 12 月 26 日初诊。自诉身目发黄伴发热 1 周。皮肤及巩膜黄染，发热，尿赤，大便溏，身痛，疲乏，纳呆，脘痞，恶心，口苦口干，舌红，苔白黄而腻，脉弦滑数。查肝功示：转氨酶升高，总胆红素 157.3 微摩/升，直接胆红素 102.3 微摩/升，间接胆红素 55.0 微摩/升。诊断：黄疸。证型：湿热并重型。治法：清热利湿解毒。处方：金钱草 20 克，茵陈 20 克，土茯苓 15 克，茯苓 10 克，虎杖 10 克，柴胡 10 克，生麦芽 50 克，白花蛇舌草 15 克，白茅根 12 克，丹参 15 克，甘草 5 克。水煎 400 毫升，分 2 次口服，日 1 剂。二诊：服 20 剂后，除微感疲乏外，余症基本消失。复查肝功示：总胆红素 39.6 微摩/升，直接胆红素 23.0 微摩/升，间接胆红素正常。遂于原方基础上加减，易土茯苓、金钱草为郁金 10 克，旱莲草 15 克，赤芍 15 克，黄芪 30 克，生麦芽量减少至 25 克。连服 10 剂，诸症消失，复查肝功正常而病愈。

（三）催乳回乳，炮制迥异

1. 生炒同用，催下乳汁

通乳之法，古今医家多以补气养血、疏肝理气二法分治[44]。郭老认为乳汁生于乳房，其本为血，其调在气，源于脾、根于肾、行于肝、资于脾胃冲任，治宜补气养血，益肾疏肝。临床上常取炒麦芽 10~20 克，以健脾而充养气血，且常配用熟地、当归、杭白芍、川芎、元肉、阿胶以及黄芪、党参、路路通、穿山甲、王不留行之属等；同时再入生麦芽 10~20 克，其意在于疏肝，使气血充盈，乳汁化生有源，乳部气机畅达，乳汁分泌自多。

2. 炒制量巨，回乳效佳

郭老效《医宗金鉴》"产后乳汁暴涌不止者，乃气血大虚，欲断乳者，用麦芽炒熟，熬汤作茶饮"[45]之法，临床善用炒麦芽回乳，其用法或单用泡水代茶饮，或入复方，其用量皆巨。经现代药理学研究证实[46]，麦芽中含有 B 族维生素，其中维生素 B_6 为吡哆醛 5 磷酸盐的前体，有脱羧及氨基转移的作用，可通过促进合成多巴胺，而起到抑制催乳素分泌的作用。

对于乳房偏大而不硬，乳管畅通乳汁多而需回乳者，郭老取炒麦芽 300 克，开水冲泡，加盖浸焖 15～20 分钟，温服，剩 2/3 时再续开水再焖再饮，如此反复 4～5 次。同法连服 4～6 天即可回乳。对于乳房大而略硬，乳汁排出基本正常而需回乳者，郭老取主药炒麦芽 120～200 克，一般再加入枳壳、桔梗、当归、益母草等行气活血药，既可回乳，同时又可防止乳汁的郁积。如再有乳房微胀，或微痛、微热感，说明存在积乳或早期急性乳腺炎的可能，则应再加入蒲公英、金银花、栝楼、黄芩、连翘、丹皮之品以清热解毒、活络通乳。

例 3：患者，女，35 岁。2014 年 4 月 4 日初诊。产后 1 年一直母乳喂养，欲断乳。诊见双侧乳汁较多且外溢，微胀，无红肿，触之无硬结，舌淡红苔薄白，脉弦。郭老处以炒麦芽 250 克，5 剂，每剂水煎 2 次，合液加白糖少许，连服 5 天，乳汁全回。

（四）炒用消食，醒脾健胃

郭老认为，脾主运化，胃主受纳，其性宜燥，而麦芽炒后气香味浓，其性甘燥，脾胃之性与炒麦芽之性相同，其同气相求。郭老认为，麦芽炒后能激发、活跃脾胃功能。临床应用炒麦芽既可消食，又可醒脾健脾益胃，即具有消补兼备之效。诚如《本草汇言》所云："大麦芽，和中消食之药也。补而能利，利而又能补。如腹之胀满，膈之郁结，或饮食之不纳，中气之不利，以此发生之物而开关格之气，则效非常比也。"[47] 大凡或因饮食过量，或脾胃虚弱而运化无力，或湿困中土而水谷难行，或年老脾胃运化衰退所致之食后脘腹胀满、食少纳呆、嗳腐吞酸、口臭、大便臭秽、矢气而作、泄泻等，效果均较显著。对于食后昏困、四肢烦重之脾胃气虚、中土不运、清阳不升者，郭老从东垣"补中益气""升阳益胃"出发，多施以六君子汤，均必加炒麦芽 20～30 克，补脾又消导胃肠之积滞；对于面食积食者，常选炒麦芽 20～30 克，配以炒神曲、炒谷芽各 15～20 克；对于肉食积滞者，常遣炒麦芽 30～40 克，配以炒山楂 20～30 克，槟榔 10～15 克，鸡内金 15～20 克，共奏消食化积之力。

例 4：患者，女，28 岁。2013 年 12 月 10 日初诊。自述半年前因饮食不洁而致急性腹泻，自行服药后好转，但自觉病后纳少、食后饱闷、大便溏薄。近 2 个月上述症状较前来明显加重，甚至饭未吃完昏昏欲睡，食后脘腹胀满、嗳腐。现症见便溏，一日 3～4 次，神疲倦怠，形瘦面黄，语声低微，畏寒，舌淡苔白，脉缓弱。诊断：谷劳病。证型：脾阳虚证。治法：温运脾胃，辅以消食、理气。处方：党参 20 克，炒白术、煨木香、茯苓各 15 克，炮姜、炙甘草、砂仁（后下）各 6 克，山药、炒麦芽、神曲、山楂各 30 克，吴茱萸、益智仁、陈皮各 10 克。水煎 300 毫升，分 2 次温服。连服 12 剂后，自诉饭后昏困症状较前明显好转，畏寒明显减轻，大便趋于成形。前方去吴茱萸、益智仁，复进 7 剂后，诸症痊愈，并嘱患者注意饮食调护。1 个月后随访，患者面色红润，饭量大增，食后不困，大便成形。

（五）结语

临床对麦芽的使用，历代医家均有较多的记述，郭老潜心习研前贤医家之说，并在自己的临床实践中加以广泛应用，进而大胆创新，经多年的临床探索，对应用麦芽积累了很多独特而丰富的经验。炮制上，或生用，或炒黄用，或炒焦用，或生炒同用，其主治作用不一；剂量上，小则 5～10 克，中则 20～50 克，大则 200～300 克或以上，其适应证迥然有别；组合上，麦芽的作用有时稍显"力薄"，于是在临床应用时，善于抓住其药之专长，再"因人""因病""因位""因证"遣药配伍组方，最大限度地发挥其功效，以彰其力，或单用麦芽一味，病症对应，其效亦佳；煎煮上，或单煎，或泡茶，或与它药同煎，其不同的有效成分随其煎煮方法的不同而释放人液，其果同归。此正是郭老掌握了麦芽"药有个性之专长，方之和群之妙用"而获得较好临床疗效之因。

六、郭老应用四逆散治疗六腑病的医案

例1：泻肝益胃，降逆止呃逆。王某，女，62岁，住咸阳市玉泉西路。2014年7月18日初诊。

主诉：阵发性呃逆伴胸胁闷痛3年。患者于3年前与他人争吵后出现呃逆，发作频繁，每遇情志不畅或他人触碰身体时发作，每日10~12次，每次发作约20分钟，曾在当地医院诊断为神经性呃逆，服用西药（不详）治疗效果不佳，迁延至今。就诊时，呃逆连声，声音高亢，持续不断，伴胸胁闷痛，腹胀纳减，乏力，大便排出不畅，舌苔薄，脉弦。郭老辨证为呃逆-肝胃不和型。治宜疏肝益胃，降逆止呕。予四逆散合旋覆代赭汤加减。处方：柴胡10克，枳壳15克，白芍15克，旋覆花9克（包煎），代赭石15克，半夏10克，丁香10克，黄芪25克，党参20克，白术12克，生草9克。共5剂，水煎服，日1剂，分早晚服。

7月23日二诊：药后呃逆次数减少，每日2~3次，发作时间减短，每次约10分钟，音调降低，腹胀减轻，食量有所增加，大便稍畅，胸胁闷痛如故。上方加香附10克，川楝子9克。共7剂。

7月30日三诊：诉呃逆偶发，共发作2次，发作时间约5分钟，音调较二诊减低，未诉胸胁闷痛及腹胀，便调，纳可。续服上方5剂。3个月后随访疗效巩固。

临床思辨：郭老依据患者之呃逆发生与加重均与情志不舒有关，并伴胸胁闷痛，腹胀纳差，乏力，大便不爽等肝郁胃弱之症，分析其呃逆应为肝郁气滞，横逆犯胃，胃失和降，气逆动隔而发，肝郁为致病关键，《古今医统大全·咳逆》云："凡有忍气郁结积怒之人，并不得行其志，多有咳逆之证[26]。"治疗当以泻肝为主，和胃降逆为辅，兼补益胃气，若仅和胃降逆，不能从根本上止呃，因患者病久，胃气耗损，故应培补胃气，胃气得以充盛，肝木也将

得以抑制。故郭老遣四逆散疏肝为主，合用旋覆代赭汤降逆和胃，加黄芪、党参、白术等增补中之效。二诊呃逆虽减，但仍胸胁闷痛，故加香附、川楝子以增疏肝理气之力。

例2：疏肝利胆，补中祛结石。李某，男，50岁，陕西安康市人。2013年12月20日初诊。

主诉：右上腹部间断性胀痛2年余。患者2年前无明显诱因出现右上腹胀痛，牵引肩背，饱食及过食油腻后加重，经某院B超检查提示胆囊结石（+），直径约0.3厘米，曾服"消炎利胆片"症状略减。自行停药后，上症反复。现右上腹胀痛如前，拒按，食后加重，厌食油腻，纳差，大便干少，日一行，脉弦。郭老辨证为胆石症-胆腑郁滞证。拟疏肝利胆，益胃排石为治则。予四逆散加减。处方：柴胡10克，枳壳15克，白芍15克，金钱草15克，鸡内金12克，白术15克，焦三仙各15克，生草9克。共5剂，水煎服，日1剂，分早晚服。

12月25日二诊：药后右上腹部胀痛减轻，大便量增，其质正常，纳差如故，脉稍弦。上方加党参20克，茯苓15克，山药15克，续服10剂。

2014年1月4日三诊：右上腹胀痛感消失，余症均除，遂经B超复查显示胆囊内结石（-）。

临床思辨：郭老对肝胆病，强调临床必须肝胆相合诊治。二者互为表里，相助互用。肝主疏泄有助于胆汁的排泄，胆腑之通畅有利于肝气的调畅。因而认为，此患者结石乃肝郁气滞，胆腑气机不利，胆汁排泄不畅，日久所成，治疗重在疏肝利胆，化坚排石。又因胃的受纳腐熟，胃气顺降均赖肝胆疏泄功能正常与否。故郭老认为当少阳阳明同治，取四逆散中柴胡以疏肝理气，枳壳以畅胃肠气机，白芍、生草缓急止痛，金钱草、鸡内金以化坚排石。现代药理研究表明金钱草可促进胆汁分泌，降低胆汁中游离胆红素和钙离子，提高总胆汁酸的含量，从而抑制胆红素结石产生，还可调节脂质代谢起到防治结石的作用[48]。鸡内金可提高胃液分泌量、酸度、消化力及胃动力机能，促进胃的消化功能，辅助排石[49]。因患者胃虚较重，故二诊时，加党参、茯苓、山药补中益胃，扶土抑木，冀收良效。

例3：抑肝畅腑，调肠疗便秘。贾某，女，33岁，西安市长安区人。2013年7月9日初诊。

主诉：大便困难6年余。患者6年前因工作压力大出现排便不畅，二三日一行，便质不燥，排便后仍有便意，情绪不畅则加重，曾服用麻子仁丸及疏肝解郁颗粒疗效不显，现症见便秘依旧，腹胀，矢气频频，双乳胀痛，善叹息，情志抑郁，食后胃脘胀满，纳差，乏力，腰困，睡眠欠佳，苔厚腻，脉弦滑。郭老辨证为气秘－肝旺胃气虚弱型。予疏肝解郁，畅腑通便为治则。处方：柴胡10克，枳实12克，白芍15克，佛手12克，白术10克，生山药12克，炒三仙各15克，炒鸡内金10克，肉苁蓉12克，生草9克。共5剂，水煎服，日1剂，分早晚服。

7月14日二诊：大便不爽、乳痛及胃脘胀满稍有改善，睡眠好转，食欲增加，但仍腹胀，脉略数。上方更枳实为枳壳20克，加炒莱菔子15克。共5剂。

7月19日三诊：大便通畅，已无胃胀、腹胀、乳痛等症，睡眠、饮食均正常。续服上方5剂，以巩固疗效。电话随访大便不爽未再出现。

临床思辨：《黄帝内经》："大肠者，传道之官，变化出焉。"若肠失传导，糟粕内停，便秘则生。郭老据患者便质不干，有便不净感断定并非燥屎，情绪不畅则加重，双乳胀痛，腹胀，纳差，食后胃胀，认定便秘乃肝郁及胃气虚弱所致，肝气不舒，气机壅滞，肠腑失于通畅；胃气虚弱，通降乏力，不能助肠道气机下行。故治疗应疏肝畅腑，益胃调肠。郭老认为睡眠欠佳系胃肠不通而为，胃腑健运，肠道通畅，睡眠自会好转。方用四逆散疏肝解郁，枳实、佛手、炒莱菔子行气畅腑消胀，助通便，白术、生山药、生草补益胃气，炒三仙、炒鸡内金消食化滞，肉苁蓉既润肠助通便，又补肾阳、益精血治肾虚腰困。二诊中患者仍腹胀，遂将枳实改枳壳，加炒莱菔子增行气消胀之力，枳壳较枳实性缓，不伤正，虚证、实证均可用，且长于宽中行气，既助柴胡疏肝理气，又可避免胃气损伤[50]。

例4：柔肝益气，升阳疗泄泻。王某，女，54岁，咸阳市曹家寨人。2013年8月27日初诊。

主诉：腹泻3年余。患者3年前无明显诱因出现腹泻，日4~5次，便质稀薄，时轻时重，曾自行服用健脾养胃丸症状略减，但病症反复。现腹泻日3~4次，发时腹痛肠鸣，泻下急迫，泻后痛减，情绪紧张、恼怒时加重，纳差，乏力，胸闷胃脘胀满，咽部有异物感，眼睛干涩，鼻内干燥，头晕，目周略青，舌质淡，苔白腻，脉弦缓。郭老辨证为泄泻－肝郁脾虚证。治疗应疏肝健脾，升阳止泻。予四逆散合痛泻要方化裁。处方：柴胡12克，枳壳15克，白芍20克，陈皮15克，白术10克，防风9克，佛手12克，台乌12克，焦三仙各15克，山药15克，黄芪50克，党参30克，生草9克，生姜6克，大枣5枚。共3剂，水煎服，日1剂，分早晚服。

2013年8月30日二诊：药后大便日行2次，便质溏薄，胃胀稍减，胸闷胁胀、眼睛干涩、鼻内干燥、头晕好转，舌质略淡，苔略黄，脉弦数。上方加肉豆蔻12克，厚朴10克，大枣改为10枚，共7剂。

2013年9月6日三诊：诸症悉除，续服上方5剂，以固疗效。随访3个月未复发。

临床思辨：泄泻病位在肠，主责在脾。郭老分析患者腹痛即泻，泻后痛减，情志不畅则加重，伴胸闷胁胀，咽有异物感，推断其泄泻乃肝气不舒，克伐脾土，使得脾虚失运，泌别清浊功能失司所致。《张津青医案·泄泻》言："上则嗳噫，下则便泄，厥气不和，克制脾土。"脾虚津液不布，清阳不升致眼、鼻干燥，头晕。郭老认为咽部之异物感乃梅核气，主因在肝，木旺克脾，使得脾虚痰湿不化，上阻于咽喉所致。故治疗重在柔肝实脾。拟四逆散疏肝理气止痛，痛泻要方抑肝补脾，枳壳、佛手、台乌行气除满，黄芪、党参、山药、大枣补益脾气，方中郭老黄芪重用 50 克意在升补脾气。二诊时，加肉豆蔻、厚朴以增消胀止泻之效。大枣由 5 枚改为 10 枚增补脾胃之气。

例 5：行气利尿，补气血治淋证。张某，女，47 岁，安康市石泉县人。2014 年 5 月 19 日初诊。

主诉：小便频数半月余。半月前与家人争吵后出现尿频，白天 8～10 次，每晚 3～4 次，尿清量少，无尿急、尿痛，尿后似尽未尽，少腹胀痛，曾于 2 月 15 日因子宫内膜肥厚行刮宫术，1 个月前又因崩漏在本院住院治疗好转出院。就诊时面色萎黄，神情欠佳，常自感体虚乏力，舌淡苔薄少津，脉沉弦细。郭老辨证为淋证－肝郁气滞兼气血两虚。以疏肝利尿，补气养血为治则。处方：柴胡 10 克，枳壳 15 克，白芍 15 克，茯苓 15 克，泽泻 9 克，黄芪 15 克，西洋参 10 克（另包），当归 15 克，山药 15 克，熟地 15 克，制首乌 15 克，大枣 3 枚。共 5 剂，水煎服，日 1 剂，分早晚服。

2014 年 5 月 24 日二诊：药后小便次数白天 5～6 次，夜晚 1～2 次，少腹胀满减轻，乏力、腰背酸困感好转，舌淡苔稍厚，脉沉，守上方续服 7 剂。2 个月后，其家人告知疾病痊愈，未再复发。

临床思辨：此患者虽行刮宫术及出现崩漏不久，又伴腰背酸困、周身乏力等症，但其尿频因生气而发，且尿少不尽，少腹胀痛，据此郭老判定本病并非虚证，而是肝郁气滞，膀胱气化不利所致之气淋。《医学入门》言："内因七情，心肾气郁，小肠膀胱不利，或忿怒……干于肝经，廷孔郁结[51]。"治疗气淋，郭老往往注重调节肝气，除肝郁为致病主因外，肝脏还是调节气机升降的枢纽，肝气得以舒畅，膀胱气机得以通利，故以疏肝行气利尿为治疗大法，因其伴有气血虚弱，当兼补气血。郭老采用四逆散疏肝理气止痛，调畅膀胱气机，茯苓、猪苓通因通用，达利尿通淋之效，黄芪、西洋参、山药、熟地、当归、白芍、制首乌补益气血。

小结：四逆散主治少阴病、阳郁厥逆证。但郭老临证中，依据其疏肝理气之功随症加减治疗六腑病，疗效显著。六腑以通为贵，以降为顺。郭老认为其气机之通降需借肝脏之疏泄调节。若肝失疏泄，气机失常，六腑失于通降，疾病乃生。故郭老提出六腑病应以调肝为先导，认为"只要病证结合，辨证准确，凡与肝失疏泄相关的六腑病均可应用四逆散治之"。其对四逆散的运用广泛而灵活，积极应用于六腑病的治疗，扩大了四逆散的适用范围，郭老的经验值得总结，"腑病治肝"的学术思想值得发扬。

七、基于"下""清""补"原则，郭老创立的润肠方治疗功能性便秘的组方分析

功能性便秘又称为习惯性便秘，是指长期慢性便秘，属于《黄帝内经》中"大便难""便不利"等范畴。中医认为习惯性便秘的基本病机为大肠传导失常。历代医家多认为阴津不足、肠道失濡是习惯性便秘的主要病机。根据这一特点郭老给予滋阴润燥、润肠通便之法，结合临床经验提出了润肠方。润肠方源于郭老治疗功能性便秘的经验方，是由火麻仁、郁李仁、虎杖等9味中药组成的复方制剂，味甘、苦，具有润肠通便，滋阴润燥的功效，经多年临床实践表明润肠方对治疗功能性便秘具有显著疗效。

现如今随着生活节奏和饮食习惯的改变，功能性便秘的患者数量有增无减，长期的便秘严重影响人们的生活质量，在结肠癌、乳腺、心脑血管等疾病的发生中有重要作用，在急性心肌梗死、脑血管意外等心脑血管疾病中，顽固性功能性便秘甚至可以危及患者的生命，功能性便秘已成为世界范围内影响人们生活质量的重要因素之一[52]。目前药物治疗是西医治疗功能性便秘的主要手段，但西药存在一定的副作用，并且停药后有可能再次出现便秘，治疗效果并不理想。而中药相对西药而言，具有副作用较小、疗效突出等优点。因此，本文通过分析郭老治疗功能性便秘的组方规律，为临床治疗功能性便秘提供参考依据。

(一) 润肠方的组成分析

润肠方由火麻仁30克，郁李仁20克，虎杖30克，生地30克，玄参15克，麦冬15克，枳实18克，炒白术18克，甘草6克9味药材组成。本方以火麻仁、郁李仁为君药，润肠通便。正如《药品化义》："麻仁能润肠，体润能去燥，专利大肠气结便秘。"《用药法象》言郁李仁"专治大肠气滞，燥涩不通"。虎杖、生地、玄参、麦冬为臣药，燥热内结耗伤津液，燥热不去，津液难复，故一方面用虎杖苦降泄热以通便，另一方面用生地、玄参、麦冬滋阴增液，此乃增液汤原方。玄参咸寒润下，麦冬甘寒滋润，生地滋阴壮水，共作增水行舟之计，君臣合用，滋阴增液，泄热通便。枳实、炒白术为佐药，枳实苦泄辛散，行气除痞，有助泄下通便之功。炒白术补气健脾，运化水谷，为胃行其津液，防治胃肠燥热，燥屎内结。以甘草为使，既可甘缓和中，又能调和诸药。综观全方诸药相互配合运用，共奏滋阴润燥、润肠通便之效，体现了治本为主，标本兼治的中医治疗原则。

(二) 治法思想及组方分析

润肠方为融合"下""清""补"为一体的中药复方，组方合理精当，选药简约质朴。该方用于治疗功能性便秘，疗效较为稳定。据临床观察表明润肠方毒副作用少且安全，有效率高，优势明显，对于治疗功能性便秘而言有确切疗效。

1. 下

所谓下法，就是利用具有沉降性质的药物来改善"在下之有形急证"的一种治疗方法。"在下之有形急证"是由燥屎内结、宿食不消、冷积不化、瘀血内停、结痰停饮或是虫积导致的有形积滞停留肠胃的一类疾病。下法可使停留在肠胃的有形积滞从大便而出，如《素问·阴阳应象大论》曰："其实者，散而泻之""中满者，泻之于内"。中医学认为，功能性便秘主要症状表现为大便干结如羊屎状，秘结长期不下，故治疗时可适当采用下法以荡涤肠胃、通泄大便。《素问·至真要大论》中说"实者泻之"指的就是下法。

郭老认为功能性便秘患者多为老人、幼儿、产妇等体弱者，大多机体功能低下，虚损症状明显，虽然大便秘结症状较重，但治疗时不可妄用攻伐之剂，应结合患者体质因素，通过润肠而通便，既可攻实，又可防虚。故郭老治疗功能性便秘时常选用火麻仁、郁李仁两味润下药物，因其性平，适用于体弱者，且两药配伍其润肠通便力增。方中郁李仁辛、苦、甘，归大肠、小肠经，可润肠通便、利水消肿。火麻仁味甘性平，归脾、胃、大肠经，有润肠通便的功效，《长沙药解》："火麻仁，味甘，其平，性滑……润肠胃之约涩，通经脉之结代。"因其性平，适用于老人、幼儿、产妇等体弱者之便秘。现代医学有研究表明郁李仁具有润肠通便、利水消肿之功，是因为其有效成分前者为脂肪油，后者为苦杏仁苷[53]。而火麻仁中也具有脂肪油成分，能刺激肠黏膜，使分泌增多，蠕动加快，减少大肠对水分的吸收[54]，故这两位药物具有泻下作用，可用于治疗便秘。方中枳实味辛苦，性温，归脾、胃、大肠经。《长沙药解》云"泻痞满而去湿，消陈腐而还清"，为破气消积、化痰除痞之要药，可消散胃肠积滞，助火麻仁、郁李仁下行。

2. 清

清者解其热也，《素问·至真要大论》云："热者寒之""温者清之""治热以寒"。清法去热泻火凉血，可使在里之热得以解除。张仲景在阳明、太阳、少阳、少阴、厥阴、差后劳复诸病中皆有应用此法，并创立了六经辨证，以六经为纲，整理了各种清法在临床实践中的医案[55]。便秘属阳明腑证，据《伤寒论》所载可用清法治疗。郭老认为功能性便秘多为阴虚里热证，也可适当运用此法治疗。

方中生地味苦性寒，入心、肝、肺经，具有清热凉血、养阴生津之功。《雷公炮制药性解》云"凉心火之烦热，泻脾土之湿热，止肺经之衄热，除肝木之血热"，可对证治疗功能性便秘，然生地不仅滋阴养血还可通其,《名医别录》载:"去胃中宿食,亦养其心而消化力充,可以运宿滞",《本经逢原》云:"元气亏,不胜攻下者,用其通秘便最佳。以其有润燥之功而无滋腻之患。"现代研究发现,生地黄根茎含 β-谷甾醇与甘露醇[56],而甘露醇口服在肠道内不被吸收,具有渗透泻下作用[57-58]。玄参苦甘咸寒,归肺、胃、肾经,为清热凉血,滋阴降火之要药,适用于阴伤津亏之消渴、便秘。据研究,玄参中含有哈帕苷、桃叶珊瑚苷、哈巴俄苷等成分,对大肠杆菌、金黄色葡萄球菌、铜绿甲单孢菌都具有抗菌活性[59]。玄参、生地均以清热凉血、滋阴降火为主要功效,治疗功能性便秘时常相须为用。方中虎杖清热解毒,泄热通便,为治疗热结便秘之要药,与生地、玄参配伍主清阴虚之热。

3. 补

所谓补法就是利用性能滋养的药物来改善人体虚证的一种治疗方法。虚证是由于先天禀赋不足或后天失调导致阴阳、气血、津液、精髓等正气亏虚。补法适用于气、血、阴、阳等各种虚证的治疗。《素问·至真要大论》云"虚则补之""损者益之"。朱丹溪运用补法突出表现在养阴,认为"阳常有余,阴常不足",提倡养阴、顾护阴精,把养阴抑阳作为养生的重要原则贯穿于人体生长壮老的全过程,其重视养阴的程度可见一斑[60]。

润肠方中包含生地、玄参、麦冬三味药物,此乃增液汤原方,郭老治疗功能性便秘常以此为佐药,增加肠道中津液,寓泻于补,以补药之体,作泻药之用,期增水以行舟,如《温病条辨》云"水不足以行舟,而结粪不下者,当增水行舟",用以治疗阴液亏虚、无水舟停之证,即"液干"。增液汤中玄参为君药,"壮水之主,以制阳光",润肠燥以行通便之能,启肾水上潮于天,其能治液干;臣药生地养阴清热,增强玄参滋阴润燥的功效,合麦冬能补能润能通。三药咸寒苦甘合用:苦能泄热,咸能软坚、入肝肾、入营血分,寒能清热,共作甘寒养阴、咸寒滋阴、以补为通之用。现代研究认为玄参、生地、麦冬配伍应用,是通过抗炎、增强肠道蠕动、增加唾液腺分泌，使阴虚症状得到改善，故可用以治疗功能性便秘[61]。白术甘、苦，温，入脾、胃经，质润而气香，健运脾阳，具有滋养胃阴之功。陈修园之《神农本草经读》谓"白术之功在燥，而所以妙处在于多脂"，此即生白术多用润下之药理。郭老认为脾胃为气血生化之源，居于中焦，为人体气机升降枢纽，主运化功能恢复，水谷精微布散如常，则津亏可除，便秘可愈。故润肠方中白术多炒用，取其补气健脾止泻之效，现代研究表明炒白术中苍术酮相对含量的降低和白术内酯Ⅱ和Ⅲ含量的升高，有利于炒白术发挥对胃肠的保护作用。炒白术中 γ－马榄烯和 β－桉叶烯向 β－桉叶醇的转化，有助于提高小鼠胃肠推进功能。说明挥发油和苍术酮含量的降低，可能是传统中医药认为炒白术达到缓和"燥性"，减少对胃肠刺激性，增强健脾益气作用的物质基础[62]。方中甘草甘平，可补脾益气、调和诸药。《雷公炮制药性解》云："解百毒，和诸药，甘能缓急，尊称国老。"在本方中炒白术补气健脾，运化水谷，可为胃行其津液，防治胃肠燥热，燥屎内结；而甘草则甘缓和中，调和诸药。

（三）讨论

郭老继承了古人及前辈先贤的经验，中医功底扎实，学术底蕴深厚，善于运用辨证思维分析和认识疾病，对本病有独到的见解，临证时注重四诊合参，以辨证为基础，结合患者症状体征，灵活遣方用药。如患者口干口苦，舌红苔黄燥，加天花粉清热泻火、生津止渴；神疲乏力，纳差，食后腹胀加重，加厚朴下气宽中、莱菔子降气除胀。郭老认为功能性便秘的病因主要与生活规律改变、饮食因素、排便习惯不良、药物作用等因素有关，除了中药治疗之外，还应该注重建立合理的饮食和生活习惯。

综上所述，郭老的润肠方组方严密、完善，用药简练，具有滋阴润燥、润肠通便之功效。润肠方具有安全、毒副作用小等诸多优点，治疗功能性便秘效果明显，值得临床在治疗便秘方面进一步推广应用。

参考文献

[1] 徐春红. 乳腺增生病的流行病学综述 [J]. 北方药学, 2013, 10 (12): 92 – 93.

[2] 刘红梅, 卞卫和. 中医药治疗乳腺增生病的研究进展 [J]. 中医药导报, 2006 (12): 81 – 83.

[3] 魏谭军, 梁源, 王毅, 等. 理气散结颗粒对大鼠乳腺增生的影响 [J]. 中成药, 2019, 41 (2): 304 – 309.

[4] 张宝平, 严春生, 孙平. 江苏某高校女教职员工 2012—2016 年妇科疾病体检结果分析 [J]. 基层医学论坛, 2018, 22 (31): 4386 – 4387.

[5] 谷丽艳, 易佳丽, 樊延宏, 等. 中医药疗法治疗乳腺增生研究进展 [J]. 辽宁中医药大学学报, 2014, 16 (1): 173 – 176.

[6] 徐慧馨. 段富津教授治疗乳癖的经验研究 [D]. 哈尔滨: 黑龙江中医药大学, 2013.

[7] 陈奎铭, 王小平, 袁瑗, 等. 乳腺增生中成药应用现状 [J]. 现代中西医结合志, 2016, 25 (26): 2961 – 2964.

[8] 张群. 基于文献分析的中医药治疗乳癖用药律的研究规律的研究 [D]. 沈阳: 辽宁中医药大学, 2018.

[9] 韩梅. 乳腺增生病诊断及疗效评定标准 (修订稿) [J]. 中国医药学报, 1988 (3): 66.

[10] 国家中医药管理局. 中医病症诊断疗效标准 [M]. 南京: 南京大学出版社, 1994.

[11] 南京中医药大学. 中药大辞典 [M]. 南京: 上海科学技术出版社, 2006.

[12] 董敏, 潘文, 王晓萍, 等. 乳腺增生症与乳腺癌中医病因病机探析 [J]. 中国中医基础医学杂志, 2013, 19 (1): 18 – 19.

[13] 龚居中. 外科活人定本 [M]. 长沙: 湖南科学技术出版社, 1994.

[14] 郭英明. 郭老诊治乳癖经验介绍 [J]. 上海针灸杂志, 1994, 13, (4): 147 – 148.

[15] 何凡. 香附四子散热熨治疗乳腺癌术后上肢水肿疗效及对肩关节活动度

的影响 [J]. 现代中西医结合杂志, 2018, 27 (20): 2226 - 2229.

[16] 潘少斌, 孔娜, 李静, 等. 香附化学成分及药理作用研究进展 [J]. 中国现代中药, 2019, 21 (10): 1429 - 1434.

[17] 钟赣生. 中药学 [M]. 北京: 中国中医药出版社, 2012.

[18] 穆兰澄, 顾成娟, 徐立鹏, 等. 平性药药性及应用特点 [J]. 中医杂志, 2017, 58 (1): 23 - 26, 45.

[19] 孙冰, 邓家刚, 张作记, 等. 平性药配伍理论探讨 [J]. 中华中医药杂志, 2012, 27 (3): 525 - 527.

[20] 邓远辉, 刘瑜彬, 罗淑文, 等. α - 香附酮的分离及其解热镇痛作用研究 [J]. 中药新药与临床药理, 2012, 23 (6): 620 - 623.

[21] 张静艳, 张晓杰. 柴胡皂苷对抑郁模型大鼠海马乙酰胆碱代谢及组织形态学影响的实验研究 [J]. 齐齐哈尔医学院学报, 2011, 28 (4): 506 - 508.

[22] 赵艳. 逍遥蒌贝散在肉芽肿性小叶乳腺炎患者围手术期的应用效果 [D]. 新乡医学院, 2019.

[23] 郭珊珊, 王谦, 白立川, 等. 芍药 - 甘草配伍的研究进展 [J]. 中草药, 2014, 45 (10): 1481 - 1485.

[24] 郭跃. 中西医结合治疗乳腺增生临床观察 [J]. 中国社区医师: 医学专业, 2011, 13 (17): 189 - 190.

[25] 国家药典委员会. 中华人民共和国药典: 2010 年版 一部 [M]. 北京: 中国医药科技出版社, 2010.

[26] 周仲瑛. 中医内科学 [M]. 北京: 中国医药出版社, 2007.

[27] 张鹤年. 气行则血行——补阳还五汤中用不同剂量的黄芪治疗脑梗塞恢复期 108 例对比观察 [J]. 上海中医药杂志, 1997 (7): 10 - 11.

[28] 谢裕华, 陈超. 不同黄芪剂量的补阳还五汤对中风后遗症患者外周血 ESR、PCV 及 ηb 水平的影响 [J]. 新中医, 2007, 39 (6): 23 - 24.

[29] 姚建新. 不同黄芪剂量的补阳还五汤治疗缺血性中风的临床观察 [J]. 陕西中医, 2015, 36 (9): 1110 - 1112.

[30] 刘沛然. 细辛与临床 [M]. 北京: 人民卫生出版社, 1994.

[31] 王家蕊, 闫山林. 煎煮时间对细辛疗效及毒性的影响 [J]. 天津药学, 1999, 11 (1): 32 - 34.

［32］李娟. 细辛的临床应用及其毒性研究［J］. 新疆中医药，2005，23（4）：44 - 45.

［33］仝小林. 细辛重剂应用探讨［N］. 中国中医药报，2010 - 12 - 31.

［34］张卫华. 著名针灸学家郭老临床经验精粹［M］. 西安：西安交通大学出版社，2013.

［35］黄小龙，陈明. 川乌、草乌和附子治疗痹证探讨［J］. 中国中医基础医学杂志，2014，20（1）：113 - 115.

［36］李再白. 乌头的临床应用［J］. 江苏中医杂志，1980（4）：39 - 41.

［37］邵士珺. 万华运用附子组方治疗乳房病经验举隅［J］. 上海中医药杂志，2011，45（3）：11 - 12.

［38］高学敏. 中药学［M］. 北京：中国中医药出版社，2007.

［39］熊曼琪. 伤寒论［M］. 北京：中国中医药出版社，2007.

［40］林文丰，张学兰，王苓. 乌药炮制的现代研究［J］. 山东中医药大学学报，1999，23（4）：232 - 234.

［41］王龙虎，杜杰，周海燕. 附子炮制研究进展［J］. 中国现代中药，2007，9（8）：29 - 31.

［42］国家药典委员会. 中华人民共和国药典：2005 年版 一部［M］. 北京：化学工业出版社，2005.

［43］张锡纯. 医学衷中参西录（下册）［M］. 北京：人民卫生出版社，2010.

［44］仝宗景. 威灵仙通乳有效［J］. 中医杂志，2006，47（7）：492.

［45］吴谦. 医宗金鉴［M］. 北京：中国医药科技出版社，2011.

［46］刘明. 麦芽在回乳及下乳中的应用［J］. 中国社区医师：医学专业，2012，14（2）：233.

［47］倪朱谟. 本草汇言［M］. 上海：上海科学技术出版社，2005.

［48］张雅媛，马世平. 金钱草对食饵性胆色素结石的防治作用［J］. 中药药理与临床，2004，20（2）：22 - 24.

［49］许浩辉，马松杰. 鸡内金治疗石淋之探讨［J］. 四川中医，2015，33（4）：37 - 29.

［50］黄积存，李景君. 李成光妙用四逆散异病同治临床经验举隅［J］. 中医药学报，2014，42（5）：97 - 99.

［51］黄耀生，李松川. 女性尿道综合征与淋证［J］. 河北中西医结合杂志，1997，6（5）：798－801.

［52］Tack J，Muller－Lissner S，Stanghellini V，et al. Diagnosis and treatment of chronic constipation a European perspective［J］. Neurogastroenterol Motil，2011，23：697.

［53］张志国，曹臣，周新蓓. 郁李仁有效期研究［J］. 中国现代药物应用，2007，1（7）：1－2.

［54］贺海波，石孟琼. 火麻仁的化学成分和药理活性研究进展［J］. 中国民族民间医药，2010，19（15）：56－57.

［55］曹远礼.《伤寒论》对清法运用规律辨析［J］. 中华中医药学刊，2002，20（9）：63－64.

［56］贾玫，李忠，陈信义. 白术生地汤加味治疗美施康定所致便秘的临床观察［J］. 国际中医中药杂志，2006，28（2）：114－115.

［57］王伊光，吴伟，腾占庆，等. 番泻叶与甘露醇在术前肠道准备的应用比较［J］. 北京中医药大学学报，2000，23（4）：64－65.

［58］张玲. 甘露醇用于选择性手术前肠道准备护理体会［J］. 福建医药杂志，2000，22（5）：130.

［59］张绍强，李明. 玄参的化学成分及药理作用的研究进展［J］. 中国医药指南，2013，11（26）：51.

［60］张庆祥.《格致余论》养生学思想初探［J］. 山东中医学院学报，1991，15（4）：20－21.

［61］安慧妍，胡亚靖，于河，等.《温病条辨》中玄参、生地、麦冬用法探析［J］. 现代中医临床，2017，24（3）：44－47.

［62］李滢，陶海燕，杨秀伟. 生白术和炒白术挥发油成分的 GC－MS 分析［J］. 药物分析杂志，2013，33（7）：1210－1217.

第十三节　郭老独特的针刺手法

针刺的疗效取决于明确的诊断、正确的取穴以及恰当的操作手法，针灸手法是实现针灸疗效的重要环节，也是影响针刺疗效的关键所在，郭老同历代医家一样，非常重视和讲求针刺手法的操作。现就郭老独特、主要的针刺操作手法加以简要介绍：

一、针刺治疗乳腺增生病的独特刺法

郭老应用针刺治疗乳腺增生病始自20世纪70年代，经临床反复筛选，多次实践，最终将针刺治疗乳腺增生病的主穴确定为甲乙两组，甲组穴有屋翳、乳根（或膻中）、合谷，乙组穴有肩井、天宗、肝俞，并随辨证加减用穴。在这些主穴的操作上，郭老有自己独特地方法，如针刺屋翳、乳根、天宗穴时，针身与这些穴位的局部皮肤均呈25度斜刺，屋翳、乳根二穴分别在锁骨中线平第二肋间隙和锁骨中线平第五肋间隙处各向外斜刺25度，深度均达1.5寸，捻转行针，使局部产生酸胀的得气感；肩井穴由后向前呈25度斜刺1.5寸，捻转。这时，一方面局部易于产生酸胀感，另一方面针刺的疗效较好，同时也防止了直刺时针尖刺伤肺脏的弊端；向下平刺膻中1寸，再加捻转行针，这时针刺局部可出现较为明显的胀感，有的患者针刺本穴后，原有的乳房胀痛、胸胁胀满等症状则可较快地得到减轻。此4个穴位的独特刺法与其他穴位常规刺法结合，共助疏肝理气，宽胸散结，调节冲任，通乳络，止乳痛，消乳块之功而获显著疗效。

二、人体有关部位穴位的独特刺法

（一）眼区穴

在治疗眼部病时，郭老一般要取眼区穴针刺，如睛明穴、球后等穴。针刺这些穴位时，郭老在针刺前强调：一要严格消毒，以防感染；二要选对针具，即要选用针身较细、针尖笔直没有卷曲、没有带钩、光滑、有弹性的毫针。针刺时，如刺睛明穴，首先把眼球推向外侧，再进针，进针时一定要把握好针刺的手法、角度和深度，直刺进针大约1寸，过浅没什么效果，过深易造成器官的伤害。如进针时病人疼痛较剧，则不宜强行进针，否则就会刺伤血管。进针到应达深度后尽可能不提插行针，更不能反复提插，否则就会刺伤血管而导致局部出血，应以轻微捻转手法行针，取针时，不要用手接触针体，应用消毒的干棉球夹持针体，慢慢将针身上提取出，针具取针后，还要用消毒的干棉球按压针孔几秒钟，以防止出血。眼区穴位对诸如视神经萎缩、青光眼等病都有很好的效果。

（二）项部风池、风府穴位的针刺方法

风池、风府这2个穴位的深部是生命中枢延髓及其附近，针刺这些部位的穴位时要特别注意，风池穴进针一般要斜向前下方刺入，不能向内上方直深刺，一般进针1.5寸；风府穴也不能向上刺，也不能直深刺，一般刺时要平刺或需直刺时，深度应掌握在1寸以内。

（三）胸背穴位的针刺方法

胸背穴位的针刺，主要是掌握针刺的深度，不能深刺，深刺容易刺伤肺脏而引起气胸，刺伤心脏而引起更为严重的不良后果，故一般斜刺的长度不超过1.5寸。

（四）督脉穴

针刺位于后正中线上（脊柱）督脉的穴位时，视胖瘦而定，一般针刺深度应掌握在1寸，不能太深，太深则刺伤脊髓。

三、不同机能状态的独特刺法

（一）小孩囟门未闭合针刺头部穴位的方法

3岁前，有的4~5岁的小孩，囟门尚未闭合，如要针刺这些小孩头部囟门部位的穴位如百会、囟会时，郭老认为，囟门部位都比较软，前囟更为突出，针刺前囟、后囟和百会穴时要特别注意针刺

的深度、角度和方向。如果在小孩囟门未闭合而患有如脑瘫等的疾病需要针刺头部穴位时，针刺应沿头皮刺、浅刺，四神聪治疗小儿脑瘫有效，针刺沿皮刺的方向应为一针向前，一针向后，一针向左，一针向右，长度约为 0.5 寸。再配合远端穴位和小儿按摩、推拿来治疗。

（二）尿潴留

针刺治疗尿潴留有较好的疗效，下腹部的曲骨、中极、关元等穴位常常被选用。尿潴留时，由于这些穴位的深部是被尿液充盈的膀胱，针刺时应选取 1.5 寸针具，向下斜刺，捻转行针，不应提插行针。严禁直刺、深刺，否则，刺破膀胱壁而导致漏尿现象的发生。

（三）孕妇

易引起流产的有关穴位和部位如合谷、三阴交、涌泉等，孕妇腹部、腰骶部，这些穴位和部位对针刺的感应十分强烈，针刺后均可使子宫收缩而引起流产，故在怀孕的早、中、晚期均应禁止选用。

第四章　典型医案

第一节　郭老治疗专长疾病医案

医案 1　辨标本缓急针刺法治疗气血两虚兼肝郁之乳癖

秦某，女，42 岁，工人。1978 年 3 月 15 日初诊。

主诉：双乳肿块 3 年余，伴疼痛 6 个月。

双乳肿块 3 年余，近数月来疼痛加剧，多在经前和生气后、劳累后加重。剧痛时衣物不能触及，走路唯恐别人误撞胸部，痛楚异常，经服中药获效不显，并伴有头晕，目眩，少气无力，纳差，时有失眠，经来腹痛等症。

查体：面色枯黄，舌质淡而不红活。少津，苔白，精神欠佳。双乳外形对称，乳头、乳晕及皮色无异常，乳头无溢液。语言低微，无它气味。脉沉细而弦。双乳外上象限有散在如小枣核大多个结节，按压疼痛，边界清，与皮肤无粘连。颈腋淋巴结不大，腹壁柔软，肝脾未触及。素性急而多动怒，怒则肝气横逆，疏泄失职，导致气滞而血不行，故经前乳胀痛加重，兼之劳累过度，耗气伤血，则见面色枯黄，少气无力，语音低微，舌质淡，脉沉细等症。由于血亏，神失安舍，则时见失眠。本例患者属气血亏损，兼见肝郁之乳癖。治宜舒肝补益气血。针刺处方：①屋翳（双）、足三里（双）、膻中、外关（双）；②肩井、天宗、肝俞均双侧。刺法上两组穴交替使用，每日 1 次，连针 10 次为 1 个疗程。

1978年3月25日二诊：针刺1个疗程后，双乳胀痛逐渐减轻。嘱休息4天后，继针并加足三里、气海而补气血，平补平泻，留针期间，行针3次。

1978年3月30日三诊：至14次双乳疼痛复前，患者神志恍惚，精神极度疲惫，整夜未能入睡，脉沉细而数。由于患者气血亏损，劳倦日增，导致脾失健运，气血无源，正气日亏，故疼痛加剧。根据急则治其标，缓则治其本的原则，先治失眠，故用神门以安神，印堂以调阴阳，三阴交以交心肾，三穴相配以安神定志，交通心肾而调阴阳。

1978年4月4日四诊：连针4次后，失眠愈。继针刺乳腺增生病取穴。

1978年4月16日五诊：于第3个疗程后，双乳疼痛及包块消失，舌质淡红，脉沉细，食欲转佳而痊愈。

1981年4月随访，双乳平时不痛，针后4个月，经来无痛而微胀，别无不适。

按： 按急则治其标，缓则治其本的原则，是根据病情的主次缓急进行治疗的准则，初针双乳疼痛减轻，继针无效，经问诊，近数天来整夜不能入睡，精神极度疲惫，根据标本缓急，失眠为标病，由于失眠暂时扰乱了机体生理功能的调节，导致了继针无效。所以在治疗本病时必须掌握标本缓急这一治则。

医案2　疏肝理气，活血通络针法治疗肝郁之乳癖并有癌变倾向者

康某，女，38岁，工人，国棉某厂。1980年5月26日来诊。

主诉：双乳疼痛肿块1年。

1年前出现双乳疼痛肿块，多在生气后、劳累后、经前疼痛加重，肿块变硬增大，于1979年10月右乳腺肿块病检片示"右乳腺病，伴细胞增生活跃"，因恐癌变而手术，术后8个月，右乳疼痛肿块复前，服中药未效，兼之其母一年前因乳癌而死亡，故患者心

情恐惧而来治疗。平时多有急躁、易怒、咽干等症，素性喜歌善舞，心胸开朗。

查体：一般可，神情活跃，面色红润，舌质红活，苔白根黄。双乳呈袋形对称，乳头、乳晕无异常，右乳外上有手术刀痕。脉弦缓。腹壁柔软，肋下未触及肝脾下界。卧位扪及右乳外上有 3.5 厘米 ×3 厘米包块，左乳外上有 1 厘米 ×0.5 厘米颗粒 4 个，有压痛，质中度，活动可，表面光滑，腋下及锁骨上淋巴结不大。患者素性活跃，喜歌善舞，但因家中某些不快，致使肝气郁结日久，胸肋之脉络不畅，导致湿痰积于乳而疼痛。其母又死于乳癌，郁遏之气未疏，忧恐之情又生，气机必乱，故术后 3 个月肿块迅速复发。郁久化火，肝胆火炽，故烦多怒，肝气横逆必克脾土，故见脉缓，舌质不红活。证属肝郁之乳癖（乳腺腺病）。治宜舒肝利气，处方：甲组取屋翳、乳根、太溪。乙组取肩井、肝俞、肾俞均双侧穴位。两组穴位交替使用。针刺得气后，接 G6805 型治疗仪，连续波，电量宜小，以患者有感觉为度，通电 30 分钟，每日 1 次，10 次为 1 个疗程。

1980 年 7 月 11 日二诊：休息 4 天后继针，经治 2 个疗程后，双乳疼痛肿块消失。

1980 年 8 月 11 日三诊：继针 3 个疗程以巩固疗效。第 5 个疗程结束后，双乳在生气后、经前略胀痛，但肿块未扪及，咽干，急躁情绪好转，食欲增进，弦脉细。

1 年后随访，双乳疼痛显著减轻，肿块已消失。5 年后随访一切复常。

按： 本例患者因素性活跃，喜歌善舞，表明肝气条达，但由于家中之不快，其肝气常被遏而郁，兼之其母 1 年前患乳癌而亡，乳病又为已患，病检片示细胞活跃有癌变的迹象，术后又复发，所以不但肝气郁结，而忧恐之情又生，致使机体调理阴阳的机能失衡而发病。从现代医学研究看机体生理机能在正常情况下，监视细胞，随时有捕捉癌变细胞的作用，一旦机体防卫机能低下，监视细胞失去活力，则造成癌细胞迅速扩展。通过针刺而舒肝理气，畅通经络，调和气血，使人体机能旺盛，防止了癌变，虽然仅据此一例，想某些有癌变的迹象疾病，通过针刺激活了人体防卫机能，促使监视细胞的防护作用，从而达到预防或减少乳癌发病率的作用，故举此例，仅供同道参考。把针灸治疗范围推向防癌的领域中去，也是有一定意义的。

医案3　针刺治疗肝郁、胃气失降兼肾阴虚型乳癖伴经前口腔出血者

姚某，女，40岁，工人。1980年5月初诊。

主诉：双乳疼痛、肿块5年余。

患者自述6年前人工流产后，月经失常（多错后），自觉双侧乳房逐渐增大。约1年后，两乳开始疼痛，经某医院肿瘤科诊治，服当归片及中药，并注射土贝母、蟾蜍等针剂疼痛有所缓解，但停药后疼痛又渐加重。近3年来每次经前15天自感舌尖发麻，舌根强硬，两颌下淋巴结肿，经期第二至三天夜间，口中有咸味即开始心烦约1小时，吐出血液约10毫升，经服中药吐血愈，但觉小腹胀满，停服中药，小腹胀满减轻，但吐血复前，如此反复已近2年。现月经不规则，并在经前、生气、劳累后两乳疼痛加重，伴有胸闷、胁胀、善太息、易怒、口苦、多梦、咽干、腰膝酸软、目眩耳鸣等症。

既往史：10年前患肺结核、慢性肠炎。

月经史：14岁初潮，量少色淡。

查体：形体消瘦，神情可。舌质红而少津，苔薄白，面色无华，口腔齿龈黏膜无异常。胸廓对称，双乳呈杯型对称，乳头、乳晕及皮色无异常，乳头无溢液。脉细而弦。右乳外上象限扪及4.5厘米×3.5厘米的片状包块，压痛，左乳外上象限扪及4.5厘米×3.5厘米片状包块，中度硬，边界尚清，活动可，表面较光滑。颈腋淋巴结增大，肝脾未扪及。听诊：心肺无异常。辨证：患者平素性急易怒，郁而化火，适值经前冲任脉气正盛，由于乳头色青属肝，乳房为足阳明胃脉所贯，气血随胃经上逆而雍遏不通，致乳房疼痛加重。胃气宜下降为顺，若久积于上，必招致胃火上炎，熏蒸口齿，口腔络脉受损必溢血。肝火久盛，必耗损阴液故出现咽干，腰膝酸软，耳鸣，目眩，多梦等肾阴亏损之症，阴虚本失条达，故有胸胁胀满不舒，胁胀，善太息，易怒之苦，证属肝郁，胃气失降兼肾阴虚。诊断：乳癖（乳腺增生病）。治则：滋肝肾之阴和胃降逆。处方甲组取天宗（双）、肩井（双）、肝俞（双）。乙组取屋翳（双）、膻中、外关（双）。天宗虽为小肠经穴，临床有治乳房疾病之功效，其机理尚难解释。肩井为足少阳经穴，可调胆经经气，胆与肝相表里，通过表里经作用而舒肝气。肝俞为肝经的背俞穴，有调达肝气作用。屋翳畅胃经之气，因胃脉贯乳，该穴又居乳上，直接作用该部。膻中居两乳之中，又为上气海，故有宣散胸部气机之效，外关为三焦之络穴，不但有利气作用，还可解除胸胁胀痛，故两组穴配合应用，有舒肝理气通乳止痛功效。并根据证情加肾俞、太溪经滋肾阴，使肝木得以滋养条达，加三阴交以调经通畅冲任，若冲脉上逆之气而下行，故经来不上逆而口中血止。两组穴交替使用，每日1次，连针10次，泻阳补阴。休息4天后继针。

连针5个疗程，先后约2个月，经前两乳疼痛消失，经检查双乳包块缩小为0.5厘米，无压痛，经后口中无异味，心不烦，吐血停止，但尚有咽干，入睡困难，腰酸等症。

1982年6月随访，经前口腔出血又复发，但未治疗。

1983年4月随访，双乳疼痛肿块消失，口腔再未出血，自感身体健壮。

按：此病已4年之久，先后经数医院诊治，双乳疼痛时轻时重，口腔出血与小腹胀满反复出现，且逐渐加重。经中医辨证施针，坚持近3个多月治疗而愈，中医所谓"逆经"多为经期鼻腔出血，但口腔出血，经前舌尖发麻，舌根强硬，颌下淋巴肿大。笔者数10年临床尚未遇到，在治疗数百例乳腺增生病人中也仅此例，故作记载，以供参考。

医案4 滋补肝肾法针药并用治疗菠萝皮样略硬无弹力之乳房肿块效微

周某，女，23岁，未婚，农民。1980年7月11日就诊。

主诉：双乳肿块疼痛3个月。

双乳疼痛肿块3个月，呈持续性胀刺痛，并向腋下放散，与月经周期及生气、劳累无关，伴有心悸、心烦、盗汗之症，经服中药及西药无效。月经 $18\dfrac{3}{25}$。

查体：发育可，营养尚佳，神情有烦忧状，舌质红而无苔，两乳呈半球状，右乳大于左乳，乳头、乳晕、皮色无异常。脉弦细。腹壁柔软，肝脾未触及，整个双乳腺体有坚硬感，右乳头上扪及4.5厘米×6厘米肿块，外下3厘米×3厘米肿块，左乳内上扪及5厘米×5厘米肿块，有压痛，质中度硬，活动可，表面尚光滑，腋下淋巴结不大。听诊：心肺（-）。病检片示：单纯乳腺小叶增生。患者素常动气，易于肝气郁结，郁久耗阴，故出现五心烦热，肾水不足，水火不相济而心悸，肝气横逆必犯胃伤脾而乏力，肝脉布胸胁，乳头色青属肝，气滞则痰湿随经脉流注于乳房。胃气不和，阳明经之气亦不畅，乳房属胃，为多气多血和乳汁流通之器官，如胃经之气不畅，气血易于郁滞而结块，乳房与肝脾胃之经关系密切，二经之气失畅，则乳房极易结块，此证属肝肾阴虚之乳癖，治宜滋肝肾之阴。针刺处方甲组：屋翳、乳根、太溪；针刺处方乙组：肩井、肝俞、肾俞，均双侧穴位。两组穴位交替使用。针刺得气后，接G6805型治疗仪，连续波，电量宜小，以患者有感觉为度，通电30分钟，每日1次，10次为1个疗程。并去合谷加肾俞太溪而滋肾阴。

1980年7月31日二诊：针治2个疗程后，双乳疼痛略有减轻，肿块缩小不明显。

1980年8月21日三诊：针治至第4个疗程，肿块略有缩小，但疼痛减轻不明显。

1980 年 9 月 5 日四诊：后停针服舒肝利气软坚之剂 10 余剂，并未获效。

1980 年 9 月 12 日五诊：继服碘剂及睾丸素 1 周亦未效，故停药，嘱去它医院诊治，作无效病例处理。

1981 年 9 月 20 日六诊：1 年后随访得知，经多家医院服中西药亦未获愈，近年来情况未明。

按：本例属无效病例，从辨证论治、选穴、手法均按所规定要求施行，除肿块略有缩小，但疼痛并未减轻。曾作病检片示：为单纯小叶增生，故无怀疑他病之虑，同属一种病，其治法也相同，95% 获效，尚有 5% 无效，其因何异，经反复思考和近几年的临床观察，凡是未婚女子，扪及双乳腺体呈菠萝表面的多块状略硬无弹力感，则针治、服西药很难获效，若双乳有紧张度并富有弹力，有松软感，不论增生肿块多大，针刺易于获效，其因何在，是否是腺体结构上的问题，尚需同道们共同研究观察。

医案5　针刺治疗乳腺增生呈菠萝状肿块者

何某，女 22 岁。1984 年 8 月 20 日初诊。

主诉：双乳肿块 3 年，伴疼痛 1 年余。

3 年前发现双乳肿块，但无不适，从去年 8 月始痛，呈抽掣跳动样疼痛，多在经前 1 星期，生气后、劳累后加重，并向腋下牵掣痛。伴有头痛，多在眼睛大视物时而导致，故不能静止视物，平时自感头部沉重下压，眩晕，张口不灵活，多有胸闷不舒，多梦，腹胀，腰困，咽干。曾服中药数十剂无效，外敷药因皮肤破溃而停用。月经 $15\frac{5}{25}$，经调腹痛，白带多。既往有关节炎史及贫血，偶有咳嗽憋气及呼吸困难之症。

检查：神情可，面部有黑红小瘀血点，舌质略暗，少津无苔。双乳呈半球状对称，乳头、乳晕、皮色无异常。脉弦。腹壁柔软，肝脾未扪及。经前 3 日扪及左乳外上 4 厘米 ×4 厘米 ×2 厘米包块，右乳外上5厘米×5厘米×3厘米包块，乳头下2.5厘米×2.5厘米包块，活动可，压痛明显，乳房腺体呈菠萝表面状，颈、腋淋巴结不大。听诊：心肺（－）。神经科检查未发现异常。辨证：平素多生闷气，肝失条达，故肝气不舒，因肝脉布胸胁，经气失畅，湿痰随经络注于乳而郁结成块，因乳头色青属肝之故，肝气不舒而横逆克脾土，故腹胀，脾胃相表里，乳房为胃经之脉所贯，又是多气多血之经，胃经之气不畅，易于气滞血凝而积于乳，故结块而痛。如肝阳上扰则头目眩晕，肝气不舒常引动心神而梦多。证属肝郁型乳癖。辨病：乳腺增生病。治则：舒肝理气。治疗：取屋翳、乳根、合谷、三阴交、肩井、天宗、肝俞，用两组穴交替使用，每日1次，经针刺2个疗程后，双乳疼痛不减，双目视物模糊，请眼科检查，角膜、巩膜、晶体正常，眼底无异常改变，视力，左1.5，右1.5。根据患者目干，面部发烧，舌红，脉弦而取太冲泻肝火，经针刺3个疗程后，双乳疼痛未减，双眼睁大时则眩晕欲倒，自感头部摇动，有下压感，下颌关节活动无力。经神经科检查，未发现异常。因针刺无效，故配服中药以清泄肝胆之热，双乳疼痛略减，肿块变软，但触按疼痛如前。经用前法针刺，服中药第5个疗程后，双乳疼痛略减，但压痛明显，头部症状如前，并感咽喉干燥，口中有血腥味，经询此症常有发生，因头部眩晕有下压感，睁眼则眩晕加剧，脉数，舌红，宜清肝热凉血息风，以天麻钩藤饮加软坚之品，经服6~7剂后，口中血腥味消失，但双乳疼痛如前，双目看人体外周有光环影，舌红脉弦数。先后服睾丸素、谷维素，共住院80余天，双乳疼痛略减，肿块变软，但症状无明显改变。作无效病例出院。

按： 在多年乳腺增生病治疗实践中，也遇到了一些未治愈的病例，虽然诊断明确，用各种中西药物，均未获效，从这些病例触诊中，发现其乳房腺体均较硬，整个乳房表面如菠萝表面状，呈凹凸不平状态，是否是治疗方法不对症，还是乳房特殊结构所影响，希从事乳腺病治疗的专家予以商讨。本病例经针刺2个疗程，无效而配服中西药，因患者常感头部有下压感，下颌关节活动无力，眼睁大则眩晕欲倒，口中有血味，经眼科、妇科、神经科检查，均未发现异常，虽然按辨证论治用药、施穴，但终因症状无多大变化而出院。扪及双乳腺体呈菠萝表面多块状略硬而无弹力，与一般未婚妇女不相同，所以针刺服药较难治愈，这是作者从多年临床治疗乳腺病中的体会，仅录以供同道者参考。

医案6　针刺治疗肝郁兼脾虚之乳癖

刘某，女，40岁。1996年4月26日初诊。

主诉：双乳疼痛肿块1年余。

患者1年来双乳疼痛肿块，多在生气后疼痛加剧，经咸阳市数家医院治疗，时愈时重，常因3个男孩上学学费、结婚所需经济而忧虑，多与爱人争吵，动怒后数分钟内双乳疼痛加剧，肿块增大，1月复发数次，常因多次复发情绪易激动，不明原因发怒，过后虽知自己不对，但无力自控，为此痛苦不堪，并伴有头昏、失眠、乏力，常常因此而忧心忡忡。

检查：形体消瘦，面色无华，舌尖红，舌边有瘀点，脉弦细。经前15日，坐位双乳呈袋形小乳，乳头、乳晕色泽无异常，触及双乳外下有4.5厘米×4.5厘米×2.5厘米肿块，质中，边界弥漫，腋下淋巴结未触及。近红外线扫描见：双乳外下呈雾状均匀阴影，血管略有增多。提示：乳腺增生病。辨证：素体虚弱，又因家庭经济困难而忧虑，常与爱人争吵而肝气不舒，结于乳络而痛，由于家庭矛盾不能化解，长期忧怒伤肝及脾，气血失养乏力。治宜：舒肝理气，健脾养血。处方：甲组取屋翳（双）、膻中、合谷（双）。乙组取肩井、天宗、肝俞，均双侧。两组穴交替使用，每日1次。配穴：甲组穴加足三里双侧，乙组穴加双侧脾俞。

1996年5月4日二诊：针4次后，疼痛肿块消失，停止治疗。

1996年5月10日三诊：双乳疼痛发，肿块又增大，其诱因为来时车费、诊费拮据而争吵，随即复发，给予针刺治疗。嘱患者第2日与爱人同来，男方来后告知其病的复发因果关系及说明双方互不相让，不但无益反有害，应理解女方患病时痛苦并给予关心与爱护。为了配合病情的治疗，此后对其免收诊治费，双方动情，表示决心配合治疗。

1996 年 5 月 26 日四诊：经 8 次针刺双乳疼痛肿块消失，得知家庭和睦气氛日浓，停止治疗。

1996 年 8 月 24 日五诊：2 个月来虽然有一次复发，但较轻微，服逍遥丸即愈，双乳未触及肿块。

按： 此例用中药或针刺均可治愈，1 年来因情绪的影响而反复发作，如不根据病因施治，难以获愈，所以医者应开导病人思想，转变观念，充分认识吵架对疾病的影响，如不能认识到这一点将会形成恶性循环，双方常为经济而争吵，反而使病情加重花费更大，经济更困难。只有互相关心体贴，才能减少疾病的复发，既减少了病痛，又节省了钱，何乐而不为呢？为了解决该家庭实际困难，承诺其治疗费，患者非常感激，两人答应以后一定互相谅解、爱护，从而促使此病减少复发而愈。

医案 7　针刺加乳乐口服液治疗气滞血瘀，痰湿互结形如葡萄状之乳癖

何某，女，38 岁。1996 年 8 月 2 日初诊。

主诉：双乳疼痛肿块 2 年。

患者 2 年来双乳房疼痛多在经前、生气后加重。经当地医院诊断为乳腺增生病，服乳康片、维生素 E、三苯氧胺等数月无效，伴有心烦、头晕、失眠。检查：体形高大而胖，面色红润，舌体胖，苔薄黄微腻，脉滑，经前 15 日，坐位双乳呈大型乳，对称，触及双乳外上、内上，双乳头下有较硬肿块，用拇、食、中指触按该处为条索状迂曲的腺管结块。红外线扫描示：双乳肿块处呈不规则的灰影，血管增多增粗，并有迂曲。病检：囊性增生伴有纤化。证为气滞血瘀，痰湿结于乳络而痛，病属乳癖，其病为乳腺囊性增生病。治宜舒肝理气，活血祛痰散结。处方：甲组取屋翳、乳根、合

谷，均双侧。乙组取肩井、天宗，均双侧。加减配穴：甲组穴加丰隆（双），以祛痰；乙组穴加肝俞（双），以舒肝理气。两组穴交替使用，每日1次，加电连针10次，休息3日，继续下1个疗程。

先单用甲组穴针刺30次，疼痛有所减轻，但肿块未见明显变软缩小，后配服乳乐口服液（逍遥散加丹参、昆布、半夏、贝母等）经2个多月针药结合，肿块明显变软缩小，如在劳累过度时，尚有微痛，但肿块未增大。

于1997年2月20日复诊。红外线扫描示：血管虽有增多，但未增粗及迂曲，双乳呈雾状均匀阴影。判为显效。

按：该患者以乳房疼痛为主诉就诊，在检查触诊时发现肿块，并呈现葡萄状，此多为条索状迂曲的腺管结块，患者来时疼痛较重，故我们先采用针刺胸背组穴位交替使用，以疏肝理气止痛，经针刺一段时间后，患者疼痛明显减轻，但触诊时，葡萄状肿块仍在，因此在针刺的基础上配合逍遥散加减以疏肝理气、软坚散结，针药结合，最终达到疼痛及肿块消失的目的。

医案8 中药治疗乳癖伴有发热者

魏某，女，57岁。1997年11月18日初诊。

主诉：双乳垂胀疼痛伴发热2个月。

近2个月来，患者双乳垂胀疼痛，触之疼痛加剧，并伴有烧灼感，在泾阳县某医院确诊为乳腺增生病。服各类乳腺增生病药物无任何减轻，别无不适，已绝经9年，无妇科病证。平时不戴乳罩，无挤压史。检查：体形略瘦而高，有痛楚面容，舌质略红，苔薄黄白相兼，脉弦缓。双乳呈条袋形，乳头已至上腹部，全乳部皮肤发红而有微胀感，触及双乳皮肤温度较邻近皮肤温度为高。触及双乳腺体呈硬橡皮样4厘米×8厘米×3厘米条状肿块，压痛明显。近红外线扫描示：双乳外上、外下呈均匀的灰色影，血管增多，但未增粗迂曲。诊为乳腺增生病。查血常规：白细胞无异常。辨证：患者体形瘦而少津多火，积于上焦而呈现于乳络受阻不通则痛，证属乳癖。治宜清热活血止痛。方药：蒲公英30克，金银花20克，当归15克，柴胡10克，乳香3克，没药3克。3剂，水煎服。

1997年11月21日二诊：服3剂后，双乳烧灼感明显减轻，继服3剂后烧灼感完全消失。

1997年11月28日三诊：双乳皮肤与胸部皮肤色泽无异常，自觉烧灼感消失，疼痛已明显减轻，触及双乳肿块明显变软缩小，嘱服逍遥丸，以巩固疗效。

1998年2月5日随访，双乳烧灼、疼痛、肿块消失而愈。

按： 此例患者乳房疼痛时出现乳房肿块处有灼热感，经查非乳腺炎，且舌质显示为热像，患者体形瘦而少津多火，积于上焦而呈现于乳络受阻不通则痛，辨证为热邪上扰，故采用蒲公英、金银花等清热之药泄热以治表，最终热去，疼痛消失，乳癖治愈。

医案9 电针治疗气滞兼血瘀型副乳乳腺增生病

杜某，女，42岁。1998年9月21日初诊。

主诉：右腋前胀、刺痛伴肿块2个月。

患者3个月前突感右腋前不适，未经诊治，近2个月来，肿块较前增大，且在月经前胀、刺痛加重，去公司卫生所检查疑为脂肪瘤，建议手术切除，因惧怕手术而来诊。查：精神可，体形略胖，面色红润，双乳对称，触及右腋前有一3.5厘米×3.5厘米囊性肿瘤，质软，压痛明显，与周围组织无粘连，颈腋下及锁骨下淋巴结未触及。舌质淡红，苔薄白，脉弦缓。红外线扫描提示为副乳乳腺增生。辨证为肝郁肾虚，冲任失调，痰气血瘀结于腋前脉络。治宜舒肝理气，活血散结，通络止痛。处方：甲组取阿是穴（副乳肿块上下部各1针）、合谷（双）、三阴交（双）。乙组取肩井、天宗、肝俞，均双侧穴。

刺法：阿是穴选2寸毫针呈25度刺入肿块内，合谷、三阴交常规刺法，肩井向前刺1寸，天宗向外下方斜刺1寸，肝俞向下斜刺1寸。得气后接G6805型治疗仪，通电30分钟，每日1次，2组穴交替使用。

1998年9月27日二诊：电针6次，察其面色如常，右腋前疼痛消失，肿块缩小为3厘米×3厘米，治疗方案同9月21日，休息3天，继针。

1998年10月10日三诊：再针刺6次后，肿块缩小为1.5厘米×1.5厘米，质软，无压痛，休息3天，继针。治疗方案不变。

1998年10月23日四诊：共针18次后，患者心情愉快，右腋下无任何不适感，肿块消失。此时，肝气舒畅，冲任调和，痰气血瘀消散而痊愈，后随访再未复发。

按： 副乳乳腺增生中医古籍中尚无载述。副乳乳腺多位于正常乳房外侧的腋前、腋窝等处。如局部有增大柔软的囊性肿块，多在经前或哺乳期增大疼痛。本案或由先天性发育异常，或由后天肝肾失养，冲任失调，气机郁滞，痰气血瘀凝滞而成。根据脏腑经络辨证，取背部肩井、天宗、肝俞，以疏肝理气，阿是穴疏通局部经气而散结，合谷通络止痛，三阴交调理冲任，滋补肝肾，诸穴合用，并加电刺激，使冲任得调，肝肾得补，疼痛、肿块消失而获痊愈。

医案10 穴位埋针治疗乳癖（取屋翳、乳根穴埋针，以通经活络，散结治疗乳腺增生而获良效）

杨某，女，38岁。1998年11月23日初诊。

主诉：双乳疼痛、肿块2年。

患者2年来每在经前10余天或生气后双乳剧烈疼痛，憋胀见块，伴心烦、急躁易怒。曾服中药数十剂，疗效欠佳。检查：精神可，面色红润，舌质暗，苔白，脉弦缓。专科检查：双乳对称，触及双乳外上象限均有一3.5厘米×3厘米肿块，呈圆形片块状，质中等硬度，欠光滑，与皮肤及周围组织无粘连，活动可，压痛明显，锁骨下、腋下淋巴未及。强冷光透照，显示为双乳腺增生。此乃肝气郁滞，血行不畅，气血结于乳络，足阳明经气闭阻不通，而致乳房肿块疼痛。治宜疏肝理气，散结止痛。处方：屋翳、乳根。均双侧穴埋针治疗之。方法：常规消毒针具及用具（镊子等）、穴位皮肤后，用镊子挟住麦粒形皮内针柄，由内向外分别平刺4个穴位点至皮下，再用1.5厘米×2.5厘米长方形胶布顺着针身进入方向紧贴针柄，然后让患者活动两臂，以胸部无疼痛感即可。连续埋针6天。留针期间，每日按压埋针处2~3次，以增强刺激。

1998年11月29日二诊：察其患者面色如故，双乳疼痛较前减轻，触及左侧肿块缩小为3厘米×2.5厘米，右侧为2.5厘米×2.5厘米变软，但压痛仍无变化。治疗方案同前，埋针6天。

1998年12月6日三诊：精神转佳，自感双乳偶有疼痛。检查：左乳肿块已缩小为2厘米×1.5厘米，右乳为1.5厘米×1.5厘米，质软，已无明显压痛，治法同前。

1998年12月14日四诊：察其心情愉快，月经前、生气后乳痛消失，触摸双乳肿块消失。此乃阳明经气通畅，气血调和，病告痊愈。

按： 乳腺增生中年妇女好发。临床以经前、生气后或劳累后乳房疼痛，肿块出现或增大为特征。现代医学认为与女性激素失衡，尤其与雌二醇升高有关。足阳明经脉行胸部，贯乳房，足厥阴经行乳旁，布季胁，本案病因是由于肝郁气滞，郁滞之气阻遏足阳明所过之乳络而结块，结块闭塞，乳络不通，"不通则痛"。

当肝气不舒时，气机不畅，肝失疏泄而不畅达，故生气后乳房作痛。肝郁气滞，冲任失调，月经必受影响，尤以月经前更需肝气调达，今之肝郁气滞，则见月经前乳痛再作。依据"穴位所在，主治所在"和"经脉所过，主治所及"之原理，病在于乳，涉之胃经，故取胃经乳房局部之屋翳、乳根，因两侧乳房皆病，则两侧穴位皆取。因患者家住较远，每天前来诊治较为困难，且病非急症，但需持续性刺激，故选埋针，浅刺而久留，以刺皮部，影响其经脉且以弱而长久的刺激，畅通乳部经脉及其皮部，舒肝理气，疏决阳明阳壅遏之经气，使肿块得散，疼痛消失而获效。

医案11 电针治愈肝郁兼痰湿型多发性乳癖

胡某，女。2002年3月2日初诊。

主诉：双乳肿块4年，疼痛2个月。

患者 4 年前无意发现双乳肿块，无痛感，活动可，无压痛，与月经周期无明显关系，随去医院确诊为"乳腺增生"，未经治疗，近 2 个月来，月经前 10 余天即感乳房胀痛较甚，且肿块增大，月经后疼痛减轻，肿块变小，故引起患者重视而就诊。查：一般可，面色略黄，舌质淡红，苔薄白，脉弦滑。专科检查：双乳对称，乳头、乳晕、皮色无异常，乳头无溢液。触及右乳内上、外上，左乳内上、外上各有一 3 厘米×3 厘米肿块，呈圆形片块状，边界清，质中度硬，活动度可，与周围组织无粘连，腋下淋巴结未触及。红外线检查结果为"乳腺增生病"。辨证乃肝气郁结，气血阻滞，脾虚失于健运而生痰，痰湿凝滞结于双乳成块而痛。治宜舒肝理气，健脾化痰，通络止痛。处方：甲组取屋翳、乳根、足三里、丰隆，乙组取肩井、脾俞、肝俞、丰隆，均取双侧，得气后接 G6805 型治疗仪，通电 30 分钟。每日 1 次，10 次为 1 个疗程。疗程间休息 3 天，进到下 1 个疗程。月经期停止治疗。

2002 年 3 月 13 日二诊：针刺第 1 个疗程，触及双乳外上象限肿块呈不规则小块，但双乳内上肿块大小同前，压痛如故，休 3 天，同前法继续治疗。

2002 年 3 月 24 日三诊：精神好转，脉弦紧，触及双乳内上象限之肿块缩小为 2.0 厘米×2.0 厘米，外上象限均呈小颗粒状，质已变软，仍有压痛。月经前双乳微胀痛。因患者昨日出游感冒，即见清涕，头晕，四肢酸困，此为感受风寒之症，用中药荆防败毒散治疗。电针治疗方案同前。

2002 年 4 月 3 日四诊：精神可，心情愉快，自感双乳疼痛消失，触及双乳内上肿块缩小为 1.5 厘米×1 厘米，外上小颗粒肿块减少，压痛不明显，感冒症状得解，停服中药，电针治疗方案同前。

2002 年 4 月 20 日五诊：察其神情佳，脉稍弦，双乳无胀痛，触及双乳内上象限肿块缩小为 1.0 厘米×0.5 厘米，外上象限颗粒状肿块消失，微压痛，观察疗效，停止针刺治疗，嘱 2 个月后复查。结果：7月初，双乳肿块均已消失。

按：乳腺增生病属乳腺癌前病变，其小叶增生的癌变率3%～5%，非典型性增生的癌变率为10%左右。本案病因为肝气郁结，脾虚生痰，痰湿气血运行受阻，凝结乳络所致。我们除应用传统治疗本病的甲乙两组穴位外，加用双侧丰隆穴，其目的是在疏肝、行气的基础上，化其痰。丰隆为足阳明经络穴，其胃经脉从此穴别出后走入足太阴经，足太阴脾具有运化水湿之作用，而痰本为水湿所生，故取本穴健脾祛湿化痰，且临床使用本穴，对有形、无形之痰均有效果。此处之结块也为无形之痰所生，却为有形之物所现。初诊已考虑在肿块的皮下平刺，以其疏通局部经气，结散止痛，因4个象限均有3厘米×3厘米之肿块，因虑本病部分病人有癌变可能，故未实施，仅加取远端的丰隆穴。虽然止痛和消退肿块较慢，但随着治疗次数的增加，内分泌紊乱逐渐被调整，失衡的状态逐步被纠正，乳房郁滞之气血逐步得以舒畅，痰湿得以除化，肿块由大变小，由块状变成颗粒状，最后消失皆很好地证明了这一点。

医案12　舒肝理气，补肾散结中药治疗乳癖（内服舒肝理气，补肾散结之中药治疗肝气郁结之乳癖）

周某，女，43岁。2003年4月2日初诊。

主诉：乳房疼痛2年余，加重半年并见肿块。

2年前无明显原因突感双乳阵发性疼痛，未做治疗。近半年来，尤其在月经前疼痛加甚，并出现肿块，且逐渐增大变硬，憋胀不适，剧痛时不能触碰，影响行走，月经来潮后疼痛减轻。曾于当地医院肌注抗生素、口服中药1周，疗效不佳，伴有心烦，急躁等症。检查：精神欠佳，乳外上象限触及4.5厘米×4.5厘米、右乳内上象限2.0厘米×1.5厘米的肿块共2个，质较硬，压痛明显，与周围组织无粘连，边界欠清，腋下淋巴结未触及，舌暗红，苔薄白，脉沉弦。红外线扫描：双乳外上象限有均匀灰影，血管增粗，示为乳腺增生病。证属肝郁肾虚型。治宜疏肝理气，补肾散结，自拟方乳乐汤加减。处方：柴胡 10 克，当归 15 克，赤芍 15 克，丹参 15 克，陈皮 10 克，延胡索 10 克，郁金 10 克，莪术 10 克，香附 15 克，山慈菇 10 克，昆布 10 克，淫羊藿 15 克。水煎服，每日 1 剂。

2003 年 4 月 8 日二诊：服上方 5 剂，双乳疼痛明显减轻，但触及乳房肿块大小、质地如前，压痛（＋），脉舌如前。法准药对继用上方。

2003 年 4 月 14 日三诊：再服 5 剂后，心情愉悦，自诉月经前双乳已无胀痛，左、右乳房肿块分别缩小至 3 厘米 ×3 厘米，2 厘米 ×1.0 厘米，质较前略软，压痛（＋），因月经来潮停服。经后 5 天复诊。

2003 年 4 月 24 日四诊：经后双乳疼痛消失，触及乳房肿块均缩小，左侧 2 厘米 ×2 厘米，右侧 1 厘米 ×0.5 厘米，患者诉今日乏困无力，口干。查：舌红，少苔，脉沉，故上方去山慈菇、赤芍，加黄芪 15 克，白芍 10 克。再服 5 剂，休息 2 天。

2003 年 5 月 20 日五诊：双乳疼痛消失，未触及肿块，后随访未复发。

按：乳癖之名，始见于华佗《中藏经》，以乳房疼痛和肿块为主要临床特征。高氏《疡科心得集》："乳属阳明，乳中结核，何以不责阳明，而责肝，以阳明属土，最畏肝木，肝气有所不行，胃见木之郁，唯恐来克，伏而不扬，气不敢舒，肝气不舒，而肿硬之形成……"阐明了情志内伤肝郁气滞是乳癖发病的主要原因，肝郁气滞则血行受阻，痰湿不化，导致血瘀痰凝。故治宜舒肝理气，补肾散结止痛，用自拟方乳乐汤加味。方中柴胡、当归、香附、陈皮疏肝理气，赤芍、丹参、延胡索、郁金活血止痛，莪术、山慈菇、昆布软坚散结，淫羊藿调理冲任，服十余剂后疼痛明显减轻，肿块缩小，变软，此时，肝气已舒，气血疏通，但活血散瘀之品易耗气伤阴，故去山慈菇、赤芍，加黄芪、白芍，补气养阴，达肝气得舒，痰瘀消散，气血调和而获良效。中药处方：自拟方乳乐汤加减。柴胡 10 克，当归 15 克，赤芍 15 克，丹参 15 克，陈皮 10 克，延胡索 10 克，郁金 10 克，莪术 10 克，香附 15 克，山慈菇 10 克，昆布 10 克，淫羊藿 15 克。

医案 13　针药合用治疗脾虚血虚兼肝郁型乳癖

阎某，女，43 岁。2003 年 4 月 5 日初诊。

主诉：双乳疼痛、肿块 3 年。

患者 3 年前因生气、劳累诱发双乳疼痛，1 个月经周期中经常隐隐作痛，而在生气、劳累后加重。当地镇医院诊断为"乳腺病"，服中药近 2 个月，上述症状减轻，但停药 2 个月后又复发。且伴有心烦、失眠、多梦、乏力、经错前、纳差。查：精神欠佳，面色萎黄无华。舌质淡，苔白，脉弦细。左右乳外上象限分别触及 3 厘米×2.5 厘米和 3.5 厘米×3 厘米之肿块，质软，表面欠光滑，边界清，活动可，触痛（＋＋），腋下淋巴结未触及。红外线检查提示"乳腺增生"。此因平素体虚，脾失运化，气血不足，中土虚弱，肝失所养，失其条达而郁，进而横克脾土，使脾土更虚。治宜补脾益气，养血佐以疏肝。处方：甲组取屋翳（双）、乳根（双）、足三里（双）、气海、三阴交，乙组取肩井（双）、肝俞（双）、脾俞（双）、胃俞（双）、三阴交，两组穴位交替使用，得气后，再接 G6805 型治疗仪，连续波，电量以患者耐受为度，通电 30 分钟，每日 1 次，10 日为 1 个疗程，休息 3 天进行第 2 个疗程。同时服用归脾丸。

2003 年 4 月 16 日二诊：精神稍好转，脉舌同前，双乳隐痛减轻，失眠、乏力、心烦等症好转，触及右乳外上象限肿块缩小至 3 厘米×3 厘米，左乳外上象限肿块缩小至 2.5 厘米×2 厘米，质软，压痛（＋），治疗方案同 4 月 5 日。

2003 年 4 月 27 日三诊：精神明显好转，舌质淡红，苔薄白。睡眠可，梦少，乏力明显好转。触及双乳肿块右侧为 1 厘米×1 厘米、左侧为 1.5 厘米×1 厘米，质软，压痛（－），尊前方案继续治疗。

2003 年 5 月 6 日四诊：精神佳，面色红润，舌质淡红，苔薄白。双乳疼痛消失，劳累后仍感乏力，但休息后恢复，纳食可，双乳未触及肿块及压痛。病均告痊愈。

按：乳癖，清代高锦庭《疡科心得集》云："为乳中结核，形如丸卵或坠重作痛，或不痛，皮色不变，其核随喜怒而消长，多由思虑伤脾，恼怒伤肝，郁结而成。"本案为脾气虚弱，气血不足，又兼肝郁所致，治疗以补脾益气，养血为主，兼顾疏肝。方中足三里、气海、胃俞功在补脾，促其运化，助其气血化生之源，针用补法，以彰显功；屋翳、乳根、肩井、肝俞在于疏肝，条达乳部之所而散结块，同时加服归脾丸加以增其补中益气，养血通脉之效，针药并用，使脾健运，气血充，肝气畅，乳块消失而愈。

医案 14 以疏肝理气，清热散结为法，针药结合法治愈乳癖伴乳内发热者

邹某，女，38 岁。2006 年 3 月 8 日初诊。

主诉：乳房疼痛、肿块，伴乳房发热 1 年 3 个月。

患者双乳疼痛，尤在生气后或月经前 10 余天逐渐加重，疼痛较重时，乳房内发热憋胀，但皮肤无红肿，身无发热，时有心烦，易怒，曾被当地医院诊为"乳腺增生症"服"乳康片"无效。查：双乳对称，乳头、乳晕无异常，无溢液，皮肤无红肿，右乳、左乳外上象限各触及一 3 厘米 ×2 厘米、2.5 厘米 ×2 厘米肿块，呈椭圆形质略硬，表面欠光滑，活动可，与周围组织无粘连，压痛（++），舌质红活，苔薄白，脉弦。红外线示：乳腺增生，证属肝郁化热型。本案由于肝气不舒，气血郁滞于乳络郁久化热所致，故乳房疼痛、发热憋胀。治宜清热泻火，疏肝通乳。针刺处方：甲组取屋翳、乳根、合谷。乙组取肩井、天宗、肝俞。两组穴交替使用。方药：金银花 20 克，蒲公英 20 克，当归 15 克，赤芍 15 克，川芎 9 克，柴胡 10 克。枳壳 10 克，青皮 10 克。共 8 剂，每日 1 剂，水煎服。

2006 年 3 月 20 日二诊：针第 1 个疗程，服中药后双乳疼痛、发热均消失，触及两侧肿块均缩小为 2 厘米 ×1 厘米，微压痛，停服中药，电针穴位方法同初诊。

2006 年 4 月 8 日三诊：针刺 2 个疗程后，触及肿块右乳 1 厘米 ×0.5 厘米，左乳 0.5 厘米 ×0.5 厘米，质软，无压痛，继同前法治疗。

2006 年 4 月 21 日四诊：针刺治疗后，经前、生气后双乳无疼痛，发热、触及肿块消失而愈。

按： 本例病因是由于肝气郁结，失于条达，气血郁滞于乳络，足阳明胃脉受阻，结于乳房而致，气血郁滞久而不散，不通而化热，故见乳房胀痛而发热。针刺肝俞、肩井、天宗以舒肝理气，屋翳、乳根、合谷畅阳明经气，服用中药当归、赤芍、川芎通经络血，柴胡、枳壳、青皮宽胸理气，金银花、蒲公英清泄有结之乳内发热。针药合用而愈。

医案 15 以疏肝理气、软坚散结、活血祛瘀为法，针药共施治疗肝郁兼血瘀型乳腺腺病

杨某，女，38 岁，工人。2008 年 3 月 21 日初诊。

主诉：乳房疼痛伴发肿块 8 年余。

8 年前自感双乳无规则性疼痛，2 个多月来自按双乳外侧结块，自服索米痛片（去痛片），疼痛略减轻，但肿块增大，在泾阳县医院红外扫描提示为乳腺增生。服逍遥丸等药断续治疗而肿块时大时小，时轻时重。2004 年因疼痛加重，又在西安某大医院检查为乳腺病，服三苯氧胺疼痛明显减轻，肿块略小，但硬度增加。从 2004 年至 2008 年，反复治疗因肿块变硬，担心恶变，经介绍来诊。经前 10 天，双乳对称，乳头略大，乳晕、乳房、皮肤色泽正常，触及双乳外上 3.5 厘米 ×3.5 厘米 ×3 厘米肿块，质地略硬，边界欠清，有压痛，乳头无溢液，两腋前可触及淋巴结，B 超提示，未见增多血流信号，腺体紊乱，腋下未探及淋巴结，为乳腺增生。患者

体型偏瘦弱，神情欠佳，有齿痕，舌质浅红，苔薄黄，脉弦细，食量少，大便干，2日1次，睡眠可，月经错前，量少色暗，经来未见小腹胀痛，妇科检查无异常。辨证：病证病程较长，时痛时止，而致肝郁气滞，兼之气虚体弱，痰结乳络，郁久变硬发为肝郁血瘀型乳癖。治则：宜疏肝理气，软坚散结，活血祛痛，针药配合治之。针灸胸组配足三里，背组配膈俞，以活血祛瘀，隔日1次。药物：柴胡10克，赤芍20克，白术10克，茯苓10克，香附10克，延胡索10克，昆布15克，海藻15克，陈皮9克，黄芪30克。5剂，水煎服，每日1剂。

2008年3月28日二诊：已针3次，服药5剂，肿块略变软，大小同前，舌脉同前，继针5次，中药同上方，5剂。

2008年4月17日三诊：已针8次，服药10剂，双乳未痛，双乳肿块缩小为2.5厘米×2.5厘米×1.5厘米，别无不适，因疼痛消失，肿块缩小，心情愉快，月经已来，停止治疗，嘱经后10天复诊。

2008年4月28日四诊：自述经前1天，双乳未痛，精神爽快，睡眠甚佳，触及双乳肿块为1.5厘米×1.5厘米×1厘米，无压痛，因疗效较好，继针5次，每日1次，效不更方，5剂，每日1剂。

2008年5月4日五诊：触及双乳肿块1厘米×1厘米×0.5厘米，无压痛，继针及服药。

2008年5月19日六诊：先后经40余天，共针刺20次，服药20剂，双乳肿块已消失，停止治疗，为观察疗效，嘱1个月后复诊。

2008年6月10日七诊：双乳未痛，未触及肿块，嘱1个月后复诊。

2008年7月8日八诊：双乳未痛，未触及肿块，嘱2个月后复诊。

2008年9月9日九诊：双乳未痛，未触及肿块，为近愈，嘱其以后如有疼痛速来就诊，从病人邻居得知其病未复发。

按： 此例 B 超提示结合查体均示肿块较硬，诊断为乳腺腺病，其病病理为腺体纤维组织细胞增多，一般病程较长，治疗乳腺增生药物很难使肿块变软、缩小，单一用针灸治疗也难以清除肿块，当以延长治疗时间，以获取疗效，不能求速效，且应告知患者病情，取得配合，坚持疗程，经 1 个疗程治疗，肿块开始变软，疼痛消失，病人信心增强。经验体会：作为医者应勤思善悟，不能一法治百病。《千金方》所云："知针不用药者非医也，知药不用针者非医也，知针不用灸者非医也"，说明临床时，不断总结经验，审病情，灵活运用不同治法，多年治疗乳腺病体会到，肿块较硬的乳腺病，针药结合比单一治法效佳。近 2 年来考虑到服用软坚散结之品，一般因服药周期长，常伤及肠胃，故改用软坚散结的药液，按照一定的工艺进行离子导入，将药液透入肿块内，既不伤肠胃，又无针刺之痛，疗效较好，病人也乐于接受。

医案 16 疏肝理气针法治疗乳癖

陈某，女，43 岁。2011 年 1 月 25 日初诊。

主诉： 双乳胀痛 5 年余。

患者 5 年前因生气后出现双乳疼痛，月经前 12 天开始痛，生气后加重，呈胀痛样，向右腋下放射，伴烦躁易怒，手足心热，记忆力下降，眠可，二便调。月经推后 6 周，量少。查：患者面色黄，精神差，舌尖红，苔薄白，脉弦细。专科检查：双乳对称，乳头、乳晕色泽无异常（经后 3 天），右乳外上可触及 1.0 厘米×0.5 厘米肿块，质中等，边界欠清，压痛，右腋下、锁骨上淋巴结稍疼痛。本病由肝失疏泄，肝失调达，肝经气血阻滞，聚于肝经而成，曾做彩超检查为右乳腺增生伴纤维腺瘤。据症诊断为乳癖，肝郁气滞型。治宜：疏肝理气，散结止痛。针灸治疗，处方：甲组取屋翳、乳根、合谷、太冲、三阴交。乙组取肩井、肝俞、肾俞、天宗。两组穴位交替使用，每日 1 次，10 次为 1 个疗程，月经期停刺。

2011 年 2 月 5 日二诊：经针刺后，患者疼痛有所减轻，烦躁易怒、手足心热、记忆力下降略有减轻。查：患者面色稍黄，精神稍好转，舌尖红，苔薄白，脉弦细。右乳外上触及 0.5 厘米 ×0.3 厘米肿块，质稍软，触痛不显。经上治疗后有效，继用针灸治疗，处方：甲组穴去合谷加足三里。

2011 年 2 月 12 日三诊：自感针刺效果不明显，因多在经前疼痛，现月经期未到，故未出现疼痛，查右乳 0.5 厘米 ×0.3 厘米肿块，左乳未触及。烦躁易怒、手足心热、记忆力下降明显改善。治疗：①针灸处方：甲组穴去合谷加足三里、三阴交。②中药处方：柴胡 10 克，炒党参 12 克，生白芍 10 克，夜交藤 10 克，炒白术 12 克，酒炒延胡索 12 克，当归 10 克，白茯苓 8 克，青皮 9 克，陈皮 9 克，炙甘草 6 克，黄精 12 克，红枣 15 克，生姜 5 克。5 剂，水煎服，每日 1 剂。

2011 年 2 月 17 日四诊：经前治疗，自感右乳微痛。查：右乳未触及肿块，无压痛。查：舌质淡嫩，脉沉细。

按：本案属肝郁气滞型乳腺增生病，治宜疏肝理气、散结止痛，经针刺配合药物治疗，终获显效。

乳癖是影响广大妇女生活质量的常见疾病，社会环境以及各种不良情志刺激，易致本病或致其加重。各证型中，肝郁型占大多数。临床发现肝郁型乳癖患者常常伴有情志方面的因素，如焦虑、抑郁、"恐癌"现象，而情志不畅反过来又可加重乳癖症状，形成恶性循环。肝郁型乳癖患者经中医辨证治疗可以改善乳房疼痛症状，同时可缓解焦虑和抑郁情绪，配合情志疏导后，可以进一步缓解乳房疼痛和改善抑郁症状。

医案 17　气补血针刺法治疗气血双虚型乳癖

赵某，女，32 岁。2011 年 3 月 22 日初诊。

主诉：双乳疼痛 3 年余，加重半年余。

患者 3 年前不明原因出现双乳疼痛，呈持续性，月经前 8 天开始痛，并向右腋下放射，伴面色淡白，少气懒言，自汗，乏力，头晕眼花，二便调。曾经中、西药有效而未愈，半年前自感上症加重，且月经推后 3 周，量少，随来我院就诊。查：患者面色苍白，精神差，舌淡红，苔薄白，脉细濡。专科检查：双乳对称，乳头、乳晕色泽正常，右乳外下可触及 3.5 厘米×3.5 厘米肿块，右腋下压痛，左乳触及 3.0 厘米×3.0 厘米略硬腺体，微压痛。分析本病由素体气虚，无以化生血液致气血两虚，乳络失养，气血运行不畅而成。据症诊断为乳癖－气血虚弱型。治宜：补气养血，固摄止溢。处方：乳根、人迎、膻中、期门、足三里、血海、三阴交，每日 1 次，10 次为 1 个疗程，月经期停刺。方药：黄芪 30 克，党参 20 克，当归 15 克，鸡血藤 20 克，茯苓 15 克，白术 12 克，栝楼壳 18 克，陈皮 12 克，郁金 30 克，夏枯草 30 克，黄药子 20 克，甘草 3 克。5 剂，水煎服，1 日 1 剂。

2011 年 4 月 12 日二诊：经针刺结合药物治疗后，患者双乳疼痛有所减轻，面色淡白、少气懒言、自汗、乏力、头晕眼花如故。查：患者面色稍苍白，精神差，舌淡红，苔薄白，脉细濡。双乳增厚腺体有所改善。经上治疗后有效，继用针药结合治疗，加耳穴治疗。处方：内分泌、胸、乳腺、肝、胃，中度刺激，或用王不留行籽贴压。

2011 年 5 月 31 日三诊：自感针刺效果明显，双乳疼痛基本消失。面色淡白、少气懒言、自汗、乏力、头晕眼花有所好转。方药：党参 24 克，白术 18 克，五味子 8 克，川芎 10 克，云苓 15 克，白芍 12 克，熟地 15 克，当归 12 克，丹参 15 克，黄芪 24 克，栀子 9 克，旱莲草 18 克，香附 10 克，阿胶 12 克，山慈菇 12 克，山药 18 克。5 剂，水煎服，每日 1 剂。

2011 年 6 月 3 日四诊：经前治疗，双乳未触及肿块，无压痛，余无不适。查：舌质淡嫩，脉沉细。

按：足阳明胃经过乳房，足厥阴肝经至乳下，足太阴脾经循行乳外，若情志内伤，忧思恼怒则肝脾郁结，气血逆乱，气不行津，津液凝聚成痰；复因肝木克土，致脾不能运湿，胃不能降浊，则痰浊内生；气滞痰浊阻于乳络则为肿块疼痛。本案属气血虚弱型乳腺增生病，治宜补益气血、散结止痛，经针刺配合药物治疗终获显效。

医案 18　疏肝理气法治疗肝郁气滞型乳癖

蔺某，女，47岁。于2011年4月19日初诊。

双乳疼痛伴肿块10年余。

患者10年前因生气后出现双乳疼痛伴肿块，月经前10天始痛，经后消失，生气后加重，呈胀痛，向双腋下放射，伴烦躁易怒，手足心热，腰困痛，记忆力下降，眠可，二便调。月经推后1周，量少，无块，末次月经4月4日，经中、西药有效而未愈。查：患者面色黄，精神差，舌尖红，苔薄白，脉弦细。专科检查：双乳对称，乳头、乳晕色泽无异常（经后10天），右乳外上可触及3.0厘米×3.0厘米肿块，左乳头上方见3.0厘米×3.0厘米肿块，质中等，表面欠光滑，边界欠清，触痛轻微，腋下、锁骨上淋巴结无异常。本病由肝失疏泄，肝失调达，肝经气血阻滞，聚于双乳而致疼痛。据症诊断为乳癖，肝郁气滞型。治宜：疏肝理气，散结止痛。处方：甲组取屋翳、乳根、合谷、太冲、三阴交，均双侧。乙组取肩井、肝俞、肾俞、天宗，均双侧。两组穴位交替使用，每日1次，10次为1个疗程，月经期停刺。

2011年4月22日二诊：经针刺后，患者双乳疼痛有所减轻，肿块如前，烦躁易怒、手足心热、腰困痛、记忆力下降如故。查：患者面色稍黄，精神好转，舌尖红，苔薄白，脉弦细。右乳外上触及2.5厘米×2.5厘米肿块，质中等，边界欠清，触痛不显。经上治疗后有效，继用针灸治疗，处方：①甲组穴去合谷加足三里。②乙组穴加脾俞、肝俞。

2011年4月26日三诊：自感针刺效果不明显，因多在经前疼痛，现月经期未到，所以未出现疼痛，右乳2.5厘米×2.5厘米肿块，左乳同前。烦躁易怒、手足心热、腰困痛、记忆力下降稍有改善。治疗：甲组穴去合谷加足三里、三阴交。乙组穴加胃俞。

2011年4月29日四诊：经前8天，自感双乳微痛，以左乳为著。查：右乳未触及肿块，无压痛，左乳第三肋靠胸骨处有突起，压痛，左乳外上未触及肿块，无压痛，内上 2.5 厘米×2.5 厘米肿块。查：舌质淡嫩，脉沉细。据症为肝郁气滞乳腺增生伴左侧肋软骨炎。治疗：①左乳外敷伤湿止痛膏。②中药处方：当归 15 克，白芍 15 克，川芎 9 克，熟地 15 克，黄芪 30 克，党参 30 克，香附 10 克，延胡索 10 克，炒艾叶 10 克，肉苁蓉 10 克。5 剂，水煎服，每日 1 剂。

按： 叶天士《临证指南医案·淋带案》中指出"女子以肝为先天"，祖国医学认为女子之生理特性主要包含经事、妊娠、哺乳等诸方面，此为女子所独具，故肝为先天乃是针对月经、胎产、泌乳诸方面而言，此为女子以肝为先天奥义之所在。其次，则是此"先天"具有时限性、阶段性。孩婴之期，男女无明显区分，待到青春发育期，则男女性征分别呈现，女子月事以时下，以示其性之趋向成熟，此时论及女子之生理，则以肝为先导。由此可见，肝与女子的关系十分密切，肝郁则女子百病尤生。

本案为生气后出现双乳疼痛伴有肿块，为肝郁气滞，治宜疏肝理气、散结止痛，针药结合，内外兼治，终达痊愈。

医案 19　针刺治疗脾肾两虚型乳癖

熊某，女，33 岁。2011 年 4 月 26 日初诊。

主诉：双乳疼痛伴肿块 4 年余。

患者于 4 年前无明显诱因出现双乳疼痛伴肿块，疼痛呈酸困样，多在经后 10~14 天痛剧，经前、经期无痛感，伴神疲乏力，腰酸困痛，大便溏。月经周期、量、色无异常，有小血块，月经来潮时腹痛酸坠。曾做红外线检查，诊断为双侧乳腺增生。查：形体偏瘦，面色可，舌体略胖，舌面略光，有齿痕，脉弦细。专科检查：经后 6 天检查，左乳外上 1.5 厘米×1.5 厘米肿块，质较软，右乳外上 2.5 厘米×2 厘米肿块，质中，边界尚清，触痛，活动可。腋下淋巴结未触及。据症诊断为乳癖。患者形体偏瘦，素体阴虚，脾虚不能运化水湿，阴虚生热，灼热成痰，痰气瘀阻滞乳络而成肿块。治宜健脾益肾。治疗：甲组取屋翳、乳根、合谷、足三里。乙组取天宗、肩井、肝俞、脾俞。两组穴交替使用，针刺得气后接G6805型治疗仪，通电30分钟，每日1次，10次为1个疗程。

2011年5月7日二诊：经1个疗程针刺治疗后，患者自觉双乳刺痛减轻，肿块变小，仍乏力、腰酸困痛，大便溏。查：左乳外上1厘米×0.5厘米肿块，右乳外上2厘米×0.5厘米肿块，质软，边界清，触痛不明显，活动可。舌体略胖有齿痕，苔薄润，脉弦细。治疗：继续针刺治疗。

2011年5月16日三诊：经针刺治疗后，双乳自觉无痛感，按压时略疼，乏力、腰酸困痛较前有明显改善，大便略溏，眠、小便可。查：经前4天，双乳外上可触及散在颗粒，触痛不明显，舌质不红活，苔薄黄，脉弦细。治疗：继续针刺治疗。

2011年5月27日四诊：经针刺治疗后，双乳自觉疼痛较前明显好转，肿块变小，无压痛，乏力消失，腰酸困痛较前有所改善，饮食、睡眠可，大便略溏。查：双乳外上均可触及散在颗粒，无触痛、压痛，舌质淡红，苔薄白，脉弦。治疗：继续针刺治疗。

2011年6月3日五诊：经针刺治疗后，自觉双乳疼痛、乏力、腰酸困痛均消失，二便可。查：双乳均未触及肿块，无触痛，无压痛，舌淡红，苔薄白，脉平。临床治愈。

按：本案患者素体阴虚，脾虚不能运化水湿，阴虚生热，灼热成痰，痰瘀阻滞乳络而成肿块，不通则痛。在治疗中应注重辨病与辨证相结合，屋翳宣畅乳部经气，散结化滞；乳根位于乳房局部，乳根属于胃经，刺之可宽胸理气，消除患部气血之瘀阻；天宗、肩井、肝俞疏肝胆之气，解郁止痛；足三里通络止痛；肾俞补益肝肾，调节冲任。诸穴相配，健脾益肾，疗效显著。

医案20　针药结合，以清泻肝火为法治疗肝火型乳癖获效

许某，女，51岁。2011年5月2日初诊。

主诉：右乳头疼痛 17 ~ 18 年，加重 1 年。

患者于 17 年前出现右乳头疼痛，近 1 年加重，呈刺痛，向腋窝放射，双乳头溢汁，呈灰色样，乳痛生气后加重，与月经、劳累无关，伴腰酸痛，时有耳鸣，常感口苦咽干，目赤烦躁，大便干，眠差，小便调，怕冷，易怒。停经已近 2 年。服三苯氧胺有效。查：舌质淡红，体胖，苔薄黄，脉结。专科检查：左乳略大于右乳，呈袋形乳，左乳未触及肿块，无压痛，右乳头上可见皮肤呈皱型皮肤，乳头下垂，乳晕正常，右乳头上方可触及 0.8 厘米 × 0.8 厘米肿块，活动度可，有压痛，挤压时见溢液。诊断为乳腺增生病（囊性），治法为清肝泻火。本病由肝气郁结，郁而化火，灼伤乳络。治宜：清肝泻火，化痰散结。治疗：①针刺处方：甲组取屋翳、合谷、膻中、太冲。乙组取肩井、天宗、肝俞、肾俞、太溪。两组穴位交替使用，皆用泻法，得气后接电针治疗仪，通电 30 分钟，共针 6 次，每日 1 次，10 次为 1 个疗程。②中药处方：当归 15 克，白芍 15 克，柴胡 10 克，莪术 10 克，香附 10 克，龙胆草 21 克，延胡索 10 克，贝母 10 克，山药 15 克，芡实 15 克，黄芩 15 克。5 剂，水煎服，每日 1 剂。

2011 年 5 月 17 日二诊：服药后疼痛有所减轻，但右乳疼痛感觉未减轻，右乳溢液有所减轻，颜色变淡。腰酸痛，时有耳鸣，常感口苦咽干，目赤烦躁，大便干，眠差，小便调，怕冷稍有减轻。查：舌红苔薄，脉弦细数。经上治疗，患者自感有所好转，继用上法针刺配合药物治疗，并嘱患者饮食清淡，注意休息。治疗：①针刺治疗，但患者畏针。②方药：当归 15 克，白芍 15 克，柴胡 10 克，茯苓 10 克，香附 10 克，延胡索 10 克，三七粉 6 克（另包，分 3 次服），生草 6 克。3 剂，水煎服，每日 1 剂。

2011 年 5 月 31 日三诊：经前 2 个疗程的治疗，患者右乳未见疼痛，自感疗效明显。腰酸痛，时有耳鸣，口苦咽干，目赤烦躁有所改善，大便干，眠差，怕冷基本好转。查：舌质淡红，脉细数。治宜针刺加三阴交。

2011年6月3日四诊：经上治疗后，自感右乳疼痛消失，余无不适。查：右乳肿块明显变软缩小，继用针刺，并建议下次经前10天再治疗，以巩固疗效。

按：本案患者属肝火型乳癖，治宜清泻肝火、化痰散结。经2个疗程针药配合治疗后，终获痊愈。肝藏血，主疏泄，体阴而用阳，若妇人情志不畅，郁而化火。方中柴胡条达肝气，疏解肝郁，得香附之助可调经血，白芍微寒，养血敛阴，柔肝缓急，得当归、丹皮之助，补血、养血，龙胆草、黄芩清泻肝火。诸药配合可清肝火，泻郁热的目的，再配以针刺化痰散结，针药配合，终获痊愈。

医案21　中药内服结合中药离子导入治疗乳癖

马某，女，29岁。2011年8月9日初诊。

主诉：右乳痛1年余，双乳肿块5~6个月。

患者1年前因行经期间跟家人意见不合，发生争执后右侧出现乳房剧痛，未治疗，自行缓解，此后就右乳反复出现疼痛，常于月经前、精神紧张后及生气后加重，多为胀痛、偶发刺痛。5~6个月来发现两侧乳房有肿块，未系统诊治，曾服用中成药（具体药物不详）无效。经期正常，经色紫暗，伴有血块，且小腹时痛。纳差，睡后易醒，醒后不易再次入睡，舌淡红，苔薄白，脉弦数。此因情志不畅，肝气郁结，肝气不疏，脉络受阻后致乳房疼痛，治宜疏肝理气，活血通络。专科检查：双乳对称，大小正常，乳头无回缩，无分泌物，乳头、乳晕、皮色无异常，左乳外上触及3厘米×3厘米、右乳外上触及4厘米×2厘米增厚之肿块，其形态不规则，质中等，边界不清，触痛明显，活动度可。锁骨上窝及双腋下淋巴结（－）。红外光检查示：双侧乳腺增生（西北医院，2011年8月8日）。治疗：中药离子导入4次，治疗重点放在肿块位置，结合屋翳、乳根等穴。1日1次，以能耐受为度。

2011年8月15日二诊：经4次导入治疗后，患者自觉疼痛有所减轻，触及肿块同前，无明显变化。治疗：①中药方药：当归15克，白芍15克，柴胡10克，白术10克，茯苓10克，香附10克，延胡索 10 克，贝母 10 克，枳壳 10 克。5 剂，水煎 400 毫升，分早晚温服，每日 1 剂。②继续上方的中药离子导入治疗，每日 1 次。

2011 年 9 月 15 日三诊：经上述治疗后，患者自觉偶有疼痛，且疼痛程度较轻，今为经后 7 天，肿块明显变软，缩小，压痛不明显，且此次月经无血块，小腹疼痛明显减轻，饮食、睡眠均有所好转。舌淡红，苔薄白，脉弦数。查：左乳外上 1 厘米 ×0.5 厘米、右乳外上 2 厘米 ×1 厘米之肿块，质软，边界不清，触痛，活动度可。治疗：①中药继续服用上方 5 剂，水煎服，每日 1 剂。②继续上方的中药离子导入，隔日 1 次。

2011 年 9 月 25 日四诊：经过口服中药及中药离子导入内外结合治疗后，肿块消失，乳痛未再出现，饮食、睡眠、二便均可。嘱继续服用中药 5 剂以加强疗效。

按：本案患者精神压力大，情志不畅，日常饮食不规律，肝气郁结不得疏泄，气血凝结乳络。"女子乳头属肝，乳房属胃"，肝藏血，肾藏精，精血同源，皆由水谷精微所化生和充养。乳房疾病与肝、胃、肾经及冲任二脉有密切联系。及时正确地进行乳房检查，对于乳腺疾病的早期发现、早期诊断有着重要意义。

医案 22　针药结合理气活血为法治疗肝郁兼血瘀型乳癖

陈某，女，36 岁。2011 年 8 月 10 日初诊。

主诉：乳房疼痛伴肿块 1 年余。

患者 1 年前无明显原因双乳出现肿块、疼痛，疼痛多在经前或生气后出现，痛如刺痛，并向腋下、肩背部放散，伴烦躁易怒，食欲不佳，食后腹胀较明显，大便可，月经 1 月 2 行，痛经，量少，有血块，色紫暗。曾服中药及贴膏药效果不佳。查：精神差，面色偏黄，舌淡红，苔薄白，边有齿痕，脉细数。专科检查：双乳对称，乳头、乳晕色泽无异常，双乳头下可触及 1.2 厘米 ×1.2 厘米 ×0.6 厘米肿块，双乳外下象限分别可触及颗粒状肿块，质地均较软，活动尚可，边界欠清，压痛明显，腋下及锁骨下淋巴结未触及。本病由肝气郁结，气滞血瘀，气血凝滞于乳络而成肿块。治宜理气活血。采用针刺治疗。处方：甲组取屋翳、乳根、合谷、三阴交。乙组取肩井、肝俞、天宗、膈俞。两组穴交替使用，得气后接G6805 型治疗仪，通电 30 分钟，每日 1 次，10 次为 1 个疗程，月经期停刺。

2011 年 8 月 17 日二诊：针 7 次后乳房胀刺痛减轻，已无腋下、肩背部放散痛，烦躁易怒有所好转，食欲不佳，食后腹胀改善不明显。查：精神差，右乳头下包块已缩小至 0.6 厘米×0.6 厘米×0.3 厘米片状，压痛不明显，双乳外下象限颗粒状肿块未触及。嘱次日局部进行中药离子导入，并给予如下中药内服：当归 15 克，白芍15 克，柴胡 10 克，白术 10 克，茯苓 10 克，香附 10 克，延胡索 10 克，丹参 15 克，橘叶 9 克，丹皮 9 克，焦三栀 9 克。5 剂，水煎服，每日 1 剂。经后间断内服，注意随诊。

2011 年 8 月 23 日三诊：双乳微痛，生气、睡眠不佳时有痛感，烦躁易怒有所减轻，腹胀除。查：右乳头下可触及 0.5 厘米×0.5厘米×0.5 厘米的肿块，无压痛。精神可，舌淡，苔薄白，脉细缓。治疗：①针刺治疗，甲组穴加右乳肿块围刺和双侧足三里，乙组穴加次髎，两组穴交替使用。②继续服用上方中药治疗。③继续行中药离子导入治疗。

2011 年 8 月 31 日四诊：经 7 次治疗后，自觉双乳疼痛基本消失，其间因劳累后出现微痛，休息后缓解，情绪较前有明显好转，疲乏感消失，饮食增加，经来量中，色淡红。查：右乳头下可触及散在颗粒状物，无压痛，舌淡苔薄，脉缓。治疗同上。

2011 年 9 月 8 日五诊：经 5 次导入治疗后，其间乳房再无疼痛，情绪良好，食欲佳，精神好，嘱咐其平日注意饮食，以清淡为主，自我调节情绪，尽量保持情绪平稳，临床治愈。

按：本病由肝气郁结，聚结于乳而发病，气滞阻滞血液运行而致血瘀，气血凝滞于乳络而成肿块。除屋翳、乳根、天宗、肩井、肝俞等治疗肝郁气滞型乳癖的常用穴位外，足三里为足阳明胃经之合穴，可补益脾胃，疏经通络止痛；三阴交为足三阴经之交会穴，可补益肝肾，调节冲任；次髎活血调经；膈俞活血理血。中药给予逍遥散加减，疏肝解郁，健脾和营。并于月经前后给予丹栀逍遥散，养血健脾，疏肝清热。加之中药离子导入乳部刺激肿块，诸法合用治疗而愈。

医案 23　清骨散加减治疗肝肾阴亏、冲任失调型乳癖、乳房灼热者

张某，女，45岁，农民。2012年4月28日初诊。

主诉：乳房疼痛伴灼热2个月余。

患者3年前曾患乳腺病（不详），经服"乳乐冲剂"而愈。2012年2月20日经富平县医院全切，术后1个月，检查确诊为子宫肌瘤。身体恢复尚可，饮食、睡眠正常，大便微干结，近10天自感双乳胀而增大，并伴灼热感，心情烦躁，食欲睡眠一般，面色黄，舌质红，少苔，脉弦细，精神尚加，但略显疲倦，双乳房皮色、乳头、乳晕无异常，但乳房增大如哺乳期乳房，按压双乳房腺体增厚，无明显肿块，无压痛，双乳房皮温较胸部增高。辨证：据脉症合参，由于子宫全切，创面失血，必造成冲任失调，导致肝阴亏损，乳络痰结发为乳癖，日久邪气化热。治则：通络散结，清热。方药：当归15克，白芍20克，川芎9克，生地15克，蒲公英20克，金银花15克，香附12克。3剂，水煎服，每日1剂。

2012年5月4日二诊：面色黄枯，舌质红，苔薄黄，脉弦细，双乳房皮温较胸部皮温高，双乳房膨隆乳哺乳状乳房，按压双乳腺体增厚，无压痛，思考因乳房发热较重，药力不够，可继用上药，3剂，以观其效。

2012年5月12日三诊：舌脉同前，症情及乳房形态如前，经思考用药无效，可否因血虚而导致肝阴虚，而成骨蒸潮热，虽未出现手足心发热和盗汗症状，只突显乳房发热，可用清骨散加减。方

药：银柴胡 12 克，胡黄连 10 克，秦艽 10 克，穿山甲 10 克，青蒿 10 克，五加皮 15 克，当归 15 克。3 剂，水煎服，每日 1 剂。

2012 年 5 月 18 日四诊：来电告知，服药后，双乳胀感及灼热感明显减轻，告知继服上剂，6 月 15 日得知，双乳胀感及灼热感消失，8 月询及一切均正常。

按：从郭老多年的临床经验总结，乳房灼热可用四物汤加蒲公英、金银花、香附之药，多能获得显著疗效。而此病按此法诊治用药却未获效，不得不另行思考。因为病人数年前曾患乳腺增生病，今年因子宫全切，不但导致冲任失调，并且失血阴虚，兼之因手术思虑，必耗精损液，体阴大亏，虽未出现骨蒸劳热只现乳房灼热，可能系既往有乳腺增生病史，又行子宫全切，阴血大伤，阳气亢盛而发热，发于乳房则见乳房灼热，与以往用补血清热之品治疗乳房灼热不同，悟其理，可改弦更张，以清骨散加减而愈，表明所思辨之法是符合证情的。故在临床治疗中，应以知常达变，勿固守一法，是其要也。据此病例，以昭示临床辨证施方中，不能执一法而盖全。

医案 24　针药结合治疗气滞血瘀兼化热型乳癖

张某，女，42 岁。于 2012 年 8 月 31 日初诊。

主诉：双乳疼痛、肿块 3 年余，加重 1 个月。

患者于 3 年前因与人吵架后双乳发现肿块并伴乳房胀痛，随后又阵发刺痛，乳痛常于月经前 10 天发生，近 1 个月来刺痛明显加重，其痛由原来的偶然阵作变为频繁发生，且持续时间较原来延长，并向左侧腋下放散，病人自述衣服触及也感疼痛，乳房胀痛、左乳发热均轻微，多梦，纳食、大便不畅。曾在本地医院服用中药（不详），效不佳，已于本院针灸科针刺治疗 5 次，中药离子导入治疗 1 次，自感痛未减轻。末次月经 8 月 5 日来潮其量少，色黑，有块，少腹微痛。查：精神可，面色略暗，舌质黯红，苔薄白腻，脉弦涩。专科检查：月经前 4 天，双乳对称，乳头、乳晕偏黑，左乳外上象限可触及 2 厘米×3 厘米，活动度欠佳，质略硬，右乳头上可触及 3 厘米×3 厘米，质中，边界弥漫，双乳触、压痛均（＋＋），双腋下淋巴结未触及。彩超示：双侧乳腺增生（陕西中医学院附属医院，2012 年 8 月 31 日）。据症诊断为乳癖，本病因肝郁气滞而致血行不畅，瘀血阻闭乳络而成血瘀型乳癖，气滞日久，部分化热。治宜活血化瘀，疏肝理气，清热止痛。方药：丹参 30 克，川芎 15 克，三七粉 5 克（冲服），延胡索 10 克，当归 15 克，白芍 15 克，柴胡 10 克，香附 15 克，蒲公英 20 克，金银花 15 克，紫花地丁 15 克，莪术 10 克。5 剂，水煎服，每日 1 剂。

2012 年 9 月 4 日二诊：经服用上药 5 剂后，双乳刺痛、胀痛、多梦、大便不畅较前均减轻，左乳热感消失，纳食可。查：左乳外上象限肿块 1.5 厘米×1.5 厘米，右乳头上可触及 2 厘米×2 厘米肿块，质均较前稍变软，双乳触、压痛均（＋），精神稍好转，面色、舌、脉如故。治疗：①继续服用 8 月 31 日方，5 剂水煎服，每日 1 剂。②针刺治疗：取左、右侧乳部肿块局部阿是穴、屋翳（双）、乳根（双）、合谷（双）、血海（双）、三阴交（双），留针 30 分钟，每日 1 次。

2012 年 9 月 10 日三诊：经服用上方后，双乳胀痛消失，刺痛明显减轻。左乳内上疼痛，睡眠欠佳，饮食可，大便略干。查：经前 10 天，左乳未触及肿块，自觉左乳内上近胸骨处不适，无压痛，右乳头上 1.5 厘米×1.5 厘米质中增厚腺体，无触、压痛。精神、面色均稍好转，舌质淡，苔薄白，脉弦细。治疗同前。

2012 年 9 月 15 日四诊：经针刺及药物治疗后，左乳疼痛及不适感消失，右乳仍有轻微偶发刺痛，睡眠可，二便调。查：左乳未触及肿块，右乳头触及散在颗粒，舌质淡红，苔薄白，脉弦细。治疗同前。

2012 年 9 月 20 日五诊：经针刺及药物治疗后胸胁胀痛消失。查：双乳未触及肿块，无压痛，舌质淡红，苔薄白，脉弦。临床治愈。

按：本案病由肝郁气滞，气郁化火，气滞血瘀，瘀血阻滞于乳络而结块，不通则痛。经辨证后取穴，屋翳、乳根局部选穴，以宣畅乳部阳明经气而活血通络，宽胸理气，消除患部气血之瘀阻；阿是穴更发挥局部消块、通络作用而缓解疼痛；合谷（双）助局部穴位疏通阳明经气，通络止痛之力；血海（双）、三阴交（双）具有较好的活血化瘀作用。诸穴相配，疗效相得益，故取得了较好的疗效。

第二节　郭老临床治疗杂病医案

一、乳痨、男性及幼女乳房发育症

医案 1　理气解郁、化痰软坚法治疗乳痨

王某，女，30 岁，山西太原河西人。1978 年 4 月 21 日初诊。

主诉：左乳结块伴疼痛 5 年。

左乳房内有多个结块 5 年余，质硬而颇光滑，周围皮肤与肿块粘连，有两处破溃瘢痕，疼痛，1977 年经省医院病理检查确诊为增殖性结核。全身倦怠无力，食欲不振，月经前双乳房胀痛，苔薄白，脉弦细滑。据症为肝郁痰凝之乳痨。治宜理气解郁，化痰软坚。中药：逍遥瓜贝散加减。当归 12 克，赤芍 10 克，柴胡 10 克，茯苓 10 克，香附 10 克，木香 10 克，栝楼 10 克，贝母 10 克，焦白术 10 克，牡蛎 15 克，神曲 10 克，甘草 6 克。水煎服，每日 1 剂。

1978 年 5 月 5 日二诊：服上方 12 剂，乳房结核疼痛消失，质软，精神好转。上方加百部 10 克，猫爪草 10 克，鳖甲 30 克。水煎服，每日 1 剂。

1978 年 5 月 21 日三诊：服上方 15 剂，乳房肿块基本消失，无压痛，乳房结核达临床治愈。

按： 乳房结核临床少见，本病应配合西药抗结核药物，中西医结合治疗，相得益彰，缩短疗程，提高疗效，促使早日痊愈。

医案 2　针刺配合醋膏外治男乳痨病

纪某，男，57 岁。1979 年 7 月 24 日初诊。

主诉：左乳肿块疼痛5个月。

患者于1979年2月自感左乳疼痛，初未介意，后渐加重，经服止痛药无效，1个月后左乳增大，有硬块，本厂卫生所给服维生素E，效不显，肿块逐渐增大，余无不适。6月份赴西安某医院外科检查，恐癌变建议手术切除，被患者拒绝。检查：神情佳，面色红润，舌质略暗，苔薄白，乳头及皮色无异常，左乳较右乳明显隆起。脉弦缓。肝脾未触及，左乳下扪及2厘米×2厘米×0.8厘米肿块，有压痛，与皮肤粘连，推之可动，颈、腋淋巴结不大。辨证：患者平素心情不舒，肝气抑郁，久则导致阳明之经气失于通达故乳痛，根据脉舌为肝郁之证。辨病：乳疬（中心性男性乳房发育症）。治宜：舒肝理气，散结止痛。治疗：穴取合谷（双）、膻中、屋翳（双）、肝俞（双）。针用泻法，针7次，痛块变软，针15次肿块明显缩小为0.5厘米×0.5厘米，停止针刺，2个月后随访，疼痛未发，肿块消失。

按：本病如有疼痛肿块可以选用以上针刺疗法。为了加速治愈，也可针药并用，并结合实际情况选用治法。有的学者认为是正常生理现象，可以自行消退，临床确有少数患者因病情较轻而自愈，但有些患者经数年不愈，而且疼痛难忍，如能早期治疗，解除疼痛岂不是更好。若是其他病因所导致，则采取病因疗法。

在多年临床治疗此病中，常有一侧治愈，隔1个月或数月健侧乳房又复发者，同样采用上法治疗，愈后双乳较少复发。

医案3　散结止痛针法治疗幼女乳房发育症

杨某，女，10岁。1980年6月3日初诊。

主诉：双乳疼痛、肿块3个月。

患者近3个月来双乳疼痛并见包块。上课时胸部靠及课桌或不甚触碰则疼痛，经服止痛药物治疗无效。查：精神佳，面色略黄而润。触及双侧乳头下各有一1.5厘米×1.5厘米之肿块，质略硬，边界清，活动度可与周围组织无粘连，压痛（＋＋）。舌质淡红，苔薄白，脉沉细。冲任均起胞中，与女子月经密切相关，月经源于子宫，而子宫与乳房同为姊妹，乳头、乳房系足阳明胃经所过之处，若胃经经气不畅，气血凝滞则见乳房结块，气血不通则痛。治宜调理冲任，理气止痛，治疗取屋翳、乳根、膻中、合谷、三阴交均双侧，隔日1次，每次治疗留针15分钟，留针期间行针2次，平补平泻手法。

1980年6月14日二诊：针刺6次后，自感双乳疼痛明显减轻，触及肿块缩小为1厘米×1厘米，且变薄变软，压之微痛。治疗方案同6月3日。

1980年6月25日三诊：针刺4次，察其神情活泼，乳房易无痛感，肿块缩小为0.5厘米×0.5厘米呈片状，无压痛，继续如法治疗。

1980年7月5日四诊：经再针4次，双乳未痛，触及肿块已消失，压痛（－），共针14次而愈。

按：幼女乳房发育症临床较为少见，系指发生于6～10岁女孩，一侧或两侧乳房的疼痛性肿块，别无不适，经检查其他一切正常。本案病因系幼女性器官已开始发育，但尚未发育成熟，内分泌，尤其是卵巢分泌的雌、孕激素的总量不足，比例失调，雌激素相对孕激素而言分泌较多，较多的雌激素刺激乳房而发病。其发病部位多集中在乳头根部。郭老认为，本例为肾气未充，冲任失调，肝气郁结，阳明经气不畅，气而郁滞所致。取乳房局部穴位屋翳、乳根疏通局部经气，散结止痛；取任脉膻中，足三阴经交会穴三阴交调理冲任；取合谷，通阳明经气而调和气血，故获佳效。

医案4　围刺针法为主，配合体针治疗男性乳房发育症
梁某，男，38岁。1996年6月7日初诊。
主诉：双乳肿块、疼痛2月余。
患者2个月前无意中发现双乳头下有肿块，触之微痛，未予重视，近月来肿块较前增大，压痛明显，时感胸闷、恶心，吐痰涎，于当地医院肌注"青霉素注射液"6次无效，遂来诊。查：平素体健，精神可，触及双乳头下各有一2.0厘米×1.5厘米椭圆形肿块，质略硬，表面光滑，边界清，活动可，与周围组织无粘连，压痛明显，锁骨下、腋下淋巴结无肿大。舌质暗红，苔厚腻，脉弦。辨证为血瘀痰阻型，治宜活血化痰，散结止痛。治疗方法采用围刺法：选1寸毫针，消毒后，于乳块周围上下左右各1寸处，针尖向肿块方向呈25度刺入0.8寸，但不刺中肿块。配和针刺：穴位为中脘、足三里、丰隆、三阴交。操作：平补平泻手法，留针30分钟，留针期间，行针2次，每日1次，8次为1个疗程。

1996年6月17日二诊：精神佳，触及双乳头下肿块均缩小为1.5厘米×1厘米，质变软，压痛不明显，治疗方案同前。

1996年6月30日三诊：触及双乳肿块消失无压痛。此乃肝胃经气通畅，气血调和，痰湿已除，2个疗程而愈。

按： 男性乳房发育症临床可在乳房的一侧或双侧出现，其质较硬，多位于乳头之下。

本案是由于气滞血瘀、痰凝阻于乳络，致阳明经气不畅而发疼痛、肿块。治疗取乳块四周阿是穴，采用多针围刺，其目的在于疏通乳块局部络脉气血。配以中脘、足三里、丰隆寓循经"上病下取"之意，以健脾利湿化痰；针三阴交调补肝肾。诸穴合用，标本兼治而获效。

医案5　针刺配合外贴药膏治疗男性乳房发育症

纪某，男，57岁。1997年7月24日初诊。

主诉：左乳疼痛5个月，加重2个月，出现肿块1个月。

患者5个月来自感左乳疼痛，未予重视，近2个月来疼痛渐重，经服止痛药无效，近1个月来左乳出现肿块并增大。在本厂卫生所服用维生素E等药，效不显，遂就诊于西安铁路中心医院外科，建议手术切除。因家属拒绝而来诊，以求保守治疗。诉说伴有心烦、易怒、胸胁胀痛、善叹息、食纳、心悸、失眠。检查：双乳外形不对称，左乳大于右乳，左乳头下触及一3厘米×3厘米圆形肿块，质硬，压痛明显，边界欠清，与周围组织无粘连，颈、锁骨下、腋下淋巴均未触及，舌质暗红，苔白，脉弦细。红外检查示：

男性乳腺增生。此由冲任失调，肝失疏泄，气血聚集阻于乳络而发病。治宜疏肝理气，养血止痛。针刺取穴：甲组取屋翳、乳根、合谷、足三里、血海。乙组取肩井、肝俞、天宗、足三里、血海。均双侧取穴，两组穴交替使用，足三里、血海用补法，余穴均用泻法，每日1次，每次30分钟，留针期间，行针2次，8次为1个疗程。外敷药物：五倍子100克，乳香20克，没药20g。共研极细末，米醋500毫升煎至200毫升，放凉后，与药粉调成糊状，装瓶备用，将药膏均匀涂于患处，用塑料薄膜覆盖，每日1次，如皮肤红痒停用。

1997年8月3日二诊：察其面色如常，精神好转，左乳疼痛减轻，触及肿块缩小为2厘米×2厘米，质略软，压痛（＋），休息3天，治疗方案同7月24日。

1997年8月16日三诊：左乳疼痛消失，左乳肿块缩小为1厘米×1厘米，呈片状，质软，压之微痛。休息3天，同法治疗。

1997年8月29日四诊：心情愉悦，左乳疼痛、肿块消失。

按：男性乳房发育症，中医称之为"乳癖"，可发生在任何年龄，但以青少年及老年男性较多见。现代医学认为，本病为雌激素分泌相对偏高，刺激乳房所致。

陈实功《外科正宗·乳痈论第二十六》："男子乳疾与妇人微异，女损肝胃，男损肝肾。盖怒火房欲过度，以致肝虚血燥，肾虚精虚，血脉不得上升，肝经无以荣养，遂结肿痛。"该案为老年男性，本为肝肾不足，冲任失调，但以肝郁气血阻闭于乳络见血虚为主而发病。治疗选用甲、乙两组穴位，调理冲任，疏肝理气行血，并在患处外贴活血散结之膏药，方中五倍子具有较好的散结作用，郭老常用之治疗痰气互结之肿块，乳香、没药、活血止痛功力见长。本法针药结合发挥疏肝理气，养血止痛之力。

医案6 调理冲任法治疗男性乳腺发育症

张某，男，73岁。2011年8月12日初诊。

主诉：右乳房肿块、疼痛6月余。

患者 6 个月前无明显诱因右侧突然出现乳房疼痛，压痛明显。曾服"桂枝茯苓丸"及"消结安胶囊"后乳痛有所减轻，但近日疼痛如故，随来就诊。精神差，面色无华，饮食一般，睡眠不佳，二便调，舌质淡，苔白，脉沉细。有高血压病史，测得血压为 140/90 毫米汞柱。专科检查：双乳不对称，右乳较大，乳头无回缩，无分泌物，乳头、乳晕、皮色无异常，右乳外上象限可触及 1.2 厘米×1.5 厘米×0.8 厘米肿块，微压痛，表面光滑，边界清楚，质略硬，活动度欠佳。锁骨上窝及腋下淋巴结未触及肿大。此因冲任失调致男性乳腺发育，治宜调理冲任。治疗：①针刺治疗：取右侧屋翳、乳根、合谷、局部围刺。②乳乐冲剂 2 袋，每次 1 袋，每天 3 次，冲服。③中药肿块局部离子导入，每日 1 次，1 次 30 分钟。

2011 年 8 月 23 日二诊：经上述治疗后，肿块无明显变化，治疗上今停用中药离子导入，针刺右屋翳、乳根、双合谷。乳乐冲剂 2 袋，冲服。

2011 年 8 月 30 日三诊：经针刺及服药治疗后，患者右乳肿块明显变软，缩小，轻度压痛。查：右乳上可触及 1.0 厘米×1.0 厘米肿块，边界不清，质较韧，继续目前治疗。

2011 年 9 月 2 日四诊：经治疗后，患者诉近日右乳未出现疼痛，精神可，饮食可，睡眠较前好转，舌淡红，苔薄白，脉弦。现右乳略大于左乳，腺体略硬，无压痛，故暂停针刺治疗，改为中药离子导入，每日 1 次。

2011 年 9 月 13 日五诊：今日复诊，右乳略大于左乳，肿块消失，近愈，于 1 个月后复查。

按：本案患者冲任失调，气血瘀滞，阳虚痰湿内结，经脉阻塞，导致乳房肿块，疼痛。病理性的应针对其病因，积极治疗原发病，调节内分泌，同时进行对症治疗，更重要的是要从思想感情上对本病有一个正确认识。保持心情舒畅，积极配合治疗，生活起居有规律，注意劳逸结合，将有助于病情尽快好转。多食新鲜水果和蔬菜，控制高脂肪食物摄入。乳腺发育在男性中越来越常见，据报道，男子乳腺发育发生率在40%以上。病理检查发现其乳腺导管上皮增生，周围组织中有炎症细胞浸润，以及乳晕下脂肪增多。男子乳腺发育病因复杂，主要原因考虑性激素水平紊乱。一种是雌激素水平增高，雄激素水平降低；另一种是雌激素与雄激素比值增高。约有半数的男子乳腺发育找不到明确的原因，各种激素水平测定均正常，临床上将此种情况诊断为特发性男子乳腺发育。

二、乳房发育不良

医案1 疏肝理气，调理冲任法针法治疗乳房肥大症

王某，女，26岁，未婚，营业员，西安市人。1979年9月22日初诊。

主诉：双乳剧增3个月。

近3个月来，自感双乳迅速增大未予介意，近半个月双乳垂胀感加重就诊，饮食、二便正常，睡眠欠佳，月经周期、经量均可。伴有心烦易怒。由于乳房过度增大几次推迟结婚日期。查体：体形瘦小，神情不佳，舌质淡红，脉细缓，双乳肥大已过胸外，下垂至脐上，一侧乳房增大与自己腰相等，触其双乳房腺体丰满柔软，内有不规则的结块，压痛不明显，腋下淋巴结未触及。据症为冲任失调之乳房肥大症。治宜疏肝理气，调理冲任。针刺处方：甲组取膻中、屋翳（双）、合谷（双）、三阴交（双）。乙组取肩井、天宗、肝俞，均双侧。胸胁胀满时去合谷加外关，胃脘痞闷时加足三里。刺法：两组穴交替使用，每日1次，平补平泻，留针30分钟，连针8次，休息4日，继针下1个疗程。

1979年9月26日二诊：针治3次，自感双乳垂胀减轻，胸胁胀满消失。

1979年10月18日三诊：共针16次，双乳明显回缩至第7肋下缘，停止治疗。

1980年3月获悉，患者已于1980年元旦结婚，至今乳房再未增大。

按：乳房肥大症是青年女性在非哺乳期出现的短期内乳房增大病症，多于短期内迅速增多，伴有情志不舒表现，辨证多与肝经气血上冲过盛，并冲任失调有关，故应与正常的青春期乳腺发育相鉴别。另应观察患者性激素水平变化，中医冲任失调与性激素水平间的关系可能帮助我们认识和治疗乳房肥大症。同时告诫我们青年女性不能因为追求形体美之丰满乳房而乱用雌激素药物。

医案2　针刺疏畅乳部气机，兼调冲任法治疗冲任失调之乳房肥大症

孟某，女，28岁，工人，已婚，咸阳市渭城区人。1980年8月3日初诊。

主诉：乳房肥大2月余。

初产哺乳1年后断乳已半年，近2个月来，双乳较哺乳期明显增大，无疼痛，饮食、二便正常，月经未见异常，伴有心烦、四肢困倦。查体：体形健壮，神情佳，舌质淡红无苔，脉弦缓。双侧乳房增大到胸肋外，乳头已下垂至上腹中部，腺体丰满略软，触及双乳内有不规则硬结，无压痛，乳头、乳晕及乳房皮色无异常，腋下淋巴结未触及。根据舌脉症，辨证为冲任失调兼肝郁之乳房肥大症。治宜疏畅乳部气机，兼调冲任。处方：甲组取屋翳（双）、膻中、乳根（双）、外关（双）、三阴交（双）、合谷（双）。乙组取天宗（双）、肝俞（双）。有痰湿之症时，去合谷加丰隆。刺法：上两组穴交替使用，每日1次，平补平泻，留针30分钟，连针8次，休息4日，继针下1个疗程。

1980年8月11日二诊：用上法针治5天后，双乳垂胀感消失。针8次后，双乳已回缩，休息4日后继针。

1980年10月9日三诊：4个疗程结束时，双乳已回缩至胸外缘以内，双乳头抬高至6~7肋缘，触及双乳腺体柔软，乳房内不规则的硬结已消失，据患者自述乳房已恢复到哺乳时的大小。

1981年随访，双乳正常。

　　按：作者从多年临床治疗中，体会到乳房肥大症、乳腺增生病、巨乳症、巨纤维瘤之间区别如下：乳房肥大症一般在2~3个月内双乳迅速增大，无疼痛，仅有重垂感，外观双乳呈明显的对称性增大，根据体形多超出大乳的范畴，皮肤色泽，乳头、乳晕无异常，可触及肥大的乳房松软，有时还可触到条索状或结节状块，但无压痛，患者多有疑虑惊恐表情，别无不适。乳腺增生病单侧或双侧乳房也会略有增大，但多局限，一般不会超过哺乳期乳房，常有乳房胀刺、抽样疼痛，严重时可向腋下、肩背放射痛，并在经前、生气后、劳累后疼痛加重，肿块增大变硬，经后疼痛减轻，肿块消失或变小变软，常伴胸胁不舒等，触及乳房有中等硬度包块，压痛明显。巨乳症则乳房增大迅速，据一些学者介绍，在数月或1~2年内可达数千克，目前无特效疗法，只能手术切除，据一资料介绍切除一位患者的双乳足有8千克。但郭老通过针灸治疗的2例乳房肥大症患者，不但阻止了乳房的进一步增大，且较治疗前有明显缩小，说明针灸可调整内分泌，稳定内环境，促使病情好转而获愈。关于乳房肥大症是否就是巨乳症的早期，尚需更多的乳腺病专家深入探讨。乳房肥大症病因与肾上腺、垂体、肝病及内分泌等有关，应治疗原发病。但临床上也常见原因不明者，用针灸或其他方法进行治疗，使其早日获愈，不要因一时查不出原因，就妄说此症别无可治，只等乳房增大成巨乳症才进行手术切除。巨型纤维瘤乳房增长迅速，但多为单侧乳房增大，触压时乳房质地硬，无压痛，与月经周期无关。

医案3　调理冲任针法治疗乳房发育不良并发乳痛症

　　刘某，女，21岁。2011年7月26日初诊。

　　主诉：双乳发育不良并发乳痛半年。

　　患者乳房胀痛半年余，多在月经前3~4天加重，月经后则减轻，并伴有面部痤疮，饮食、睡眠可，二便正常，月经量较少，色、周期正常，舌淡，苔黄白相兼，脉弦细。查：精神可，正值经期第4天，左乳略大于右乳，乳晕青紫色，属小型乳，乳房未充分发育，左乳外下、内下可触及迂曲脉管，有压痛，右乳未能触及肿块。此因患者肝气郁结，乳络不通，不通则痛，本例患者为气滞，所以为胀痛，经前气血阴阳俱盛，所以疼痛在经前加重。治宜疏肝理气，调理冲任。针刺治疗：取屋翳、乳根、膻中、三阴交，均取双侧，经后隔日1次，每次治疗留针15分钟，留针期间行针2次，平补平泻法。

2011年8月7日二诊：经10次针刺，右乳略小于左乳，自感双乳较前变软，面部痤疮未见好转，针1次后停2日，再继续针刺1个疗程。加耳尖放血疗法，肺俞穴针刺拔罐，隔日1次。并嘱患者清淡饮食，少食辛辣刺激之品。

2011年8月25日三诊：经过近1个月治疗，患者自述乳房胀痛较前减轻，双乳较前变软，面部痤疮稍有好转，月经量较前稍有增加，但仍少。处理：继续上述治疗方法，加中药内服。方药：柴胡10克，香附15克，延胡索10克，郁金10克，紫花地丁10克，当归15克，白芍15克，败酱草10克，生草6克。3剂，水煎服，每日1剂。

2011年9月27日四诊：经过2个月的治疗，患者经前乳房胀痛消失，面部痤疮较前明显减少，月经量亦接近正常。效不更方，继续针刺治疗，加耳尖放血疗法，肺俞穴针刺拔罐，停服中药。

按：本例为乳房发育不良症，此种病人多为肝郁体质，治疗上多采用疏肝理气法皆能取得良好效果。

乳房是一个外胚层器官，起源于皮肤，属于胸壁浅层结构。女孩从12～13岁起，乳房开始发育，至15～17岁基本成熟。尽管有人种、族群差异，大致上乳腺是由15～20个腺叶组成。乳房发育不良是一种先天性疾患，主要为腺体组织缺少，皮肤仍光整而有弹性。发生在单侧者常伴胸大肌发育不良或缺如。也可因青春期前乳房区烧伤引起。双侧者可能系发育成熟期乳腺组织对性激素不敏感所致。乳头发育可以正常。屋翳宣畅乳部经气，散结化滞；气会膻中，针刺本穴，宣畅气机，气机畅，而乳络自通；乳根为局部取穴，对乳房疾病可取得较好疗效。因本例患者为肝郁，所以在用药方面多选用柴胡、香附、延胡索、郁金等疏肝理气之品，另加入紫花地丁、败酱草等清热败毒之药，考虑到面部痤疮，再结合耳尖、肺俞放血疗法，效果更佳。

三、乳漏、乳衄、乳头溢液

医案 1　补益气血，提摄乳汁法治疗气血双虚型乳漏

冯某，女，28 岁，山西原平人。1979 年 5 月 20 日初诊。

主诉：产后双乳结块疼痛成漏 2 个月。

今年 3 月 2 日（产后 20 多天）患乳腺炎，初用青霉素、链霉素无效，改服中药栝楼牛蒡汤治疗，仍未取效。40 日后脓成手术切开排脓。术后患者高热不退（体温 39℃左右），伤口旁有结块，色红，皮薄光亮。3 日后第 2 次手术，术后从刀口流乳不止，久不愈合，乳漏形成。即来我院治疗。查体：左乳外下象限，伤口灰暗不泽，无锨红热痛之势，伤口周围硬结，脓液稀少，乳流不止，右乳外上象限也有结块，全身虽弱，尚可支持，但见面黄肌瘦，精神欠佳，舌苔薄白，脉细弱。此为气血双虚型乳漏，治宜补益气血，提摄乳汁。方药：当归 15 克，黄芪 30 克，赤芍 15 克，川芎 6 克，熟地 10 克，麦芽 30 克，焦山楂 30 克。每日 1 剂，水煎服。

1979 年 5 月 24 日二诊：服上方 2 剂后，乳漏流乳已止，伤口尚未痊愈。治宜补气血，清余毒。处方：①内服：赤芍栝楼甘草汤加减。赤芍 30 克，甘草 10 克，黄芪 30 克，当归 15 克，连翘 10 克，蒲公英 15 克，栝楼 10 克，白蔹 10 克。每日 1 剂，水煎服。②外用：九一丹掺伤口，外敷太乙膏。

1979 年 6 月 4 日三诊：服上方 2 剂后，伤口已愈合。但患者不放心，一星期后复诊。嘱其以逍遥丸调理，保持情志舒畅。痊愈返回工作岗位。

按：本例属急性乳腺炎反复发作，溃烂成漏日久不愈者，因久病伤及气血，无力托毒生肌而成。所以缓则治本，用补益气血法收敛生肌，因为哺乳期，故加提摄乳汁药通乳。

医案2 外科清创引流术治疗反复发作性乳漏

夏某，女20岁，未婚，永寿县农民。1995年4月3日初诊。

主诉：乳头部反复破溃3年。

有乳头部反复破溃3年未愈，曾在当地服中西药无效来诊，患处时有疼痛，皮肤发红，2日后即溃破，流出血性脓液少许，自服一些消炎药（具体不详），数日后脓液渐少，疼痛消失，伤口愈合，如此反复发作，常感忧伤，饮食、二便、月经、精神均可。查体：体形略瘦，面色红润，舌质淡红，脉细缓。右乳头微内陷，右乳晕外上有一绿豆样破溃伤口，挤压有少许脓液排出，带有少许血丝，伤口周边皮肤青暗。化验：白细胞7.6×10^9/升，中性0.74。乳部伤痛虽迁延3年，但饮食可，兼之年轻正气旺盛，拒邪毒局限于外，正气未衰，局部清除邪毒可愈，据症为乳头漏。治疗：患部常规消毒后局麻，用探针探通瘘管，从乳头口出，未见分支，切开后，伤口两侧略修剪，填充凡士林纱条，加盖敷料。

1994年4月9日二诊：3日后换纱条未见脓液，基底部肉芽已生，呈粉红色。嘱回家按时换药，保持伤口清洁，6月后得知，伤口已彻底愈合。

按：乳头漏应与乳漏相鉴别。乳头漏多发生于乳晕部或乳晕旁，常发生于非哺乳期青年或中年妇女，患部皮肤呈暗红色，且有较硬的肿块，多在吃刺激性食物（如辣椒、鱼肉、狗肉、饮酒）后，反复破溃，流出少许脓液而无乳汁，经服清热败毒和消炎药可愈。乳漏是指哺乳期妇女患乳痈而失治，如邪毒内侵传囊或手术误伤乳腺管致使乳汁从乳晕旁溃口流出（见乳漏症）。两者应予以鉴别，乳晕漏的瘘管较单一，不是形成多个瘘管，可用清热败毒、祛瘀活血之中药亦能彻底治愈。

医案3 中药温肾阳散寒邪，疏肝通经法治疗肾阳虚肝经郁结之乳衄

李某，女，34岁，农民，泾阳县口镇乡人。1982年3月2日

初诊。

主诉：乳头溢液 1 年余。

乳头溢液 1 年余，内衣经常被血性溢液污染，但无疼痛，伴有月经推后（40～50 日），经来小腹疼痛，婚后 10 年未育，曾服中、西药无效，于 1981 年 10 月去西安某医院做 X 线造影确诊为"乳腺导管内瘤"，建议手术切除，患者不同意手术故来诊。查体：体形略胖，神情佳，皮肤黝黑，但身体健壮，舌、脉未见异常，饮食、二便均可，用手挤压乳头可见血性溢液，内衣已有血迹印斑数处，从 X 线造影片见 1.5 厘米×1.5 厘米×1 厘米的椭圆形肿块。由于患者丈夫长期在外工作，患者平时下水地劳动，水湿寒邪客于胞宫，经期不能按时而至，兼之婚后 10 年未育，常有忧思，肝气不舒，致使冲任失调，肝郁横逆，上冲乳络，迫血妄行，而见乳衄（导管内乳头状瘤）。证为寒客胞宫，肾阳虚衰，肝气郁结。因其路途较远，不能每日用针灸治疗，只能用中药治疗。治宜温肾散寒，疏肝解郁，止血。方药：温经汤合柴胡疏肝散加减。吴茱萸 10 克，当归 15 克，川芎 9 克，白芍 15 克，人参 9 克，桂枝 10 克，丹皮 9 克，半夏 9 克，柴胡 10 克，青皮 9 克，仙鹤草 10 克，焦山栀 9 克。3 剂，每日 1 剂，水煎服。

1982 年 3 月 26 日二诊：服上药后乳头溢液同前，建议手术为宜，病人拒绝手术，只能在上方的基础上去仙鹤草、焦山栀，加入败毒（具有抗癌功效）的山慈菇、草重楼。

1982 年 7 月 3 日三诊：共经 4 个月的中药治疗，乳头血性溢液已消失，停服中药。

1982 年 9 月 15 日四诊：从 7 月 3 日诊后未再复发。1983 年 9 月询及其弟，知其已生产一女孩。

相隔 16 年后于 1998 年 7 月随访，专程来告知一切均正常。

按：乳衄是临床常见的乳腺导管内病变，属中医血证范畴。一般出血证治疗多用凉血止血、祛瘀止血和固摄止血。此例患者素感寒湿伤肾阳，又素情志抑郁至肝经血脉不通，上逆为衄。故根据中医辨证，以温肾散寒加疏肝理气通络为主，兼用凉血止血，甚效。此例体现了中医辨证施治不拘一格的思维特点。

医案4 针药并用清泻肝火，健脾止血法治疗肝郁脾虚型乳衄

张某，女，45岁，咸阳市渭城区底张乡人。1992年4月13日初诊。

主诉：右乳头溢液3个月。

右乳头溢液3个月。逐渐加重，但无疼痛，饮食、二便均正常，伴有月经量少，周期紊乱。1个月前曾去西安某医院确诊为导管内瘤，及时住院手术，入院3日后看到同病房患者手术后的痛苦状态，第4日早晨拒绝手术而出院，回家后思想负担很重，以为将不久于人世，给儿女流泪嘱托后事，致使全家沉浸在悲痛之中，故来诊时，母女双双流泪哭述病情。查体：体型匀称，身体健康，神情颓丧，悲伤不止，心烦，难以入睡，舌质不红活，苔略黄，脉弦。双乳对称，乳头、乳晕、皮色无异常，乳头有清稀粉红色溢液，量多，内衣见多处血色印迹，按压时溢液呈喷射状，但未触及肿块。据症辨证为肝郁化火，脾失统血乳衄。治宜清肝热，疏肝气，健脾利湿。治疗前给病人说要用针灸治疗，根据以往经验效果较佳，必要时可配服中药，病人同意接受针灸治疗。治疗处方：甲组取屋翳、乳根、合谷，均双侧，泻法；足三里（双），用补法。乙组取膈俞（双）、脾俞（双），补法；肝俞（双），泻法。因右乳溢液量多，故胸部屋翳、乳根两穴用双侧，也可加电脉冲刺激，电量可根据穴位补泻而定，泻法电量略大，补法电量宜小，以上两组穴交替使用，每日1次，连针10次。

1992年4月25日二诊：已针10次，右乳溢液分泌量未减，眼观溢液呈淡红色，质较清稀，别无不适。

1992年5月8日三诊：第2个疗程，右乳溢液量少，挤压时可溢出，但无喷射状，呈清亮色。

1992 年 5 月 12 日四诊：因症情较前好转，神情安定，烦躁消失，饮食、二便、睡眠均可，为了加快疗效配服清热疏肝，健脾利湿之中药。方药：丹栀逍遥散加减。当归 10 克，白芍 15 克，柴胡 10 克，茯苓 10 克，白术 15 克，重楼 10 克，山慈菇 10 克，蒲公英 20 克，丹皮 9 克，炒山栀 9 克，薏苡仁 30 克。每日 1 剂，水煎服，连服 8 剂。针灸：原定两组穴去足三里加阴陵泉以健脾利湿。

1992 年 5 月 25 日五诊：经针治 3 个疗程，配服中药 8 剂，右乳溢液挤压时未见溢出，饮食、二便、睡眠均可，月经周期不规律，舌、脉无特殊变化，属近期治愈。停止治疗，3 个月后复查。

1992 年 9 月 2 日六诊：乳头未见溢液，乳头、乳晕未见异常，乳房未触及肿块，无压痛，已愈。

按：通过多年的临床治疗，郭老从思想上改变了此病非手术不可的观念，通过多年来对数十例导管内瘤患者的治疗，积累了经验，用针刺配服中药治疗，一般多能在 2～3 个月获愈。针刺可根据病情选配穴位，但患乳的屋翳、乳根两穴必选，中药以益补气血之黄芪、当归及清热败毒之蒲公英、重楼、山慈菇常用，多能治愈此病。实验观察到针刺可以提高人体免疫功能和调整内分泌，增强机体的抗癌能力，兼服中药两者相得益彰，从而达到祛邪而不伤正的目的，也免除服抗癌药物的副作用，一些人认为针刺乳腺部位的穴可能促使癌细胞转移的观点，显然是一种没有理由的臆测，缺乏可靠的依据。

医案 5　调理冲任针法治疗冲任失调型乳头溢液

刘某，女，49 岁。2012 年 1 月 3 日初诊。

主诉：双乳头溢乳、乳房刺痛 9 年。

患者无任何诱因乳头出现乳汁样溢液、乳房刺痛，疼痛较重，无明显的时间性，腰背疼痛，今年 3 月份双目发涩，眼干，经滴眼药水后可愈，月经紊乱，白带为乳白色。查：精神可，乳头、乳晕无异常，挤压乳房时可见乳汁样溢液，量较多，双乳腺体已经萎缩，未扪及肿块。舌淡红，无苔，脉细缓。本案属肝郁气滞，冲任失调，使气血瘀滞，经脉阻塞不通而痛，月经不调等。治宜调理冲任。治疗：①维生素 B_6，2 盒，一日 3 次。②方药：山药 10 克，薏米 20 克，芡实 30 克，大米 50 克。煮粥喝。

2012 年 3 月 20 日二诊：经服药后乳头溢液、乳房刺痛、腰背疼痛、舌脉同前。查：双乳头挤压时可见乳汁样溢液，双乳萎缩，未扪及肿块及压痛，形瘦。曾查泌乳素增高，并有小垂体瘤（2010年），纳可，腰背痛，二便调。处理：①继续服用维生素 B_6。②上粥加入大枣 3 枚。③针灸治疗：甲组穴取屋翳、乳根、合谷、三阴交。乙组穴取肩井、天宗、肝俞、肾俞。两组穴位交替使用，隔日1 次。④耳穴：王不留行籽贴压双耳内分泌，3 日 1 次。

2012 年 3 月 27 日三诊：经服药后乳头溢液减少，乳房刺痛、腰背疼痛减轻。查：双乳头挤压时可见乳汁样溢液较前减少、减轻。处理：继续上方治疗，并加入针刺治疗，甲组穴取双侧屋翳、乳根、合谷。乙组穴取天宗、肩井、肝俞，其中天宗穴针刺后拔罐，留针 10 分钟。甲乙组交替使用，先针 4 次。

2012 年 4 月 5 日四诊：经针刺等综合治疗后乳头溢液减少。查：双乳头挤压时乳头溢液已明显减少，腰背疼痛消失。处理：继续上方治疗，定期复查。

按：本案患者属肝郁气滞，冲任失调，使气血瘀滞，经脉阻塞，导致乳房结块，疼痛，并出现溢乳，月经不调等症。

乳头溢液是乳腺疾病的常见症状，可分为生理性溢液及病理性溢液。生理性溢液是指妊娠和哺乳期的泌乳现象，口服避孕药或镇静药引起的双侧乳头溢液及绝经后妇女单侧或双侧少量溢液等。病理性溢液是指非生理情况下，与妊娠哺乳无关的一侧或双侧来自一个或多个导管的自然溢液，间断性、持续性从数月到数年者乳头溢液主要是指病理性溢液。治宜针刺治疗与药物治疗相结合的综合治疗法，中药选用梳理肝气之药，屋翳宣畅乳部经期，散结化滞；乳根位于乳房局部，属于胃经，刺之可宽胸理气，消除患部气血之瘀阻；天宗、肩井、肝俞疏肝胆之气，解郁止痛。

医案 6　针刺加药物治疗乳头溢液

靳某，女，29岁。2012年7月24日初诊。

主诉：产后泌乳2年。

患者产后2年乳汁仍在泌出，伴乳房胀痛，情绪抑郁，胸胁胀痛，易怒，脘腹胀闷，食欲不振，眠可，二便调。曾服用断乳药、小金丸等，现仍有乳房泌乳。月经及经量无异常，末次月经6月26日。查：舌红，苔薄黄，脉细缓。专科检查：现经前2天，精神可，双乳对称，乳头、乳晕、皮色无异常，双乳未触及肿块，挤压时双乳头有乳白色溢液。B超示：双乳腺增生，左乳局限性导管增宽。据证诊断为乳头溢液。病由肝气郁结，伤及脾胃，迫乳外溢。治宜疏肝理气，健脾。治疗：①针刺治疗。甲组取双侧屋翳、乳根、合谷。乙组取天宗、肩井、肝俞。其中天宗穴针刺后拔罐，留针10分钟。②方药：炒麦芽100克，煅牡蛎50克，山药20克。3剂，水煎服，每日1剂。

2012年7月27日二诊：服药及针刺3次后，患者自述乳头溢液较前有所减轻，胸胁胀痛、脘腹胀闷及乳房胀痛较前明显改善，情绪最近有所好转，饮食、睡眠、二便可。查：挤压时双乳头有少量溢液，舌质淡红，苔薄黄，脉细缓。治疗同前。

2012年7月31日三诊：患者自觉乳头溢液消失，但胸胁仍有胀满感，脘腹胀闷及乳房胀痛较前有明显缓解。情绪较前有明显好转。查：双乳头溢液消失，舌质淡红，苔薄黄，脉细缓。治疗同前。

2012年8月4日四诊：服药及针刺治疗后，患者乳头溢液及脘腹胀闷消失，胸胁胀满及乳房胀痛症状较前明显好转，情绪一般，纳可，眠可，二便可。查：双乳头溢液消失，舌质淡红，苔薄白，脉缓。治疗同前。

2012年8月9日五诊：经服药及针刺治疗后，自觉胸胁胀满及乳房胀痛消失，乳头未再溢液，情绪精神佳可。查：双乳头溢液消失，舌淡红，苔薄白，脉平。临床治愈。

按： 本案由肝气郁结，伤及脾胃，迫乳外溢。治宜针刺治疗与药物治疗相结合，疏肝理气，健脾。屋翳宣畅乳部经期，散结化滞；乳根位于乳房局部，属于胃经，刺之可宽胸理气，消除患部气血之瘀阻；天宗、肩井、肝俞疏肝胆之气，解郁止痛。方药中，炒麦芽回乳，山药健脾和胃通络。二法合用，标本兼治。

四、乳痈、乳汁少

医案 1 针药并用清热解毒，通络散结治疗乳痈

胡某，女，24 岁。1996 年 3 月 2 日就诊。

主诉：右乳红肿疼痛 6 日。

患者产后 10 日，乳汁分泌较多，婴儿每次不能将乳汁吸完而积乳胀痛，随而用手挤压以减轻胀痛。近 6 日来乳房胀痛逐渐加重，且右乳外下象限红肿，伴有口干，身热，当地医生用硫酸镁外敷并肌注青霉素注射液 3 日，疗效不显而来诊。检查：神清，面红。右乳外下象限触及 3.5 厘米×3.5 厘米肿块，质略硬，皮肤潮红，灼热，但无波动感。体温 37.8℃，舌尖红，苔少略黄，脉数。

此由乳汁郁积，火热邪毒内侵乳房，热毒与积乳互凝，乳络阻塞而成。治宜清热解毒，通络散结。针刺穴位：甲组取屋翳、乳根、合谷。乙组取天宗、肩井、肝俞，均取双侧。两组穴位交替使用，用泻法，每日 1 次，每次 30 分钟，留针期间行针 2 次。方药：蒲公英 50 克，金银花 30 克，赤芍 20 克，栝楼 30 克，穿山甲 6 克，连翘 15 克，紫花地丁 20 克，生甘草 10 克。水煎服，每日 1 剂，分 3 次口服。

1996 年 3 月 6 日二诊：服上方 3 剂，针 3 次后，身热退，右乳红肿疼痛明显减轻，乳房肿块缩小为 2 厘米×2 厘米。质略软，但仍压痛。上方加皂角刺 20 克，丝瓜络 12g。针刺穴位同前。

1996 年 3 月 10 日三诊：再服 3 剂，针 3 次后，精神佳，面色如常，右乳肿块消失，哺乳正常，乳痈告愈。

按： 乳痈即现代医学的乳腺炎，好发于哺乳期妇女，多见初产

妇及乳汁多而积乳的产妇。本病以乳房红肿疼痛为特征。本案原因是因乳汁郁积，乳络不痛，败乳蓄积热毒内盛所致。治宜清热解毒、通络散结。肩井穴是古今治疗乳痈的经验穴，系足少阳、手少阳、足阳明和阳维脉的交会穴，故针之可通调以阳明经为主的诸经经气，临床具有清热散结、消肿止痛之效。合谷乃大肠经原穴，大肠经与胃经均属阳明，阳明布乳房，故针之可畅阳明乳房活络。病属实证，针当泻法，泻其实热之邪。内服方为自拟蒲公英汤，该方具有清热解毒，通络散结之功。

医案 2　回乳通络解毒法为主治疗肝火蕴结之乳痈

程某，女，24 岁，咸阳市人。1997 年 8 月 25 日初诊。

主诉：产后 20 天右乳红肿疼痛 2 日。

右乳红肿疼痛 2 日（产后 20 日），未经治疗，来我科诊治，身无寒热，饮食、二便均可，乳汁较多。查体：形体强健，舌质略红，脉数。右乳外上有 5 厘米 × 5 厘米 × 3 厘米红肿硬块，皮肤呈红色，体温 37.8℃。患者形体强健，值哺乳期，胃经气血充胜，肝经火热蕴结不畅成毒成痈（急性乳腺炎）。治宜清热解毒，理气通络。方药：蒲公英 50 克，金银花 30 克，赤芍 30 克，青皮 10 克，甘草 9 克。1 剂，水煎服。嘱第 2 日复诊，以观察病情变化，随证施治，但不知何故未来。

1997 年 11 月 22 日二诊：述其 3 个月前初诊，服药 1 剂，第 2 日未来复诊。因其听邻居介绍一位有治乳腺炎"秘方"的"医生"，经其外贴膏药 3 个月，右乳破溃已愈，但左乳又发乳痈溃破 1 月余，不但伤口排脓且有乳汁流出。近 20 日来，脓液渐少，但乳汁较多，伤口时愈时溃，乳汁又从伤口排出，但每日依然外贴膏药，外敷以卫生纸，再不做任何治疗，自患乳痈后，不能给婴儿哺乳、干重活，仅贴膏药花费 3000 余元。患者咨询其同学后，来诊。查体：体形矮胖，神情可，饮食、二便正常，舌、脉无异常。右乳外上靠乳晕处有一如黄豆样凹陷瘢痕，左乳外上靠乳晕处有一如绿豆样凹陷伤口，挤压有少许清淡脓液，继则有大量乳汁排出，压痛不明显。辨证：乳痈早期宜服清热解毒之品，使其加速消散。如仅外贴膏药清热败毒难以获效，致使邪毒内蕴成脓，脓成后应切开引流，使毒邪外泄，但依然外贴膏药使其自溃，结果邪毒内传于囊，损其乳络而乳汁出，外传侵其皮肤而自溃。因伤口过小且居于上，排脓不畅，形成脓腔，长期积脓为患，兼之乳汁从此外流冲击，故久不收口。由于体健正气未衰，虽迁延日久，仍能抗邪于乳部，否则邪毒传于脏腑，有危及生命之忧。故此期治宜回乳通络解毒。方药：麦芽 60 克，焦山楂 50 克，怀山药 15 克，白术 10 克，丝瓜络 15 克，蒲公英 15 克，甘草 6 克。3 剂，水煎服，每日 1 剂。

1997 年 11 月 25 日三诊：服 3 剂后，乳汁减少，今晨挤压伤口未见有乳汁排出，嘱再服 3 剂原方复诊。

1997 年 11 月 30 日四诊：观察伤口已愈合，4 日来伤口再未破溃，经查左乳外上靠乳晕处形成一如小黄豆样凹陷愈合瘢痕，估计因乳晕下乳腺管损伤形成。

1998 年 11 月左乳伤口愈合后至今再未破溃，伤口凹陷瘢痕已复平，该处皮肤色泽已正常。

按：针对临床上哺乳期形体丰盛，胃经气血充盛，肝火蕴结的急性乳腺炎患者，除了常规的清热解毒、通络之中药外，如患者胃气充盛，乳汁分泌旺盛，单纯清热解毒通络，虽肿块红肿可减，但乳汁时有排出，伤口难以愈合，故治疗应回乳在先，继之清热解毒、通络，创口才不会反复溃破，其愈合较快较好。

医案 3　补气生血通络法治疗气血不足兼肝热之乳汁减少症

周某，女，34 岁。2012 年 6 月 15 日初诊。

主诉：产后乳汁减少 56 天。

患者于 56 天前生产后乳汁减少，晨起乏困，晨起右手麻，活动后减轻，又因生气而见易怒，时有口苦，纳可，大便干，2～3 日一行。曾在我院妇科治疗，妇科给予通乳方。停经。查：舌质不红活，苔薄黄，脉沉细。专科检查：双乳对称，哺乳期乳房、乳晕着色增大，左乳外上可触及簇状颗粒，右乳饱满无包块，均无压痛。据症诊断为左乳乳汁少。产后耗气伤津，气血不足，津液亏耗，乳汁生化不足而乳少，又兼肝热郁阻，乳络不通。治宜补气生血，清肝通络。治疗：妇科通乳方加味。

2012年6月19日二诊：患者自觉服药后症情无变化。查：左乳外上可触及簇状颗粒，无压痛。舌质不红活，有齿痕，苔薄黄，脉沉细。方药：黄芪20克，通草6克，王不留行10克，路路通10克，丝瓜络15克，黄芩10克，柴胡15克。3剂，水煎服，每日1剂。建议：推揉双乳（顺乳腺管分布方向），每天2次，每次20余次。

2012年6月22日三诊：经用上药3剂后，自觉乳汁较前有所增加，易怒有所缓解。查：左乳外上未触及肿块及颗粒，无压痛。舌质红，苔薄黄，脉细。治疗同前，继续服用6月19日方，建议推揉双乳。

2012年6月25日四诊：经服用上药3剂后，自觉乳汁明显增加，乳胀乳痛消失。情绪尚可。查：左乳未触及肿块，无压痛。舌质淡红，苔薄白，脉缓。治疗同前，继续服用上方，继续推揉双乳。

2012年6月29日五诊：经服用上药3剂后，乳汁泌乳及情志正常，食纳、睡眠、二便可。舌质淡红，苔薄白，脉弦。临床治愈。

按：产后乳少又称"产后缺乳"，以产后哺乳期初始就乳汁甚少或乳汁全无为主症。哺乳中期月经复潮后乳汁相应减少，属正常生理现象。产妇因不按时哺乳，或不适当休息而致乳汁不足，经纠正其不良习惯，乳汁自然充足者，亦不能做病态论。其病因由虚、实两端，病位在乳房，可因气血亏虚或肝郁气滞引起。本案病由患者产后气血亏虚，乳汁生化不足又兼肝气郁结化热而致乳少。在治疗中，应分清虚实，辨证治疗，黄芪补气健脾，通草、王不留行、路路通、丝瓜络催乳通络，其中，王不留行为妇科催乳良药，柴胡疏肝理气，黄芩以清热，诸药合用，补气生血，疏肝清热而通络下乳。并配合局部推揉乳房，疏通乳房局部经络，减少乳络阻塞。二法配合，气血得补，肝郁得舒，肝热得清，乳络得通，乳汁得下。同时，加强产妇产后营养，适度休息，调摄精神，纠正不正确的哺乳方法等都是应该注意的因素。

第三节　郭老治疗疑难病医案

医案 1　乳房局部注射雌二醇治疗青年女性乳房未发育症

艾某，女，20 岁，咸阳市渭城区巢子市街人。1989 年 6 月 1日初诊。

主诉：左乳发育不良 10 年。

10 岁时，患右侧幼女乳房发育症经治愈后，随年龄的增长，右侧乳房逐渐增大，左侧乳房未增大而求治。查体：体形发育正常，舌、脉、饮食、二便、睡眠、月经均无异常。右乳房发育正常，左乳如同 10 岁左右幼女乳房，乳头也略小。其母亦为左乳房未发育症。辨证为左乳房未发育症。治疗：雌二醇 0.5 毫升 ×1 支，隔 3 日在左乳外上略深于皮下注射，后在外下、内上、内下各方位注射，依次类推，2 星期后隔日在左乳周围同上法注射。

1989 年 8 月 1 日二诊：经注射 10 支雌二醇后观察左乳略有增大，但不明显，自感全身无不良反应。

按：经 2 个月乳房局部注射雌二醇，虽全身未发现不良反应，但患者的临床疗效不够明显，患者丧失信心而中断治疗。2 年后随访得知左乳增大不明显，但考虑其母亦为"左乳房未发育症"，疑与遗传因素可能有关，不能定论。此为失败病例一则，如实记录于此。对此可进一步扩大观察病例，采用大样本研究，以探究竟。

医案 2　外敷、中药等综合治疗幼女巨乳症

郭某，女，13 岁。2012 年 11 月 23 日初诊。

主诉：双乳增大 9 月余。

患者于 2010 年 10 月发现双乳逐渐增大，无疼痛，饮食、睡眠、二便均正常，月经未潮。查：发育可，面色略黄，神情低落，体型偏瘦，乳房直径约 36 厘米，双乳增大，皮色发红，皮溢增高，右乳上 2 厘米处有一周径 41 厘米，上下径 35 厘米，左右径 34 厘米包块。舌淡红，苔薄黄，脉弦数。今年 7 月在上海龙华医院服中药（柴胡 9 克，郁金 12 克，制蚕附 15 克，延胡索 15 克，丹皮 9 克，生山楂 9 克，夏枯草 30 克，蒲公英 30 克，白花蛇舌草 15 克，莪术 30 克，三棱 9 克，半枝莲 30 克，龙葵 30 克，白英 15 克，蛇六谷 30 克，虎杖 15 克）10 剂，肿块有所减小。病例检查（原北京军区总医院 2011 年 5 月 17 日）：间质有较显著的假血管瘤样间质增生、纤维组织增生，其中有簇状导管增生、扩张，上皮增生及假乳头增生，未见明显小叶结构，符合青春期女性乳房肥大。治宜疏肝理气，软坚散结。处理：硫酸镁冷敷，取硫酸镁 100 毫克，用 500 毫升冷水融化，外敷。①外敷：苦参 100 克，鱼腥草 100 克，水煎 15 分钟后用药汁浸纱布冷敷。②中药：当归 12 克，赤芍 12 克，柴胡 10 克，茯苓 10 克，莪术 9 克，三棱 9 克，海藻 15 克，夏枯草 15 克，蒲公英 15 克，太子参 15 克，玄参 15 克，生薏仁 15 克，栝楼 15 克。7 剂，水煎服，每日 1 剂。

2012 年 11 月 29 日二诊：经综合治疗后，自感肿块较前变软，缩小，乳房皮色较前稍好转，继续采用上述治疗方法，并加中药离子导入 5 次，定期复查。

2012 年 12 月 4 日三诊：经以上治疗后，肿块明显较前变软，缩小，乳房皮色几乎接近正常，效不更方，继续采用上述治疗方法，并定期复查。

2012 年 12 月 9 日四诊：患者神情欢愉，面色较治疗前大为好转，饮食、睡眠可，二便调。查：乳房肿块较治疗前已经明显变软，缩小，乳房皮色正常，继续采用上述治疗方法，并定期复查。

按： 巨乳症又称乳房肥大、大乳房或巨乳房，是指女性乳房过度发育，含腺体及脂肪结缔组织过度增生，体积超常，与躯体明显失调。可发生胸部压迫感、慢性乳腺炎、疼痛、肩部酸痛沉重及乳房下皮肤糜烂等。巨乳症多见于青春期少女或青年女性，常发生在两侧，偶见限于一侧。乳房过大系因腺体及脂肪结缔组织对雌激素异常敏感所致。遗传因素亦属有关因素之一。幼女巨乳症较为少见，本案病因系幼女器官已开始发育，但尚未发育成熟，内分泌，尤其是卵巢分泌的雌激素、孕激素的总量不足，比例失调，雌激素相对孕激素而言分泌较多，较多的雌激素刺激乳房而发病。经中西医综合治疗有效。

医案3　安神定志，泻肝滋肾法治疗气郁化火致肝风内动之抽动症

李晨阳，男，13岁，2011年10月13日初诊。

主诉：手、眼、面颊间断性抽动4月余。

患儿4个月前因老师批评并受惊吓后渐出现干咳，皱眉，挤眼，口角抽动，摇头耸肩。患儿8岁时曾有类似症状出现，未经治疗而自愈。近期经西京医院诊断为"儿童抽动症"，服用"盐酸苯海松、硫必利"等药，又在他院进行针灸治疗（穴位不详）未见明显效果。查：神清，经神可，应答切题，反应灵活，舌尖红，苔白，脉弦细。

此因患儿惊恐伤肾，肾水不能滋养肝木，加上小儿先天肾常不足，肝常有余，升发之气旺盛，易于化热化风致肝风内动，上扰清窍而见皱眉眨眼，摇头耸肩等临床症状。治宜安神定志，泻肝滋肾。针灸穴位：颈夹脊、肝俞、筋缩、四神聪、上星、合谷、太冲。操作：均用平补平泻法。留针30分钟，每日1次，连续治疗。

2011年12月16日二诊：经针刺治疗后其多种症状已较前明显减轻，继续针刺，效不更方，并加服中药。①针刺。穴位：颈夹

脊、肝俞、筋缩、四神聪、上星、合谷、太冲。操作：均用平补平泻法。留针 30 分钟，每日 1 次，连续治疗。②中药：柴胡 10 克，桂枝 10 克，煅龙骨 30 克，煅牡蛎 30 克，珍珠母 15 克，钩藤 15 克，龙胆草 9 克。3 剂，水煎服，每日 1 剂。

2011 年 12 月 20 日三诊：经过针灸结合中药治疗自觉手足抽动已明显减轻，但近日心烦，睡眠欠佳，纳可，大便 2 日 1 行，舌红，苔白，脉数。治疗：针灸同前，中药在前方基础上加生山栀 10 克，桔梗 10 克，苏子 10 克。6 剂，水煎服，每日 1 剂。

2012 年 4 月 27 日四诊：今年 3 月份在当地医院服用中药（天麻钩藤饮等）及服西药抗焦虑药等，病情出现反复，并出现不自觉喊叫，挤眉，努嘴，伴手足不自主蠕动，大便不成形，睡眠欠佳。面色晦暗，舌淡红，苔薄白，脉弦略数。治宜滋肝祛风，镇肝潜阳。方选桂枝龙骨牡蛎汤加减：柴胡 10 克，桂枝 10 克，白芍 30 克，煅牡蛎 15 克，山萸肉 20 克，煅龙骨 15 克，煅珍珠母 15 克，钩藤 15 克，白术 10 克，茯苓 10 克，蝉蜕 10 克。3 剂，水煎服，每日 1 剂。

按： 小儿多发性抽动症是一种常见的儿童行为障碍性疾病。临床以慢性、波动性、多发性运动肌快速抽动，并伴有不自主爆发性发声及猥秽语言、模仿言语伴奇癖生活方式为特征。由于妨碍儿童健康成长，给家庭、学校、社会带来不良影响，所以日益受到儿科、神经精神科、心理学等多学科的关注。西医学认为，本病的确切病因尚未完全明了，既往认为精神因素、遗传因素、中枢神经递质代谢异常，特别与多巴胺功能异常有关。近年来，随着神经生理、神经生化、神经内分泌和影像技术的发展，认为与中枢神经系统的器质性损伤、性激素和兴奋性神经递质的作用有关。最终经研究认为，基底神经节和边缘系统的特殊部位的发育异常可能与 TS 有关，而这些发育异常均在性激素的控制之下，并间接地受兴奋性氨基酸神经递质的影响。

医案4 针药结合治疗气郁型呃逆

段某，女，62岁。2011年9月16日初诊。

主诉：间断性呃逆4个月。

患者4个月前因情志不遂出现呃逆，伴口苦，胸闷，气短，两胁胀痛，右侧头疼，乏力，纳差。曾服用龙胆泻肝丸、木香顺气丸效果不佳，遂来我院就诊。据患者叙述5年前曾患双侧中枢神经痉挛、脑血管狭窄。查：患者面色稍黄，舌体胖，质不红，苔白黄相间，少津，脉细数。此因情志不遂日久，肝气郁结不得疏泄，横逆犯胃而成呃逆，治宜疏肝理气，和胃降逆。处方：①方药：当归15克，白芍15克，柴胡10克，茯苓10克，龙胆草10克，香附10克，山栀10克，丹皮10克，沙参20克，山楂15克。3剂，水煎服，日1剂，水煎400毫升分2次服。②针灸穴位：外关、阳陵泉、太冲。操作：穴位均取双侧，平补平泻法，留针30分钟，每日1次。

2011年9月20日二诊：针刺3次并服药3剂后，口苦、咽干、头疼有所减轻，右胁肋痛明显减轻，左胁肋时胀，呃逆消，食后胃不适，舌体胖，苔薄黄，舌质不红，脉弦细。治疗：方案同上，方药去山楂3剂，水煎服，每日1剂；针刺取穴同上，3次，每日1次。嘱患者注意调节情志，因药、穴对症，效果较显。

2011年9月23日三诊：经针、药治疗6次后，胁部疼痛明显减轻，但头疼无明显变化，晨起口黏腻。查：患者面色较前红润，舌质不红，舌体胖，苔黄厚，脉细数。穴用外关、足三里、太冲，中药宜用芳香化湿药。药用头方去山楂，加佩兰10克，生薏仁30克。3剂，水煎服，日1剂。

2011年10月25日四诊：停止治疗近1个月，现述经针药治疗后两胁下痛基本消失，现自觉双腋下及胸前刺痛，伴咽干，咽痛，小便略黄，排便困难，舌淡红，舌胖，苔黄略厚腻，脉弦数。诊断为肝郁化火，治宜疏肝，清肝火。方药：龙胆草10克，生地15克，玄参15克，焦山栀10克，木贼10克，白芍15克，薤白10

克，枳实10克，丹参15克。3剂，水煎服，每日1剂。

按： 本案患者之呃逆由情志不遂所致，肝气不得疏泄则出现胸闷，两肋胀痛。通过针刺配合药物内服治疗，达到疏肝理气，降逆止呃的作用。针灸所选穴位为辨证取穴，可疏肝理气，结合中药达到疏肝、降逆止呃之目的。

呃逆以喉间呃呃连声，声短而频，令人不能自止为主要表现。病因主要是饮食不当，情志不遂，脾胃虚弱等，呃逆的病位在膈，病变关键脏腑为胃，与肺、肝、肾有关。主要病机为胃气上逆动膈。治疗原则为理气和胃，降逆止呃，并在分清寒热虚实的基础上，分别施以祛寒、清热、补虚、泻实之法。对于重危病证中出现的呃逆，急当救护胃气。

患者生活中还应保持精神舒畅，避免过喜、暴怒等精神刺激；注意避免外邪侵袭；饮食宜清淡，忌食生冷、辛辣，避免饥饱失常。发作时应进食易消化及半流质饮食。

医案5 针药结合滋补肝肾法治疗肝肾阴虚型耳鸣

李某，女，49岁。2012年2月17日初诊。

主诉： 耳鸣7年，近1个月加重。

患者7年前不明原因出现耳鸣，近1个月来逐渐加重，并突感听力下降，伴有头晕，腰酸腿软，眼干，手脚心经常发热，月经4个月未至，饮食、睡眠可，二便调。查：神情可，面色稍晦暗，舌青紫，苔薄脉弦，血压150/70毫米汞柱。此因患者已至七七之年，肝肾开始出现阴亏的症状，故有头昏，耳鸣，腰酸眼干，月经未至等症，并有气血瘀滞的舌紫暗等。治宜滋补肝肾，活血化瘀。治疗：①针刺：穴位取翳风（双）、太溪（双）、外关（双）、听会（双）。操作：均用平补平泻法。留针30分钟，每日1次。②方药：山萸肉12克，山药12克，茯苓10克，泽泻12克，生地15克，玄参15克，蝉蜕10克，珍珠母15克。5剂，水煎服，每日1剂。

2012年2月24日二诊：经服药及针刺5次后自觉耳鸣较前时间缩短，听力也有所恢复，腰酸，眼干，头晕等症状也稍有所减

轻，并左耳屏前生一疖肿。舌青紫，苔薄，脉弦数。血压 140/70
毫米汞柱。此为肝经有热，治宜清肝热。治疗：①针灸：听会
（双）、翳风（双）、外关（双）、太冲（双）。均用平补平泻法。
留针 30 分钟，每日 1 次。②中药处方：龙胆草 12 克，木贼 10 克，
白芍 20 克，丹参 20 克，葛根 10 克，生珍珠母 20 克，煅磁石 30
克，黄芩 10 克。3 剂，水煎服，每日 1 剂。

2012 年 2 月 27 日三诊：经治疗后患者自述耳鸣已较前明显减
轻，听力已恢复至能与人正常交流，头昏，眼干等伴随症状也明显
好转，近日左耳道湿疹，流黄涕，发热，舌质红，苔白，脉弦。血
压 130/70 毫米汞柱。处理：清肝火，潜肝阳。治疗：针刺同前，
中药处方在继续 2 月 24 日方的基础上加葛根 15 克，白芍 30 克，
生珍珠母 30 克，钩藤 15 克。6 剂，水煎服，每日 1 剂。

2012 年 3 月 5 日四诊：耳鸣、耳聋已基本恢复正常，头昏、眼
干等伴随症状也已恢复正常，服上方后流黄涕，发热已明显减轻，
停药后上症反复，脉弦细数，舌紫，苔白。治宜滋补肝肾之阴，方
用二仙汤加味：淫羊藿 15 克，仙茅 12 克，当归 15 克，巴戟天 15
克，知母 10 克，黄柏 10 克，丹参 15 克，白芍 30 克。3 剂，水煎
服，每日 1 剂。

按：本案患者七七之年，肝肾阴亏，出现头昏，耳鸣，眼干等
症，用滋补肝肾法，效果显著。

通过针刺结合中药内服的方法，内外兼治，针刺主要选用足少
阳胆经与手少阳三焦经为主，两经均入耳内，取两经上穴位对本病
有很好的治疗作用。在中药选用方面也多用滋补肝肾之阴的药物，
从根本上解决肝肾阴虚的问题。取得较好的疗效。

医案 6　活血化瘀调经法治疗瘀血型月经量少

赵某，女，27 岁。2012 年 3 月 13 日初诊。

主诉：月经量少 10 余年。

患者自 14 岁月经来潮后量少、色黑，伴有血块，小腹胀痛，
有下坠感，拒按，血块排出后痛减。带下量、色正常。素来体弱，

精神较差，面色少华，口唇紫暗，口渴不欲饮，纳差，眠欠佳，大便干，2~3 天 1 行，时有秘结，小便无异常。舌紫暗，苔厚腻，脉沉涩。妇科检查：子宫发育无异常。此因素来体弱，多忧郁，气郁血滞，冲任受阻，血行不畅，经血受阻致血瘀型月经量少，治宜活血化瘀调经。主方：桃红四物汤加减。方药：当归 15 克，赤芍 20 克，川芎 9 克，生地 15 克，桃仁 10 克，红花 12 克，丹参 15 克，阿胶（烊）10 克，白术 12 克，陈皮 9 克，山楂 15 克，黄芪 25 克。6 剂，每日 1 剂，水煎 400 毫升，分早晚温服。

2012 年 3 月 27 日二诊：经服 6 剂药后，患者诉自觉口干，神疲倦怠，饮食尚可，入睡难，大便 2 日 1 行，不干。查：精神可，舌质紫暗，苔厚腻，脉沉涩。继续口服中药治疗：当归 15 克，赤芍 20 克，川芎 9 克，生地 15 克，桃仁 10 克，红花 12 克，丹参 15 克，阿胶（烊）10 克，白术 12 克，陈皮 9 克，山楂 15 克，蒲公英 15 克，天花粉 15 克。6 剂，每日 1 剂，水煎 400 毫升，分早晚温服。

2012 年 4 月 10 日三诊：患者诉服药后上次月经推后 2 天来潮，月经量较前增多，血块却明显减少，且来时小腹胀痛感也明显减轻，精神可，面色较前改善，夜休差较前好转。方药：当归 15 克，赤芍 20 克，川芎 9 克，生地 15 克，桃仁 10 克，红花 12 克，丹参 15 克，阿胶（烊）10 克，白术 12 克，陈皮 9 克，山楂 15 克，酸枣仁 10 克，天花粉 15 克，夜交藤 10 克。6 剂，日 1 剂，水煎 400 毫升分早晚温服。

2012 年 4 月 20 日四诊：服上方 6 剂后，睡眠较前明显好转，面色较润，舌质暗，苔薄，脉沉。继续服用上方 5 剂后停药。

2012 年 5 月 20 日五诊：经过治疗后，上次月经未推迟，且来时未出现胀痛，月经量较前明显增加，未见到血块，近来精神可，面色红润，纳可，夜休尚可，舌质红，苔薄，脉沉。临床痊愈，为巩固疗效，继续服用治疗 2 个月经周期。

按：本案患者由于素体虚弱，加上精神因素如紧张、忧郁、恐惧等以及劳累、环境改变等因素引起月经量少。月经量少是指月经周期基本正常，经量明显减少，甚至点滴即净；或经期缩短不足2天，经量亦少者。月经过少常与月经后期并见。通常月经量多会引起女性的恐慌，以为是什么疾病所导致的，对经量少会有所忽视。甚至有的女性认为经量少是好事，不用那么麻烦。其实不然，如果月经量少，或月经质量不好，受孕后就没有足够的经血和高质量的营养物质供胎儿正常生长发育，就很容易出现中途流产，或胎死腹、胎停孕等现象。月经量少对怀孕也会有影响，应尽快治疗。月经来时应注意休息、保暖，不做剧烈运动，保持良好的心情，不洗冷水澡，尽量避免使用凉水，忌食生冷之物。

医案7 调冲任，健脾固摄之中药治疗子宫内膜增生性月经不调

李某，女，39岁。2012年9月14日初诊。

主诉：月经淋漓不断反复发作3年。

2009年以来，每年7月月经淋漓不尽，持续1个月，反复发作至今。今年7月又发月经淋漓不尽，于8月31日在我院妇科就诊，诊为"月经失调"。建议住院治疗行清宫术治疗。患者拒绝手术要求保守治疗前来求诊。身困乏力，嗜睡，眠尚可，纳可，二便调。10余天前肌注"黄体酮"后，来经，量可。查体：精神可，形体丰，面虚浮，舌体胖，边尖红，苔黄腻，脉细数。B超检查，示子宫内膜增厚。辨证：此症为冲任失调，脾虚不统血之月经不调。妇女月经来潮，是子宫内膜不断生长，不断剥脱的过程。此患者子宫内膜增生，体内激素分泌不按规律，造成经血淋漓不断。

中医认为是脾气不足，不能统摄血液。治宜：调理冲任，健脾固摄止血。治疗：①方药：黄芪30克，白术10克，茯苓15克，党参20克，远志10克，木香9克，酸枣仁20克，山萸肉15克，仙鹤草15克，荆芥炭10克，小蓟20克。5剂，水煎服，每日1次。②当归片，1瓶，每次4片，口服，每日3次。

2012年9月18日二诊：服药4剂后，经血已经干净。多梦，精神可。自觉咽喉不适，舌体胖，苔黄略腻，脉沉弦有力。查咽部红。继续服用上方加桔梗10克，去荆芥炭，3剂。

2012年9月28日三诊：经服药8剂后，经血止，已14天，精神可，纳可，自觉脱发。查：舌体胖，苔厚腻，质淡红。18日感冒，自服感冒药后，鼻塞止，多痰，色清，少咳。治宜：健脾利湿，清热。方用：陈皮10克，半夏10克，苍术10克，生甘草6克，佩兰10克，泽兰10克，黄芩10克，桔梗10克，竹叶6克。3剂，水煎服，每日1剂。

按：子宫内膜增生症也称子宫内膜增生过长。临床上称功能性子宫出血，主要表现为不规则阴道出血和月经量多。多见于青春期或绝经期妇女，是由于卵巢功能紊乱导致雌激素分泌过多，孕激素分泌减少而引起的子宫内膜过度增生性疾病。西医主要是刮宫和激素治疗。中医则认为该患者因起居不适，情志失调日久，使营养胞宫的冲任二脉气机紊乱，又根据舌脉见脾虚气血生化乏源，故见冲任失养，经脉气血紊乱，故见经血紊乱，淋漓不止，故治宜健脾益气，调理冲任，兼收涩止血，多见良效。

医案8 针药结合应用活血化瘀法治疗闭经

江某，女，35岁。2012年10月23日初诊。

主诉：3个月月经未来。

患者于1年前无明显诱因出现右少腹间断性疼痛，月经常推迟20天1行，经来色黯，有血块，近3个月来月经未来潮，精神、饮食可，二便调。妇科B超示：右侧卵巢囊肿，3.1厘米×2.5厘米。尿孕检（－）。查：舌体胖，舌质不红活，舌苔黄白相兼，脉细涩。诊断：闭经。病机：气滞血瘀，寒气凝结，阻隔冲任。治则：活血祛瘀。方药：当归15克，赤芍20克，川芎10克，生地15克，桃仁12克，红花12克，丹参20克，茜草10克，白芷15克。3剂，水煎服，每日1剂。

2012年11月13日二诊：经服上药2剂后，即来月经。此次月经量少，色黯，兼有血块，经期时间正常，现仍有少量腹部隐痛，今为经后 12 天。查：精神可，舌质淡红，边齿痕，苔白，脉细涩。方药：当归 15 克，赤芍 20 克，川芎 10 克，生地 15 克，桃仁 12 克，红花 12 克，丹参 20 克，茜草 10 克，白芷 15 克，香附 10 克。3 剂，水煎服，每日 1 剂。

2012 年 11 月 21 日三诊：本次经前 3 天来诊，小腹冷痛、刺痛，近几日食后胃痛，眠可，二便可。查：舌体胖，边齿痕，舌质淡，苔黄少津、腻，脉细缓。治疗：①继续服上药，加生山楂 20 克，炒麦芽 15 克，香附 10 克，神曲 15 克，佩兰 12 克。3 剂，水煎服，日 1 剂。②针刺取穴：合谷、三阴交、中极、足三里。合谷、三阴交、足三里均为双侧，中极照 TDP 灯，留针 30 分钟，每日 1 次。

2012 年 12 月 25 日四诊：经服药及针灸治疗后，月经按时而至，小腹疼痛缓解，经来量少，色黯，有少量血块，胃痛较前明显减轻，纳食一般，眠、二便可。查：舌质淡，苔薄白，脉细数。治疗同前，继续服用上药及针刺治疗。

2012 年 1 月 3 日五诊：经服用上药及针刺治疗后，少腹疼痛消失，胃痛消失，纳可，眠可，二便可。查：精神可，舌淡红，苔薄白，脉细。临床治愈。建议：平时经期前后熬服四物汤。

按："闭经"中医学认为本病的病因为肝肾亏虚，气血不足，气滞血瘀，寒湿凝滞。病位主要在肝，与脾、肾也有关联。本病可伴有体格发育不良、绝经前后诸症、肥胖、多毛或结核等。由于病因各异，一般是月经超龄未至，或先见月经周期延长，经量少，终至停闭。本案病因为气滞血瘀，寒气凝结，阻隔冲任，经血不通。本案方药由桃红四物汤加减，桃红四物汤以祛瘀为核心，辅以养血、行气。方中以强劲的破血之品桃仁、红花为主，力主活血化瘀；以甘温之熟地、当归滋阴补肝、养血调经；芍药养血和营，以增补血之力；川芎活血行气、调畅气血，以助活血之功。全方配伍得当，使瘀血祛、新血生、气机畅，经治四诊而痊愈。

医案9 益气养阴，调和营卫法治疗手足多汗症

谢某，男，32岁，教师。2012年9月11日初诊。

主诉：手足多汗10年余。

患者10余年来，手足汗多，严重时多可滴水样，并每于情绪紧张时加重。饮食、二便、睡眠、精神皆可。查体：面潮红，掌心红，明显汗珠呈水滴样，触诊双手潮湿如洗。舌质红，苔黄略腻，脉弦细数。辨证：气阴两虚，营卫不和之手足汗症。此因气阴两虚，营卫不和。急则治其标，现手足汗出如雨，首当治宜益气固表敛汗。发于手足，故先局部外用熏洗法。方用：黄芪30克，葛根30克，荆芥10克，木矾10克。7剂，每日1剂，外洗熏蒸。1日2～3次。

2012年9月28日二诊：患者手足用药洗熏蒸后，手足汗出明显减少。触诊手心较前干燥，掌心热。近5日外感，现鼻塞止，盗汗。效不更方，上方5剂，继续外用熏洗。

2012年10月12日三诊：情绪紧张时，汗出仍有反复。但总体减轻。眠可，舌质淡红，少津无苔，脉弦缓，手心热，汗出，盗汗止。缓则治其本，补益肝肾，加用内服药，外用同前方。内服方药：菟丝子12克（另包），五味子15克，覆盆子12克，淫羊藿15克，枸杞子12克，车前子10克，狗脊12克。5剂，每日1剂，水煎服。

2012年10月30日四诊：经服上方5剂，手足汗无，饮食、睡眠可，精神可，面色仍红，舌质淡红，苔薄黄，脉细缓。治疗同上方，枸杞子改为15克，9剂，水煎服，每日1剂。

按：手足多汗症指因交感神经兴奋异常升高导致手足极易出汗的综合征，是一类主要影响生活质量的慢性疾患，常自幼或青春期出现，伴随终身，症状严重且给患者日常生活、工作、学习等带来烦恼，甚至造成情绪及社交上的畏缩及自卑感，原发性手足多汗症是医学干预的适应证。手足多汗与精神紧张，情绪激动，恐怖，焦虑，愤怒有密切关系。中医属于汗症范畴。该患者平素形体偏瘦，

面潮红，少运动，结合舌脉症表现，为气阴不足，营卫失调。治宜内外兼修，外用益气固表敛汗之剂，内服滋补肝肾之阴，内外合用，标本兼治，疗效显著。同时，患者汗症也与其情绪心理因素有一定关系，故在内服外用药物的同时，嘱患者注意调适情绪心理，缓解紧张焦虑，减轻病症。

医案 10　益补气血法治疗气血失养型口疮

党某，女，53 岁。2012 年 10 月 26 日初诊。

主诉：口腔溃烂 15 年余。

患者患口腔溃烂 15 年余，时发时愈，多在季节变化时容易诱发，经西安口腔医院诊断为"扁平型苔藓"。自觉舌部有麻感，饮食、睡眠、二便可，有悲感。查：精神可，面色黄枯，脉时缓时数，有促象，舌体略胖、淡润，舌中间有裂纹，右口腔黏膜略红，表面有突出约 2 厘米 × 2 厘米的高起点，表面色泽较健侧黏膜略红。舌体胖大边有齿痕，舌不红活，苔薄而腻，脉沉细。诊断：口疮（气血失养）。此由气血亏虚，不能濡润脏腑，正气不足，外发于口腔。治则：益补气血。方药：当归 15 克，白芍 15 克，川芎 9 克，生地 12 克，黄芪 30 克，党参 25 克，生甘草 6 克，酸枣仁 20 克，生姜 6 克，大枣 4 枚。5 剂，水煎服，1 日 1 剂，水煎 400 毫升，分早晚 2 次温服。

2012 年 11 月 2 日二诊：经服上药后，症情同前。查：右颊睑膜溃疡色淡红，上膜苔藓样，脉细缓。大便 2 日一行，不干。方药：当归 15 克，白芍 15 克，川芎 9 克，生地 15 克，黄芪 30 克，西洋参 9 克，生薏仁 30 克，芡实 12 克，金银花 15 克，佩兰 10 克，生姜 6 克，大枣 3 枚。5 剂，水煎服，每日 1 剂。

2012 年 11 月 7 日三诊：经服上药 5 剂后，自觉症状明显减轻。查：右口腔黏膜充血、溃疡，舌质淡嫩，略胖，有裂纹，苔黄白相兼，脉细缓。治疗：①水煎服用方：同 11 月 2 日方，加蒲公英 20 克，车前草 15 克，5 剂，每日 1 剂。②熬粥服用方：方一用薏苡仁 30 克，糯米 30 克，大枣 2 枚，莲子 10 克，百合 10 克。方二用薏苡仁 50 克，粳米 50 克，枸杞子 20 克。方一、方二分别熬粥服用。
每日 1 方，2 日 1 换。

2012 年 11 月 12 日四诊：经服用上方 5 剂后，自感症状消失。
查：舌质淡红，舌体略胖大，苔薄白，脉细缓，口腔中无溃疡面。
临床治愈，嘱长期服用 11 月 7 日食疗之粥。

按：口腔溃疡，民间一般称之为"口腔上火"或"口疮"，是
一种以周期性反复发作为特点的口腔黏膜局限性溃疡损伤，可自
愈，可发生在口腔黏膜的任何部位。以口腔的唇、颊、软腭或齿龈
等处的黏膜多见，发生单个或者多个大小不等的圆形或椭圆形溃
疡，表面覆盖灰白或黄色假膜，中央凹陷，边界清楚，周围黏膜红
而微肿，溃疡局部灼痛明显，具有周期性、复发性、自限性的特
征，严重者还会影响食欲，对日常饮食造成极大不便。郭老认为主
要病因有外感六淫、饮食不节、情志过极、气血失养、劳倦内伤、
先天禀赋不足。主病之脏在于心和脾（胃）。本案病因由于气血失
养而致气虚血亏，不能濡润脏腑，正气不足，外发于口腔。治宜益
补气血。方药中，四物汤加减补血生血，黄芪、党参补气益气，西
洋参滋阴益气，薏仁健脾益气，诸药合用，补血益气。更有食疗之
方，益气滋阴，健脾益肾，长久服用，强身健体。

医案 11　益气补肝肾法治疗尿频

王某，女，42 岁。2012 年 9 月 28 日初诊。

主诉：小便排出不净感 2 年，加重 2 个月。

患者 2 年来自感尿意多，小便后仍然有尿意，无脓血，颜色正
常，伴有腰酸困。曾服药物（具体不详）治疗，疗效不佳。自感静
止时或蹲下时，眼前有黑影，偶有眼睛干涩，大便干。平素月经量
少，近 2 个月来经期提前，自觉尿意症状加重。查体：精神可，肾
区无叩击痛。双下肢无浮肿。舌质淡，苔薄黄少津，脉沉细。辨
证：气虚，肝肾不足之尿意频。根据患者舌脉症，本病因患者中气
不足，肝肾亏虚，气虚不能固托，故有尿意感，血虚不能滋养肝之
上窍——目，故有眼睛干涩，眼前有黑影。治宜益气补肝肾。方

药：当归15克，赤芍15克，川芎10克，生地15克，黄芪30克，党参20克，草决明15克，桑螵蛸15克，益智仁12克，五味子15克。6剂，每日1剂，水煎服。

2012年10月4日二诊：患者自觉尿意感减轻，大便正常，每日1次，腰酸症状略有改善。月经量仍少，眼前有黑影，偶有眼睛干涩，舌质淡，苔薄，脉细。患者自感症状改善，故继续原方。又取药6剂，每日1剂，自煎。

2012年10月14日三诊：继续服用上方6剂后，患者自述眼睛干涩症状已消失，尿意频及腰酸症状消失。舌脉如前。应患者要求仍维持原方治疗。为巩固疗效，继服上方3服，服法如前。

2012年11月11日四诊：患者自述尿意频感已消失，此次就诊以月经量少为主因。月经量少，色暗，呈酱油色，经量不畅，小腹下坠，眼前仍有黑影，睡眠可，食纳差。舌质淡红，瘦小，苔薄白，脉弦细。此因气虚血瘀，经血排出不畅。治宜益气活血，调经之法。方药：当归15克，赤芍15克，川芎10克，熟地15克，丹参20克，桃仁10克，红花10克，益母草15克，香附10克，焦三仙各15克。5剂，每日1剂，水煎服。

按：本案用益气补肝肾法治愈中老年妇女尿意频之病症。该病在中老年妇女中发病率很高。绝经期妇女由于雌激素水平下降，膀胱和尿道也和生殖器官一样发生萎缩性变化，改变了尿道平滑肌弹性组织和纤维组织的比例，使尿道由富含肌肉的弹力管道变成不协调的管道，尿道张力减退，内压下降，从而干扰尿道与膀胱的协调作用。另外，女性激素水平下降可使尿道周围胶原纤维再生，发生梗阻。因而，中老年女性均可出现该症，加之中老年妇女由于尿道短，肌肉松弛，容易引发尿意感，该病虽然不会对人体造成很大的伤害，但是严重降低中老年妇女的生活质量，影响了日常生活。中医认识此病，以患者症状分析，多为正气虚弱，固摄无力，兼见肝肾不足，膀胱气化不利。温补中气，强壮腰膝，药用补中益气汤加补益肝肾之品，辨证准确，故效果明显。

医案 12　针药结合益气疏肝，清虚热治疗肝肾亏虚型眉毛、阴毛脱落

杨某，女，35 岁。2011 年 3 月 1 日初诊。

主诉：眉毛、阴毛脱落七八年。

患者七八年前曾行刮宫术，此后眉毛、阴毛掉脱，月经量就逐渐减少，经服激素（己烯雌酚）调月经，曾在兴平医院服中药疗效不佳，精神较差，舌质淡，边有齿痕，苔薄白而润，脉细数。自发病以来，月经量少，经色鲜红，伴有心烦面热，口干舌燥，易出汗，烦躁。诊断：肝肾亏虚，阴精亏虚，虚火内生。治法：补肾疏肝，清虚热。治疗：①中药：二仙汤加减。方药：当归 15 克，巴戟天 15 克，知母 8 克，黄柏 9 克，淫羊藿 15 克，仙茅 15 克，肉苁蓉 15 克，枸杞子 10 克。5 剂，水煎服，每日 1 剂。②针刺：穴位：甲组三阴交、气海、内关。乙组肾俞、脾俞、太溪。操作：两组穴交替使用，每日 1 次，每次留针 30 分钟。③调整情绪。

2011 年 3 月 8 日二诊：经服 5 剂后自感心烦面热，口干舌燥，易出汗，烦躁诸症均有所减轻，阴部两侧及下部毛发稀疏而长，中央部开始有细绒毛发生长，继续服用二仙汤加减。方药：①前方加阿胶 15 克（烊化）。7 剂，水煎服，每日 1 剂。②用鲜生姜擦患部，每天若干次，可改善局部血液循环，促进毛发的生长。

2011 年 3 月 15 日三诊：经服用中药，并针刺后，患者自诉饮食、二便、睡眠、精神均可。自觉毛发脱落较前减少，过去每次洗澡会掉数十根，现仅掉 3~5 根。查：新生毛发已长出 10 根多，长的约 5 毫米，短的 2 毫米，舌质淡嫩，苔白，脉弦细。据证，给以补肾滋阴疏肝。治疗：①口服方药：当归 15 克，巴戟天 15 克，淫羊藿 15 克，仙茅 15 克，肉苁蓉 12 克，枸杞子 15 克，炒艾叶 12 克，柴胡 10 克，白芍 15 克，桃仁 10 克，红花 10 克。7 剂，水煎服，每日 1 剂。②外洗头方：生艾叶 50 克，当归 15 克，川芎 15 克，红花 15 克，肉桂 10 克，香附 15 克，吴茱萸 10 克，姜黄 10

克。共为粗末，装 2 袋，酒浸后蒸 20 分钟，局部热敷，每日 3 次，每次 20 分钟，敷时药袋上加热水袋，3～4 天 1 剂。③继用生姜擦患部。

2011 年 3 月 22 日四诊：患者症状同前，经期阴毛脱落较多，平时脱落较少，患者述性交时阴道干涩，曾服乌鸡白凤丸效果不佳，建议服胎盘粉后月经来潮正常（持续：3 月 16 日至 22 日），给予益补肾阴治疗。治疗：①中药：五子养宗丸加减。菟丝子 15 克，覆盆子 10 克，五味子 15 克，枸杞子 15 克，巴戟天 10 克，肉苁蓉 15 克，淫羊藿 12 克，鹿胶 10 克，龟胶 10 克，阿胶 15 克，当归 15 克。5 剂，水煎服，每日 1 剂。②鹿胎膏。③针刺：甲组穴位为太溪、肾俞、脾俞。乙组穴位为三阴交、关元、气海、子宫穴。两组穴位交替使用，带电针，每日 1 次。④艾灸：下腹部，每日 1 次。

2011 年 4 月 22 日五诊：经服用上方 15 剂、针刺完第 2 个疗程后，隔 2 周后复诊。患者自诉阴毛脱落明显减少，且已有新的长出，精神可，面色较润。

按： 注意情志调节，避免精神刺激，起居有常，饮食有节。

医案 13　针药结合治疗肝气不疏、营卫失调型荔枝过敏症

盛某，女，42 岁。2011 年 12 月 9 日初诊。

主诉： 右面部及耳、鼻、眼、喉有痒感 1 年余。

患者 1 年前因食荔枝后诱发面部潮红，鼻子发痒、不通气、流清涕、嗅觉减退、喷嚏连连，右面部及耳、眼、喉有痒感伴肿痛，兼头晕、乏力、出虚汗，胸闷胃痛，牙齿胀痛，头胀晕，腰酸背痛，胁痛，双下肢胀感，大便呈羊粪样且不易排出，小便沥痛。月经近半年每次提前 3 天，本次月经提前 6 天而至，经前腰酸背痛，急躁，口舌生疮。现经后 15 天。查：患者面色略黄，舌质不红，边齿痕，苔薄微黄润，脉弦细。双乳对称，乳头、乳晕色泽无异

常，未触及肿块，无压痛。此因患者食荔枝导致过敏而出现耳、鼻、眼、喉有痒感，进而使肝气不舒，营卫失调。治宜：疏肝理气，调和营卫。处方：针刺穴位甲组为风门、肝俞、承山、外关。乙组为攒竹、鼻通、耳门、合谷。操作：两组穴位交替使用，每次留针 30 分钟，每日 1 次，10 次为 1 个疗程。

2011 年 12 月 20 日二诊：经 9 次针刺及 2 次针刺治疗后，面部痒感有所减轻，但仍感不适，便秘，头胀，眠差易醒。查：患者精神欠佳，舌质淡红，苔薄，脉弦缓沉，双乳对称，乳头、乳晕色泽无异常，双乳外上可触及条索状及散在颗粒，有压痛（月经前 5 天）。治宜：调和营卫，益气健脾。方药：桂枝 10 克，白芍 15 克，当归 15 克，黄芪 30 克，太子参 20 克，杜仲 10 克，生白鲜皮 10 克，蝉蜕 10 克，川芎 10 克，生地 15 克，火麻仁 30 克，炒莱菔子 15 克，郁李仁 15 克。3 剂，水煎服，10 剂。

2011 年 12 月 30 日三诊：服上药 3 剂后，自述月经提前 2 天，经来色红，量较前增多，大便畅通，精神较前好转，睡眠可，左侧腋下肋部有疼痛，呈抽痛、刺痛感，向前臂下方放射。查：精神可，右眼上睑外侧微浮胀。查：舌淡红，少苔，左脉弦数，右脉沉细数。自述右侧腹部仍有胀感，右侧咽喉部疼痛，右头部胀痛，药用同上方，火麻仁减至 20 克，针刺加外关、足三里。

2012 年 1 月 6 日四诊：经针刺后，耳、鼻、眼、喉痒明显改善，服药后，胃脘痞积、呃逆、嗳气，齿酸痛，目胀，眠欠佳。查：精神可，舌质红，无苔，脉细缓。治疗：①针刺穴位为蝶鞍神经节（左）、外关（双）、足三里（双）。②方药：党参 20 克，白术 15 克，茯苓 15 克，生草 6 克，旋覆花 10 克，半夏 15 克，枳壳 12 克，陈皮 9 克，丁香 3 克，厚朴 10 克。3 剂，水煎服，每日 1 剂。

按：本案是由食荔枝导致的过敏症状，肝气不疏则头胀痛，口舌生疮，月经提前而至；营卫不和则背痛胁痛，耳、鼻、喉、眼有痒感。

《本草纲目》中记载，荔枝有"补脾益肝、生津止呃、消肿止痛、镇咳养心"等作用。荔枝较适用于妇女产后血虚及老年体弱多病者。但是食用荔枝也有禁忌：中医认为，荔枝性温，阴虚火旺者慎服，即荔枝属于温性食物，多吃易"上火"，故中医辨证属于阴虚不足、虚火偏旺体质的人不宜食用，民间也有"一颗荔枝三把火"之说。明代医家李时珍认为："荔枝气味纯阳，其性畏热。鲜者食多，即龈肿口痛，病齿及火病人尤忌之。"近年来的研究表明，荔枝具有降血糖的作用，大量进食可引起低血糖，轻者头晕恶心、腹痛腹泻、疲乏无力、面色苍白、皮肤湿冷等症状，重者嗜睡昏迷、抽搐、四肢瘫痪、心律不齐、血压下降，甚至危及生命。其发病原因主要是空腹进食大量的荔枝，引起突发性低血糖所致，被称为"荔枝病"。对荔枝过敏的人，会出现皮疹、瘙痒等过敏性皮炎的症状。本例患者经辨证分析，证属肝气不疏、营卫失调，治以疏肝理气，调和营卫之法，针药并用，终获痊愈。

医案14 益气养血通络法治疗下肢头面浮肿

师某，女，70岁。2012年7月24日初诊。

主诉：双下肢、头面浮肿，伴背痛，胸闷5年余。

患者在劳累后诱发上述症状，伴胸闷，背痛。经查心、肺、肾未见异常，只坐后出现该症，时伴头痛。查体：精神可，面色黄虚浮，舌边齿痕，质淡嫩，苔薄白，脉细略数，杵状指。血压110/80毫米汞柱，心脏听诊律齐，未及杂音，双下肢肿胀。辨证：气虚失运，水湿内停之浮肿。此患者女性，年过七旬，脾肾气虚，导致全身津液运输不畅，故易浮肿。治宜益气补血，健脾除湿，通经活络。方药：黄芪50克，党参30克，白术10克，陈皮9克，升麻10克，柴胡10克，茯苓15克，桂枝9克，生姜6克，大枣3枚，麻黄9克。3剂，水煎服，每日1剂。

2012年7月27日二诊：服药后患者四肢、头面浮肿较前明显减轻，头痛同前，并伴双下肢小腿抽筋，疼痛。查：面黄略枯，舌质淡嫩边尖红，苔薄黄，脉弦细数。此因肝肾之阴不足，不能滋养筋脉。治宜益气，滋补肝肾之阴。上方去桂枝、麻黄，加白芍30克，生甘草9克。3剂，水煎服，每日1剂。

2012年7月31日三诊：服药后自觉手足、头面浮肿明显减轻，小腿抽筋消失。现述自觉头痛。查体：神情佳，面色黄，舌淡红，无苔，脉细略数。上方补益肝肾见效，故继续补气养血，巩固疗效；同时配合温灸足三里等穴以强壮机体，预防复发。治疗：①方药：黄芪50克，丽参12克，白术10克，茯苓15克，生甘草9克，升麻10克，柴胡10克，白芍30克，川芎15克，当归15克，生姜6克，大枣3枚。3剂，水煎服，每日1剂。②温灸法取穴：百会、气海、足三里（双）。操作：每次灸20分钟，每日1次。

2012年8月3日四诊：服上方后头痛消失，肿胀复发，乏力，舌质淡红，脉弦略数。方用7月24日方去桂枝、麻黄，加生薏苡仁30克，冬瓜皮10克，枳壳10克。3服，水煎服，每日1剂。

2012年8月10日五诊：服药后患者下肢浮肿及头痛明显减轻，现自感腰酸，下肢无力。精神可，舌质淡红，苔薄黄，脉弦数。治宜补肾气，强腰膝。方药：炒杜仲10克，续断12克，威灵仙15克，牛膝10克，黄芪30克，白术10克，木瓜15克，川芎12克，玄参15克，生地15克，麦冬15克。3剂，水煎之400毫升，分早晚服。

2012年8月14日六诊：服上方后，患者自感下肢无力，腰酸明显减轻，四肢浮肿消失，头痛亦未复发，自觉大便每日3次，无腹痛，便质黏腻不爽，纳食一般。查：精神可，舌质略暗，无苔，舌边微齿印，脉弦略数。治宜健脾益气，助消化。方药：党参15克，白术10克，茯苓10克，焦三仙各15克，陈皮10克，炒莱菔子15克，枳壳12克。3剂，水煎服，每日1次。

按： 本案浮肿，患者女性，年过七旬，正气渐虚，气虚、阳虚，温化推动无力，水湿不能运化，停聚于下肢，成为浮肿。病机为气虚经络不通，湿滞为肿。《素问·至真要大论》："诸湿肿满，皆属于脾。"气虚当责之脾，脾虚失运，水湿停聚，遂成浮肿。故治疗首当健脾益气，助运利水，佐以温通经络，使经脉畅通，气有所行。同时，患者年过七旬，肾气自半，肾气肾阳不足，温煦气化无力，也是加重水湿不化停聚下肢的原因。因此，初期治宜健脾益气，巩固疗效，还应补肾温阳，活血通络。本案是典型的气虚浮肿，坚持健脾益气是本案见效的主要原因，提示浮肿患者不能单纯淡渗利湿通利小便而消肿。

医案 15　疏肝解郁，祛风止痛针药结合治疗肝郁型头痛

郭某，男，46 岁。2012 年 10 月 12 日初诊。

主诉：头顶、后头部疼痛 6 年余。

患者因长期精神压力较大而导致头痛，头痛呈阵发性跳痛，伴有肩部疼痛，鼻部常有不适感，鼻塞，精神欠佳，食纳、睡眠可，二便调。经磁共振检查示：颈椎无异常。曾口服"百忧解"症状有所减轻。查：精神不佳，舌质淡红，苔薄、润，脉弦缓。据症诊断为头痛。此由情志所伤，肝失疏泄，经络郁阻不通，加之风寒之邪外侵头部经络，上犯颠顶而为头痛。治宜疏肝解郁，祛风止痛。治疗：①针刺。取穴：四神聪、风池、外关、头维。操作：除四神聪外，余穴均取双侧。每日 1 次，10 次为 1 个疗程。②方药：川芎 15 克，香附 10 克，羌活 12 克，白芷 15 克，荆芥 15 克，防风 10 克，细辛 6 克，生甘草 6 克，薄荷（另包后煎）9 克。8 剂，水煎服，每日 1 剂。

2012 年 10 月 20 日二诊：经服用上方 8 剂后，头痛及肩背疼痛有所减轻，头痛发作时间缩短，鼻塞及鼻部不舒感有所减轻。查：现面色红润，舌质淡红，苔黄白相兼，脉弦缓。治疗：①方药同 10 月 12 日方，加蝉蜕 10 克，5 剂，水煎服。②针刺治疗：四神聪、双侧肩中俞、外关，右侧内膝眼、外膝眼。每日 1 次，10 次为 1 个疗程。

2012 年 10 月 26 日三诊：经服用上方 5 剂及针刺治疗后，头痛

阵发性胀痛及肩背疼痛较前明显减轻，鼻塞及鼻部不适感消失，食纳、睡眠可，二便调。查：现精神可，面色红润，舌质淡红，苔薄黄，脉弦。治疗同前。

2012年11月2日四诊：经服用上药及针刺治疗后，头部仍不时出现阵发性胀痛，肩背部疼痛消失，鼻部不适感未再出现，饮食、睡眠、二便均可。查：现精神可，面色红润，舌淡红，苔薄白，脉平。临床治愈。嘱平时注意情志调养。

按：头痛是临床上的常见症状，可单独出现，亦可出现于多种急慢性疾病之中。常见于紧张性头痛、血管神经性头痛以及脑膜炎、高血压、脑动脉硬化、头颅外伤、脑震荡后遗症等疾病。郭老认为，头为"髓海"，又为诸阳之会、清阳之府，五脏六腑之气血皆上会于头。若外邪侵袭或内伤诸疾皆可导致气血逆乱，阻滞脑络，脑络不通而痛。本案病因是由于情志所伤，肝失疏泄，上扰清窍，更加外风邪气侵袭于经络，上犯颠顶，气血阻遏络道而为头痛。因此，针灸治疗中四神聪、头维开窍醒脑；风池祛风通络；外关为手少阳经，辅佐阳明经通行气血。中药祛风通络止痛。二法合用，疏肝解表，通络止痛。

医案16 针药结合健脾益气法治疗脾气阴两虚型食欲不振

陈某，女，48岁。2011年7月5日初诊。

主诉：不思饮食20余年。

患者20年前出现饮食不佳，食欲降低且食量不定，饮食多以面食为主，食量为常人一半，进食时间不规则，多为强行进食，食后无腹胀，夜间多梦，患者有自觉发热，按肌肤不热，身热不扬，头身困重，口干不欲饮，视力减弱，经量多，经期尚正常。查体：腹软无压痛，患者心律不齐，舌体边有齿痕，苔薄白黄略腻，脉沉无力。辨证：脾气阴两虚之证。治宜助脾益气养阴。针药并举，治法如下：①针刺：甲组取足三里、三阴交、气海。乙组取膈俞、脾俞、肾俞。两组交替使用，皆使用补法，留针10分钟，每日1次。②方药：西洋参10克，黄芪30克，白术10克，茯苓10克，焦三仙各10克，山药10克，大枣3枚。3剂，每日1剂，水煎服。

2011年7月9日二诊：经治疗3次之后，患者食量略有恢复，但自觉身热之症尚存，概因上述治法健脾益气之效较强，养阴清虚热之力稍弱，见其舌质淡红，脉沉细，患者脾虚尚未根除，故仍采用补中益气治法，加养阴清虚热之品。穴位处方调整如下：①针灸穴位：甲组取足三里、梁门。乙组取脾俞、膈俞。两组交替使用，皆采用补法，留针20分钟，每日1次。②方药：黄芪50克，白术15克，陈皮9克，升麻10克，柴胡10克，党参20克，当归15克，生姜6克，焦三仙各15克，青蒿15克，地骨皮15克，大枣3枚。5剂，每日1剂，水煎服。

2011年7月12日三诊：患者自感经过上述治疗之后取得一定疗效，虽食欲尚不振，但饭量有增加，不用强行进食，多梦心悸症状有一定改善，视物较前清晰，但精神仍欠佳，身热之症尚存，口干，舌质红。据症分析，经过上述补脾益气治疗后，脾气渐复，热证尚存，且体虚日久。本次主要改善其脾胃阴虚之症，宜选取苦寒之药，采取健胃并滋胃阴之法，改方药如下：黄连6克，黄芩9克，党参30克，黄芪30克，五味子15克，麦冬15克，知母9克，佩兰10克。3剂，每日1剂，水煎服。

后患者复查，自感食欲好转，食量增加，心悸多梦之症取得明显疗效，精神尚可。嘱以上述治法维持治疗。

按：本病脾主运化，为后天之本，脾气虚，推动运化无力，见纳呆，饮食不佳；脾虚后，后天气血生化之源不足，渐致正气虚弱，推动无力则大便不畅，水湿内停则患者多梦，心律不齐，舌边有齿痕，头身困重，脉沉无力皆为脾虚有湿之症。同时，脾阴不足，食无味，并自觉身热不扬。治宜健脾益气养阴。根据辨证，选取甲、乙两组针灸处方，重在补益脾气，脾气得健则湿症自除，足三里、三阴交、气海皆有补益脾气之功效，配合脾俞、膈俞增强其功效，二诊时因脾气虚证已有缓解，故减少针刺穴位，加上梁门消食导滞，以期增强患者食欲。配合灵活选用加减中药方药，补益脾气，清热化湿养阴清虚热，针药结合，辨证遣方用药准确，故三诊即见效。

医案 17 健脾益气养阴法治疗长期服用抗抑郁药所致之食欲不振

王某，女，47 岁。2012 年 9 月 18 日初诊。

主诉：饥不欲食 7 月余，便溏 1 个月。

患者性情抑郁多年，一直服用抗抑郁药治疗。7 个月来自述饮食无味，食量小，伴乏力，失眠，偶有口苦，口干。近 1 个月来便溏，2~3 次/日，呈稀水样。腹泻前腹痛，曾服中药及针刺治疗，尚未见效。查体：体型偏瘦，腹软无压痛，舌红少津，无苔，舌面略光，脉沉细。辨证：脾气阴两虚。患者因长期服用抗抑郁药损伤脾气，损耗脾阴。脾气阴不足不能运化食物，故病人虽有饥饿感，但进食少，并伴有乏力、形瘦、便溏。治宜健脾益气养阴。方药：知母 9 克，生山药 15 克，麦冬 15 克，莲子 10 克，玉竹 10 克，山萸肉 12 克，天花粉 12 克，太子参 15 克，生山楂 15 克，谷芽 15 克。3 剂，水煎服。

2012 年 9 月 25 日二诊：服上方 1 周后，症情未见明显变化，饮食无味，食量少，乏力。性情抑郁，大便每日 2~3 次，双眼睑及双腿轻度肿胀。舌红少苔，脉细缓。病情未见明显变化，考虑健脾助运之力不足，故在原方的基础上加茯苓 15 克，白术 15 克。3 剂，水煎服。

2012 年 9 月 28 日三诊：服上方 3 剂后，便溏已消，但仍饮食欠佳，无腹胀，恶心，情绪尚可，乏力，近日失眠。查体：面色微黄，眼睑虚浮，舌质暗少津，无苔有瘀斑、剥脱，脉弦细。用药后脾健运之司渐复，但情绪抑郁有所反复，此时证为肝郁脾虚，心神被扰，故治宜疏肝健脾，安神定志。方药：黄芪 20 克，白术 10

克，茯苓 10 克，党参 20 克，远志 10 克，菖蒲 10 克，酸枣仁 15 克，山萸肉 15 克，夜交藤 15 克，焦三仙各 15 克，知母 10 克。3 剂，水煎服，每日 1 剂。

2012 年 10 月 12 日四诊：服上方 8 剂后，自觉睡眠可，饮食大大改善，喜食软饭、面条等。齿仍无力。查面色微黄，舌淡嫩，无苔，脉缓细。失眠及纳差明显改善，渐露肾虚之象，故治宜补肾固齿，益气健脾。方药：杜仲 10 克，续断 10 克，山萸肉 20 克，黄芪 25 克，太子参 25 克，白术 10 克，茯苓 10 克，焦三仙各 15 克。3 剂，水煎服，每日 1 剂。

按：“脾胃为后天之本，气血生化之源。”该案为长期服用抗抑郁药，损伤脾胃，内伤脾健运之气，耗损脾阴，因而患者表现为饥不能食。气血乏源，肌肉、经脉失于气血津液的濡养，故见患者面色微黄，神疲乏力，腹胀便溏，形瘦虚浮，失眠多梦，舌脉也为脾气阴亏损之象。临床上很多需长期服用的药物（如抗抑郁药、降脂药等）长期服用都有明显的消化道副作用，如食欲减退、泄泻等，中医认为是药物之慢毒损伤脾胃正气，日久耗气伤阴，损伤后天之本，则殃及五脏六腑，致使病情更加复杂交错。故一些慢性病患者，若需长期服用药物，应注意服药时间，建议多在进食后 1 小时服用，既可不影响药物在体内的吸收代谢，又最大限度地保护胃黏膜。如已影响脾胃运化功能，则可通过辨证论治，调理脾胃阴阳，改善脏腑功能。

医案 18　调大肠气机，活血止痛针法治疗肠痈

薛某，女，78 岁。2012 年 10 月 23 日初诊。

主诉：右下腹阵发性疼痛 1 年余。

患者于 1 年前无明显诱因出现右下腹疼痛，疼痛呈阵发性，矢气后及推揉腹部后疼痛有所减轻，纳差，睡眠差，二便可。有“高血压”病史 20 余年。经 B 超检查未发现明显异常。查：精神可，右下腹部柔软，阑尾部有压痛。舌质淡红，舌中有裂纹，少苔，脉数。诊断：慢性肠痈。证属肠气不畅。治法：调理大肠气机，活血止痛。处方：针刺取穴：阑尾、天枢，均双侧。刺法：针尖斜向下刺天枢穴。得气后接 G6805 型治疗仪，通电 30 分钟，每日 1 次。

2012 年 10 月 26 日二诊：经 3 次针刺治疗后，右下腹疼痛减轻。纳食一般，睡眠有所改善。查：舌淡红，舌中有薄黑苔，脉弦略数，血压 140/70 毫米汞柱，走路时头偏向右侧。针刺治疗：取穴：双侧阑尾、腹部阑尾点、足三里。刺法：常规刺法，得气后接 G6805 型治疗仪，通电 30 分钟，每日 1 次。

2012 年 10 月 30 日三诊：经 4 次针刺治疗后，右下腹疼痛无变化，压痛轻微。纳食一般，睡眠可。舌淡红，苔薄黄，脉弦。治疗：①方药：败酱草 15 克，蒲公英 20 克，冬瓜子 30 克，香附 10 克，郁金 10 克，附片 6 克。3 剂，水煎服，每日 1 剂。②针刺治疗，取穴同 12 月 26 日穴。

2012 年 11 月 2 日四诊：经服上药 3 剂及针刺治疗后，右下腹疼痛明显减轻，压痛已不明显。舌淡红，苔薄白，脉弦。治疗：继续针刺及中药治疗。

2012 年 11 月 8 日五诊：经服上药及针刺治疗后，右下腹疼痛及压痛消失，饮食可，睡眠佳，二便调。舌质淡红，苔薄白，脉平。临床治愈。

按：肠痈是以发热，右少腹疼痛拘急，或触及包块为主要表现的疾病。肠痈可包括今之急慢性阑尾炎、阑尾周围脓肿等，是外科急腹症常见的一种疾病。本病的发生是与阑尾解剖特点、阑尾腔梗阻和细菌感染有关。临床以右下腹固定压痛，肌紧张，反跳痛为特征。本病多由进食厚味、恣食生冷、暴饮暴食、饱食后急暴奔走、跌仆损伤等引起。《素问·厥论》曰："少阳厥逆，机关不利；机关不利者，腰不可以行，项不可以顾，发肠痈。"本病可发生于任何年龄，多见于青壮年，老年人和婴幼儿则较少见。本病病位在肠，与脾、胃有关。本案病由脾胃受损，胃肠传化功能不利，气机壅塞于肠而成痈。

本案例在针刺取穴上，主要选取通调手足阳明的经气，调整阳明腑气，达到散瘀消肿，清热止痛之效的穴位。根据"合治内府"的原则，取胃经之合穴足三里以疏导足阳明经，阑尾为治疗阑尾炎之有效穴，且分布于胃经，可通泻肠腑之积热。取大肠之募穴天枢，以通调肠腑之气机。内服中药消痈止痛，清热解毒。两法合用疗效较好。

医案 19　中药结合捏脊治疗儿童肺脾肾俱虚型哮喘

刘某，男，13 岁。2012 年 3 月 25 日初诊。

主诉：哮喘反复发作 10 年余。

患儿顺产，自小易患感冒，且常诱发喘息哮鸣，经中西医诊断为"哮喘"，经反复治疗，均效果不佳。现症见喘息急促，呼多吸少，气怯声底，咳声低弱，吐痰稀白，恶风畏寒，形瘦，肢冷，神疲，面色虚浮，手指蠕动，头面不自主晃动，食欲欠佳。夜间 9 点后手脚发凉，伴盗汗，睡后有鼾声，且大小深浅不一。查体：双肺呼吸音粗，无哮鸣音，心脏查体（－）。舌质淡红，边有齿痕，苔薄而润，脉沉细弱。辨证：肺、脾、肾三脏俱虚之哮喘。患儿随顺产，但婴幼儿期喂养差，故肾气不充，见神疲、肢冷。同时，后天脾胃未能及时充养，脾阳不振，脾虚运化失司，故形瘦不丰又见面色虚浮。肺为水之上源，久病肺气虚弱，故纳气无力，呼多吸少，并吐稀白痰。现患儿喘证不明显，故缓则治其本，治当补肺健脾益肾。因患儿怕痛，拒绝针刺，故采用纯中药治疗，配合家庭小儿捏脊疗法。并嘱家长如哮喘急性发作，当立即入院治疗，平时注意培养小儿自理能力，注重饮食多样化，加强体育锻炼。方药：百合 15克，银杏 8 粒，黄芪 20 克，白术 8 克，肉苁蓉 10 克，陈皮 9 克，升麻 9 克，柴胡 9 克，党参 20 克，山萸肉 10 克，山药 10 克，焦三仙各 10 克，生姜 6 克，大枣 3 枚。3 剂，日 1 剂，水煎 400 毫升，早晚空腹温服。

2012 年 3 月 29 日二诊：3 剂后，患儿饮食明显增多，仍见鼾声，盗汗，肢冷，手足多动，于原方去白术、焦三仙，加桂枝 8克，浮小麦 15 克，麻黄根 10 克，菖蒲 15 克，远志 15 克，茯神 20

克，龙骨20克。每剂自备核桃3颗，于煎药时去皮纳入。先予3剂，煎服法同前。

2012年4月2日三诊：服上方3剂后，患儿盗汗、肢冷已无，手足蠕动亦减轻，鼾声未变，喉间常闻及喘鸣音，于二诊方去党参、黄芪、白术、生姜、大枣，加半夏8克，苏子15克，肉桂9克。予3剂，煎服法同前。

2012年4月5日四诊：多动症状已消，唯喘鸣犹存，于三诊方去菖蒲、远智、茯神、麻黄根、浮小麦，改汤剂为丸剂，续服30剂而愈。

按：哮喘一证，其标在肺，其本在脾肾。患者初诊时病情稳定，哮喘之症状不明显，故缓则治其本，初诊先以补中益气汤加补肾纳气之品，意在"培土生金"，并"金水相生"，以健脾益肾为大法。以百合、银杏补肺阴，肉苁蓉温肾阳，山茱萸、山药益肾阴，降纳平喘未用蛤蚧、守宫等血肉有情之品，而用胡桃肉、肉桂、半夏、苏子，原因在于患者为小儿，年不过二八，而血肉之品易引动相火，有揠苗助长之虞。现代药理学研究表明，补肾益精类动物药中激素含量丰富，不适用于发育前患者。此喘证已历十年，久病不宜急取，盖改汤为丸，取"丸者缓也"之意，以期缓图。静以生阴，动以生阳，患儿多动，实为阴不制阳，心神失敛，浮越于外，故以菖蒲、远志、茯神、龙骨宁心定志，潜阳入阴。又配合捏脊，按摩华佗夹脊穴，因背为诸阳之汇，按摩夹脊穴，振奋肺、脾、肾之阳气，促进脏腑功能的改善。

医案20 体、耳针结合治疗痰湿蒙窍，气虚血瘀之眩晕

常某，女，54岁。2009年10月22日初诊。

主诉：间断性头晕3年，加重5天。

3年间常因休息不好、劳累时出现头晕或加重，曾去陕西省人民医院神经内科就治，血压170/110毫米汞柱，以高血压病之诊断

给服降压药治疗，回家后间断服降压药（复方降压胶囊，每次1粒，每日3次）控制，控制不好时，步态不稳，全身乏力，以后逢劳累或休息不好时头晕出现或加重。5天前患者无明显诱因出现头晕，头重脚轻，腿软，心烦，寐少，纳差，大便略溏。查：精神尚可，血压140/80毫米汞柱，余未见异常，舌质淡暗，苔黄腻，脉细滑。诊断：眩晕。辨证：此由阴虚生风，虚风夹痰浊瘀血上蒙清窍，故发眩晕。治法：豁痰开窍，益气活血，通络。以针灸治疗结合耳针疗法，配合西医降压药以稳定血压，治疗如下：①体针。穴位：百会、风池、完骨、后溪、绝骨、丰隆、太溪、太冲。操作：以上穴位均取双侧，绝骨、太溪用平补平泻手法，余穴均用泻法，中等刺激量，每15分钟行针1次，留针30分钟，每日1次。②耳针。穴位：肾上腺、脑干、脾、胃。操作：用王不留行籽贴压，中等刺激，每次只选用一侧耳穴，每3日更换1次。

2009年10月27日二诊：察其精神可，头晕、头重脚轻较前稍有好转，腿软，心烦、寐少、纳差、大便略溏变化不明显。舌质淡暗，苔黄腻，脉细滑。此乃阴虚生风，虚风夹痰浊瘀血上蒙清窍，故眩晕。治疗方案同前。针刺后嘱病人畅情志，适劳逸，继续监测血压，必要时复诊。

2009年11月3日三诊：察其精神可，头晕、头重脚轻症状较前明显好转，腿软，心烦、睡眠较前改善，纳可，大便略溏。舌质淡暗，苔略黄腻，脉细滑。此乃阴虚生风，虚风夹痰浊瘀血上蒙清窍，故眩晕。治疗方案同前，在原方基础上去完骨、绝骨继续治疗。针刺后嘱病人畅情志，适劳逸，继续监测血压，必要时复诊。

2009年11月10日四诊：察其精神可，头晕、头重脚轻、腿软、心烦症状消失，寐、纳正常，二便调。舌质淡红，苔薄白，脉平。此乃痰浊瘀血已祛，清窍得养。继续口服降压药。四诊而痊愈。

按：眩晕是以眼花、视物不清或视物旋转和（或）视物旋转不能站立为主要表现的病证。男女患病率无明显差异，病位在清窍，由于风、火、痰、瘀上扰清窍或精亏血少，清窍失养而成。可由情志、饮食内伤、体虚久病、失血劳倦及外伤、手术等引起。本案病因是由于痰湿蒙窍，气虚血瘀上蒙清窍而眩晕。因此，在针灸处方中根据近部取穴原则选用百会、风池、完骨以醒脑开窍，根据辨证取穴原则选丰隆、后溪、绝骨以化痰活血通络，选太溪、太冲滋阴息风、舒肝。配以耳穴肾上腺、脑干、脾、胃。二法共用，相得益彰，经治疗四诊而病愈。

第五章 师徒对话

徒弟：郭老，您好。我们知道，足太阳膀胱经在十二经脉中，其分布的路线最长，循行所过的部位经过人体较大肌肉也是较多的，而且在背部第一侧线上还分布着与脏腑关系最为密切的背俞穴，所以有人说足太阳膀胱经是"十二经脉的核心"，您同意这样的观点吗？为什么？

郭老：在经络系统中，十二经脉是主体，又叫"十二正经"。十二正经均隶属于相应的五脏与六腑，而在五脏六腑中，心为君主之官，为其余五脏六腑之大主，可以说五脏六腑是以心为核心的。那么就五脏六腑所分属的经脉而言，有人提出以经脉循行最长、循行范围最广、穴位最多的足太阳膀胱经作为"十二经脉的核心"。

有人说膀胱经是"十二经脉的核心"，这种提法可以，具有一定的道理，但是这种观点还没得到针灸界的公认，还需要一定的时间得到认可。

在1977年，孟昭威教授对100名经络敏感人用传统手法研究经络有关问题时，最重要的发现就是背部膀胱经都与其他十一条正经相通，而且相通只有离心的感传。于是孟氏便提出了"膀胱经是十二经脉的核心"这一观点。

从穴位数目来说。自《黄帝内经》问世以来，膀胱经在十二经中是穴位最多的一条经，随着医学的发展，穴位不断发现，至今362个经穴中膀胱经就有67穴之多，占穴位总数的21.6%，居十四经穴数之首。从古今穴数被发现的数目来看，可以说膀胱经为十二经脉的核心。

从循行路线来说，膀胱经在上布于头面项部，在中行于背腰躯干，在下抵达下肢足趾，特别是在背部有四条正经，加上其经别及络脉的布散，使人体整个背部为之所主，联络五脏六腑，五脏六腑的病症为之所主。因其主治疾病范围广，所以可以说膀胱经是十二经的核心。

徒弟： 五输穴是人体重要的特定穴，自《黄帝内经》问世以来，古代针灸医家在临床上经常应用，各自根据自己临床经验都有一定的认识与体会，相继作了阐发，现在我们临床循经远道取穴也经常使用，也常作为解释选穴道理的依据。请问您是如何理解井、荥、输、经、合的？您在临床上是如何应用的？

郭老： 十二经脉分布在肘、膝关节以下的 5 个特定腧穴，即"井、荥、输、经、合"穴叫"五输穴"，简称"五输"。古人把经气在经脉中的运行比作自然界之水流，认为具有由小到大、由浅入深的特点。

一方面，远道取穴治疗疾病是根据"所行之经主治所属脏腑的病症"的理论来说的，据长沙马王堆汉墓帛书中《足臂十一脉灸经》和《阴阳十一脉灸经》，它们所论述十一脉经气的走向大多是始于四肢的，延续至《灵枢》才把这一论述以"标本""根结"和"井、荥、输、经、合"的理论阐述得较为完整；另一方面，强调标本根结的重要性，《灵枢·卫气》曰："能知六经标本者，可以无惑于天下。"根结理论始见于《灵枢·根结》，"标本"与"根结"都是论证四肢与头面躯干的密切联系。这两方面共同阐明了经气上下内外相应的原理，既着重于经络循行路线，又不为循行路线所局限，主要是突出四肢穴位对头身脏器的远道主治作用。

"井、荥、输、经、合"五输穴是古人根据自然界中的河流由小到大、由浅入深的特点推理到人体经脉气血运行同样也具有由小到大、由浅入深的特点。另外，五输穴还具有自身的五行属性，阴经相对应为"木、火、土、金、水"，阳经对应为"金、水、木、火、土"。

按五行生克关系中选用的如"虚则补其母，实则泻其子"等理论我在临床上用得不是很多。对于《难经·六十八难》中的"井主心下满，荥主身热，输主体重节痛，经主喘咳寒热，合主逆气而泄"的理论，除用井穴急救、荥穴泻热外，其他我也用得比较少。

徒弟：原穴是脏腑经络之气汇聚、反应于体表的部位，原穴与相应脏腑关系密切，主要治疗相应脏腑的病症；络穴是经脉分出络脉的部位，主要作用是联系互为表里的两条经脉，治疗上也以治疗表里两经的病症为主。请问您在临床上是如何运用原络穴进行诊断、治疗的？

郭老：原穴与脏腑之原气有着密切的联系。《难经·六十六难》说："三焦者，原气之别使也，主通行原气，历经于五脏六腑。"三焦为原气之别使，三焦之气源于肾间动气，输布全身，调和内外，宣导上下，关系着脏腑气化功能，而原穴正是其所流注的部位。《灵枢·九针十二原》指出："凡此十二原者，主治五脏六腑之有疾者也。"因此，原穴主要用于治疗相关脏腑的疾病，也可协助诊断。

络穴是络脉从本经别出的部位，络穴除可治疗其络脉的病症外，由于十二络脉具有加强表里两经联系的作用，因此，络穴又可治疗表里两经的病症，正如《针经指南》所云："络穴正在两经中间……若刺络穴，表里皆活。"络穴的作用主要是扩大了经脉的主治范围。

我自己在临床中相对来说，原络穴用得比较多，凡表里两经的病症常取原络穴治疗。如哪经有病症取哪经的穴位，在原络配穴，主要是根据脏腑、气血、虚实用于治疗，取相应的原穴，如膀胱的病症取膀胱经的原穴而不取肾经的原穴。临床常用的原穴有合谷、大陵、太溪等，如用合谷穴治疗胃肠和面部疾病等。

徒弟：十二经脉走行方向是，手三阴经从胸走手，手三阳经从手走头，足三阳经从头走足，足三阴经从足走（腹）胸，也就是说手三阴经和足三阳经是离心循行的，而手三阳经和足三阴经是向心循行的；而五输穴是十二经分布于肘膝关节以下的井、荥、输、经、合五类穴位，经气由小到大汇合至合穴，这种均从四肢末端出发向上，手经走到肘关节，足经走到膝关节。请问您如何理解十二经脉的走行方向与五输穴经气运行的方向？

郭老： 十二经脉循行走向总的规律见《灵枢·逆顺肥瘦》："手之三阴，从藏走手；手之三阳，从手走头；足之三阳，从头走足；足之三阴，从足走腹。"这样看来，手三阴经和足三阳经是离心循行的，而手三阳经和足三阴经是向心循行的。

五输穴经气流注特点见《灵枢·九针十二原》："所出为井，所溜为荥，所注为输，所行为经，所入为合。"五输穴分布于肘膝关节以下，从四肢末端向肘膝方向依次排列。

十二经脉的循行走向和交接规律是根据阴阳理论来阐述的，古人根据阴升阳降和阴阳内外表里的理论总结出十二经脉的循行规律。如同经脉是从穴位发展而来，十四经脉又是从各条经脉的阴阳表里内外的相互关系推理出来的。又如长沙马王堆汉墓帛书中《足臂十一脉灸经》和《阴阳十一脉灸经》，它们所论述十一脉经气的走向大多是始于四肢的，而且只在体表，没入内脏。经过后人的理论发展才把体表与脏腑联系起来。

若把手三阳经和足三阴经循行于肘膝关节以下经气运行方向与五输穴经气运行方向比较似乎还可以理解，但把手三阴经和足三阳经的循行于肘膝关节以下的经气运行方向与五输穴经气运行方向比较显然是矛盾的。因为五输穴是古人根据自然界中河流由小到大、由浅入深的流行规律，阐发到人体经脉气血中来，推理出"井、荥、输、经、合"经气由小到大、由浅入深的特点的五输穴，是独立于十二经脉的另一种理论阐述。它与十二经脉以阴阳表里内外的理论规律不可并列来比较，因为支持双方的理论不同。

徒弟： 背俞穴是脏腑之气转输于背部足太阳膀胱经的特定穴，募穴是脏腑之气汇聚于胸腹部的穴位。背俞穴和募穴均与相应脏腑关系密切，生理上可以反映相应脏腑的功能活动，病理上能够反映病候（疼痛、压痛以及局部组织形态、颜色的改变），治疗上用针灸方法刺激这两类穴位，临床上常可取得较好的疗效，请问您临床上是如何应用的？

郭老：背俞穴首载于《灵枢·背腧》，再由《千金方》补充，所有背俞穴全部分布于背部足太阳膀胱经第一侧线上，按照脏腑所处位置的高低排列，并且根据脏腑的名称来命名。背俞穴是脏腑之气输注于背腰部的腧穴，《素问·长刺节论篇》曰："迫藏刺背，背俞也"，故在诊断上能够反映五脏六腑的病理变化，在治疗上对相应脏腑具有良好的治疗作用，也能够治疗与相应脏腑有关的五体、五官疾患。临床上我的体会是，背俞穴对于久病患者疗效较好，应当注重对背俞穴的使用。关于募穴，早在《黄帝内经》中就有了记述，后世才不断的补充完善。募穴均分布于胸腹部，所处位置与相对应的脏腑上下位置大体一致，募穴是脏腑之气结聚于胸腹部的腧穴，《素问·阴阳应象大论》曰："阳病治阴"，故募穴对腑病有着特殊的治疗效果，同时根据募穴上的一些特殊表现，能够辅助诊断相应的脏腑病症。在对募穴的使用中，我多取中脘、天枢来治疗胃肠疾患，多取期门、膻中治疗乳腺疾患。临床上可将背俞穴和募穴配合使用治疗相应脏腑疾患，称为"俞募配穴"。俞募配穴在临床上往往能够达到事半功倍的效果，例如中脘、胃俞、内关、足三里相配理气和胃，消胀除满效果很好。对背俞穴和募穴的补泻主要体现在针刺手法上，一般行针频率快，力量重为泻法，频率慢，力量轻为补法。在胸腰部针刺时，应浅刺且行针幅度不宜太大。

徒弟：下合穴是手三阳经的经气下合于足三阳经的穴位。请问您是如何理解"下合"二字的？临床上您是如何应用的？有什么体会和经验？

郭老：下合穴是六腑之气输注出入的部位，其中胃下合足三里，大肠下合上巨墟，小肠下合下巨墟，膀胱下合委中穴，三焦下合委阳穴，胆腑下合阳陵泉。胃、膀胱、胆腑下合于本经的腧穴，而大肠、小肠、三焦则另有合穴，这是由于大肠、小肠皆承受从胃腑而来的水谷之气，属于胃，故其下合穴位于胃经。三焦和膀胱均有调节水液代谢的作用，故其下合穴位于膀胱经。在临床上，下合穴以治疗六腑疾患疗效显著，也能够辅助诊断六腑疾患。《灵枢·邪气藏府病形》记载"合治内府"，《素问·咳论》曰："治府者，治其合。"在临床上，我治疗胃病常常取足三里配合手三里，治疗大肠和肛肠疾患常选取上巨墟和下巨墟，治疗腰部痹痛和腰椎扭伤常选用委中穴，治疗膝关节疼痛可选用委阳穴，治疗胆腑疾患、胁肋部的胀满疼痛和膝关节的疼痛多选用阳陵泉穴。我认为，对于下合穴的选取应当灵活，阳性反应点的选取更为重要，疗效也往往较好。

　　徒弟：八脉交会穴是奇经八脉与十二经脉相通的八个穴位，临床较为常用。请问您是如何理解"相通"二字的？临床上您是如何应用的？有什么经验和体会？

　　郭老：八脉交会穴的内容首次记载于窦汉卿的《针经指南》，称为"交经八穴"，之后才称为"八脉交会穴"。"相通"是指脉气的相通，并不是指十二经脉与八脉交会穴在分布路线上的直接相交。公孙为足太阴脾经的络穴，其络脉别走于胃经，通过胃经"入气街中"与冲脉相通；内关为手厥阴心包经的络穴，心包经从胸走手，在胸部与阴维脉相通；足临泣为足少阳胆经的输穴，其通过胆经"过季胁"与带脉相通；外关为手少阳三焦经的络穴，其通过三焦经循臑外上肩与阳维脉相通；申脉是足太阳膀胱经的腧穴，为阳跷脉所起之处，故与阳跷脉相通；照海是足少阴肾经穴，为阴跷脉所起之处，故与阴跷脉相通；后溪是手太阳小肠经的输穴，通过小肠经"绕肩胛，交肩上"，在大椎穴与督脉相通；列缺为手太阴肺经的络穴，通过肺经"从肺系"与任脉相通。在临床上我很注重对八脉交会穴的使用，特别是八脉交会穴之间的相配，例如对胃、心、胸的疾病往往取公孙与内关相配，能够通调肺、胃的气机，头侧部、颈部、肩部的不适往往选取外关与足临泣相配进行治疗，颈肩、耳部的不适往往选取后溪与申脉相配进行治疗，列缺与照海的相配往往治疗喉咙、肺部、胸膈的疾患。郭老师说，八脉交会穴对调节经脉气血的虚实盈亏有着特别重要的作用，提倡临床医生注重对八脉交会穴的使用。

徒弟：八会穴是脏腑气血筋脉骨髓汇聚的八个穴位。请问您对"汇聚"二字是如何理解的？临床上您是如何应用的？有什么体会和经验？

郭老：八会穴首次记载于《难经·四十五难》："经言八会者，何也？然，腑会太仓，脏会季胁，筋会阳陵泉，髓会绝骨，血会膈俞，骨会大杼，脉会太渊，气会三焦外一筋直两乳内也。热病在内者，取其会之气穴。""汇聚"是指脏、腑、气、血、经、脉、骨、髓八者精气的汇聚。因五脏皆禀受于脾，故脏会脾经的募穴章门；因六腑皆取禀于胃，故腑会胃经的募穴中脘；因膻中内部为肺，肺主气，故气会心包经的募穴膻中；因心主血，肝藏血，膈俞位于心俞和肝俞之间，故血会膀胱经的膈俞；因阳陵泉位于膝下，膝为筋之腑，且肝胆表里，肝主筋，故筋会胆经的合穴阳陵泉；因肺朝百脉，寸口为脉之大会，且寸口为诊脉之处，故脉会肺经的输穴太渊；因第一胸椎又称杼骨，诸骨自此擎架，连接头身肢体，且大杼位于第一胸椎棘突两旁，故骨会膀胱经的腧穴大杼；因胆主骨所生病，骨生髓，故髓会胆经的腧穴绝骨。郭老师指出，在临床使用中，八会穴治疗与其所关联的疾病，但并不是所有的八会穴都是这样的。膈俞可治疗血病，膻中可治疗气病，中脘可治疗腑病，但阳陵泉、绝骨多用于治疗胸胁疼痛，大杼多用于治疗背部疼痛及肺部疾患，章门和太渊多用于治疗局部的疼痛与不适。

徒弟：请问郭老，郄穴是脏腑经脉气血深聚于体表的部位，临床多用于相应经脉脏腑急症的治疗，请问您是如何解释这种"深聚"的？临床上您是如何运用的？有什么体会和经验？

郭老：对于郄穴是脏腑经脉气血深聚于体表部位中的"深聚"，可从以下几个方面解释：

（1）十二经脉及阴跷脉、阳跷脉、阴维脉、阳维脉各有一郄穴，一共十六郄穴，大多分布在四肢肘、膝关节附近，此处肌肉丰厚，气血运行旺盛。

（2）郄穴就像水流一样，由小到大，由浅入深，十二经脉的郄穴大多数位于五输穴的"经"穴和"合"穴之间，"经"比作水流变大，经气正盛的部位，"合"比作河流入海，经气由此深入，合于脏腑。

自己对于郄穴的临床运用：临床上郄穴用于治疗本经循行部位及所属脏腑的急性病证。阴经郄穴常用来治疗血证，阳经郄穴多用来治疗急性肿痛。我给大家举 2 个病例加以说明：

张某，男，50 岁。2006 年 6 月 12 日初诊。自述半年前无明显诱因而出现阵发性耳痛。曾在当地医院诊为神经性耳痛给予谷维素、维生素 B$_1$、甲钴胺、氨酚待因片等，服药后可暂时止痛 1 ~ 2 天后又发作。查体示：外耳道及鼓膜无明显异常，舌淡，苔白，脉弦。诊为少阳经气闭阻。取手少阳经郄穴会宗配以翳风、听会。用捻转泻法针 1 次后疼痛明显缓解，又继续巩固治疗 4 次痛除。半年后随访未复发。

李某，女，28 岁。患者平时月经 28 天一至，血色、血量正常无不适感。于 2001 年 4 月 21 日适逢月经来潮前 1 周暴怒，随之经期即来，每次经行少腹疼痛难忍，拒按，痛引腰背，经量多，色紫有块已有 4 年。诊断为痛经 - 肝气郁结型。经多方诊治均效不显。面色晦暗，脉沉弦而数，舌质暗，苔微黄。取足太阴脾郄穴地机，配穴取太冲、血海、三阴交。泻太冲平补平泻三阴交、地机、血海。上穴针后数分钟即疼痛减轻。又连针 3 次而愈。三月后复诊，再未复发。

关于郄穴的体会和临床经验：郄穴是气血汇聚、输注之处。我在临床中针刺郄穴激发汇聚之经气，疏通经络、条达气机，使气血和顺；调理气血、调节脏腑功能，恢复阴阳平衡。郄穴不但能治疗脏腑急证，还常用于本经脉和相应部位的疾病，疗效满意。例如养老可以治疗眼部及前臂疾患。

徒弟：虚证、寒证的治疗，原则是温寒补虚，这种病证是艾灸的适应范围，请问您认为艾灸具有泻的作用吗？艾灸的泻法如何操作？

郭老：艾灸不仅有补的作用，也具有泻的功能，这是因为艾灸可通利经络，然而经络不通应当包括虚、实两个方面：水渠干涸，谓之不通；水流滞涩，亦谓之不通。故给予虚者补，实者泻，寒者温，热者凉，皆通经络之意。正如《医学真传》所云："通之之法各有不同调气以和血，调血以和气通也；下逆者使之上升，中结者使之旁达亦通也；虚者助之使通，寒者温之使通，无非通之之法也，若必以下泄为通则妄也。"

早在《灵枢·背腧》中，就有艾灸补泻操作方法的论述："气盛则泻之，虚则补之。以火补者，毋吹其火须自灭也；以火泻者，疾吹其火传其艾，须其火灭也。"然郭老师认为临床上不太使用此法，而以艾火的大小、施灸时间的长短以及灸距的大小来确定补泻，艾火大，施灸时间长，灸距小则为泻，反之则为补。

徒弟：针刺补泻手法是实现针刺补泻效果的主要方面之一，请问您在临床上对虚证、实证是如何运用针刺手法操作的？

郭老：虚证应用针刺补法，指能够使机体虚弱的状态恢复正常生理状态。例如中老年人单耳或双耳进行性听力下降伴耳鸣为主要表现，是因为人老体衰，肾气亏损，精气不能上濡于耳而成，多为虚证，治宜补肾宣通耳络为主，故取肾经配合局部腧穴，取肾俞、太溪、翳风、听宫、听会，均使用捻转补法，针下得气后，缓慢进针，捻转角度小，力度轻，频率慢，时间短。针刺补法的特点是轻柔和缓，刺激力度小，可以使用"静""微""缓"三字概括。实证则采用针刺泻法，泻法是指能够使机体亢奋的状态恢复正常的生理状态。例如对于急性腰扭伤的患者，以腰部活动后疼痛剧烈，翻身、屈伸、行走等活动受限为主要表现，患者闪挫后腰部筋脉受损，气机运行不畅，瘀血阻滞于腰部而成，多为实证，治疗应调和气血舒筋通络，故取后溪、人中、委中采用针刺泻法，后溪和人中用捻转泻法，针下得气，捻转角度大，用力重，频率快，操作时间长，委中采用提插泻法，针下得气，由深变浅，轻插重提，提插幅度大，频率快，时间长。针刺泻法的特点就是力重势猛刺激量大，可以用"动""快""甚"三字总结。

徒弟：我们学习、掌握了十二经脉的循行路线，临床以此辨证归经，循经取穴治疗疾病，临床疗效比较好。请问十二经脉在四肢部内侧的循行中，为什么太阴经分布在前廉，少阴经分部在后廉，厥阴经分布在中间，而在外侧，阳明经分布在前廉，太阳经分布在后廉，少阳经分布在中间呢？

郭老：中医认为外为阳，内为阴。一般来说阴经脉都在内侧，阳经脉都在外侧，按理说排列规律应该是太阳（在前）、阳明（在中）、少阳（在后），阴经应为太阴（在前）、少阴（在中）、厥阴（在后），为什么现在手三阴经里面太阴在前廉，中间不是少阴而是厥阴呢？按理心包经应该是少阴，因为它把小肠放到外侧后面了，把厥阴放到内侧后面的话，这种规律就是从阴阳溢盛到少，到最后阴气将尽而转化。但是古人既要按照阴阳关系排列，又要遵循表里关系，否则就没有办法排了，所以必须把厥阴心包经排到中间，心经排到后边。我认为古人应该是先发现经穴，经穴发现的多了慢慢地通过一长段时间就把一些相同的治疗效果的经穴串联起来就形成一条经脉了，并不是古人先看到有一条完整的经线，即使现在，这条完整的经线也是看不到的，更不要说在2000多年前落后的远古时代了。另外，从1973年马王堆汉墓出土的帛书中发现的经络只有11条而不是12条，且都排列在体表，没有入内，与脏腑联系少，后来到《黄帝内经》中才有入内与脏腑联系的经脉部分，古人构想的肺经经脉只在体表，不入体内，不与在内的脏腑相联系，这本身就不完善。古人在相互配合的时候既要按阴阳盛衰情况排列，又要照顾到表里关系，所以就把厥阴排到了中间。这是我个人的看法。

徒弟：胃经为阳明经，阳明经阳气最盛，经脉的分布一般阳经多分布于阳位（如手三阳经均分布与属阳的上肢外侧和头面部），而阴经却分布于属阴的阴位（如手三阴经、足三阴经分别分布于上肢的内侧、胸部和下肢的内侧、胸腹部），而足阳明胃经属阳，其循行路线却行于属阳的头面部、下肢外侧前廉，又循行于属阴的胸部（距离前正中线 4 寸）和腹部（距离前正中线 2 寸），这是为什么呢？

郭老：这个问题我在之前教学中也曾讲到过。其实古人也有很多理论上的矛盾问题解决不了。为什么古人要这样排列呢？如果要胃经只走阳位的话，就把本经在胸腹部的穴位给失掉了，而恰好胸腹的这几个穴位又可以治疗胃的疾病，所以就把这几个穴位归入了胃经，既要根据实际情况又要照顾到理论，所以就这么排列了。古人经络的发现主要是根据穴位逐渐增多而来的，比如说发现内关穴和郄门穴可以治疗心脏病，尺泽穴、孔最穴可以治疗肺病，所以就把这些穴位分别归于心经和肺经。学习中医，现在跟过去不一样，明清时代的大多数人，他们都遵循古人的方法，甚至有些不是太正确的也要替古人辩解，认为尊古很重要，但是作为现代人不能一味地去墨守古法，既要继承，又要发扬啊，要继承古人好的东西，也要敢于质疑、纠正古人的一些不合理的东西。中医之所以发展迟缓，就是因为没有人或者很少有人敢于怀疑或推翻古人的东西，有人认为经方很重要，我们必须去遵循伤寒论上的方子，我认为古人的经方固然有它的好处，在当时解决了很多的问题，但是时代的环境条件、人体素质、劳作生息各方面都跟现代人差异很大，各方面已经发生了很大变化，你的头脑还是处于 2000 年前的样子，肯定是不行的，所以我们现在的学生一定要敢于在古人的基础上创新。不根据现在的实际情况而是一味地不加思考地沿用古人当时的东西，肯定是学不好中医的。古人的许多东西很好，但是也有不完善的地方。经络是古人根据功能相似的穴位连起来的，相表里关系是从生理功能上配合起来的，古人为了照顾到一些东西而违反一些规律，这些不要太拘泥于此理，脑筋一定要活，要换一种思维去思考问题。

徒弟： 经络辨证是针灸临床辨证的特色，据此辨证取穴治疗收效甚好，请问临床如何进行经络辨证？

郭老： 经络辨证，是以经络学说为理论依据的，对病人的若干症状、体征进行分析综合，以判断病属何经、何脏、何腑，从而进一步确定发病原因、病变性质、病理机转的一种辨证方法，是中医诊断学的重要组成部分。经络是运行气血的通路，它内属脏腑，外络肢节，沟通内外，贯穿上下，将人体各部的组织器官联系成一个有机的整体使人体各部功能活动得以保持相对平衡。人体五脏六腑与组织器官均赖水谷精微化生气血以及发挥温煦、濡养作用，也必赖于经络的传注才能敷布全身。当人体感受外邪或由于其他原因而导致气血失调时经络及其所属的脏腑必然会产生相应的病理变化。所以人体的一切生命活动都离不开脏腑经络。由于各个脏腑、经络具有不同的生理功能，所以其病理变化反映出的证候群亦各有一定的规律性。临床上只有掌握这些具体的特征，才能审证求因，制定出正确的治疗方案从而取得良好的效果。

徒弟： 脏腑辨证是中医临床辨证的重要内容，在内的脏腑之间相互联系，同时又与五官九窍、四肢百骸的一定部位相关联，这种联系就为辨证提供了依据，请问临床如何进行脏腑辨证呢？

郭老： 脏腑表里相合主要是通过经络来实现的，是依赖经脉内在联系和生理、病理功能相互影响为基础。例如肺与大肠，大肠的传导功能有赖于肺气的肃降，若肺脏失其清肃津液不能下达就会影响大肠的传导功能；反过来说，如大肠塞滞不畅，也可能导致肺的肃降功能失常，引起胸部胀满，喘咳的气逆症状。脏腑经络之间在生理功能上相互联系在病理变化上又相互影响。尽管临床证候的表现错综复杂，但究其因则不外乎脏腑、经络的功能失调。针灸治疗疾病就是根据脏腑学说运用"四诊""八纲"的辨证方法，将临床各科不同的证候加以归纳分析，明确疾病的部位是在经在脏，在表在里疾病的属性是寒是热，属虚属实。只有在此基础上进行配穴处方，或针或灸，或补或泻，以通其经脉，调其气血，使阴阳平衡、脏腑和调才能达到防治疾病的目的。

徒弟：请问郭老，乳腺病尤其是乳腺增生病如何进行问诊？

郭老：首先要详细询问病史，由于多数患者是带有恐惧心情来就诊的，所以，我们医生必须态度和蔼、亲切，应按下列内容进行询问，以免漏诊和误诊。

年龄：乳腺增生病好发于青中年妇女，乳腺纤维瘤多发于18～25岁的未婚女青年，乳腺癌多发生在40岁以上的妇女，尤其好发于40～60岁的女性。

肿块：要注意以下几个方面。

（1）发现肿块的时间：年轻女性，如有肿块且光滑、活动度好者多为乳腺纤维瘤；先有疼痛后有肿块者，多为乳腺增生病；若同时并见者，则多见于乳腺增生病伴发纤维瘤；如服避孕药后肿块增大，疼痛加重者，可停服该药物后多会消失，如不消失者，应改用其他避孕方法。

（2）肿块增大的速度：乳腺肿块在短时间内迅速增大，多为巨型纤维瘤、乳腺癌、积乳性囊肿；若在月经前增大，月经后肿块略缩小、变软者多为乳腺增生病。

（3）记录肿块大小：最好用厘米为单位做记录，规范地记录肿块的上下、左右长度，不要用大概的语言记录，如红枣、核桃、鸡蛋等的形状去描写以及如散在的小颗粒，如绿豆、黄豆等大小去描写。

（4）肿块温度：患者肿块有无发热的感觉，如积乳性的乳腺囊肿病，早期乳房多有发热感。

疼痛：①疼痛的性质：疼痛的性质有胀痛、刺痛，还是隐痛，呈间断性还是持续性，是局部还是向腋窝、肩背、上肢等处放散。乳腺增生病出现疼痛多因病情而异，有2/3的患者出现腋下憋胀感，约有1/3的患者肩背部有酸困感，少数患者有上肢无力感。②

诱因：乳腺增生多在月经前、生气后、劳累后加重或诱发，尤其在生气后加重，而乳腺纤维瘤多无此诱因。

乳头有无溢液：乳头溢液常见的有水样、浆液样、乳汁样、脓性、血水样、血性等情况；是自动流出，还是挤出，流出量有多有少，溢液在什么时间都需要详细了解。乳头状瘤、乳癌多有血水样或血性溢液，而乳腺囊性增生病有时也可出现血性溢液。

既往有无乳腺病和其他病史：详细询问以往有无乳房病史，大多数乳房病多发生在成年以后，乳房有无先天性畸形、疼痛、肿块、炎症、外伤等。如伤处有皮肤凹陷现象者，应考虑有脂肪坏死的可能性；纤维瘤反复摘除而复发者，应考虑恶变之可能；若为导管内乳头状瘤手术后，一旦又有乳头溢血者，应考虑乳癌病变的可能；乳腺增生病之肿块一旦显著变硬，应考虑癌变的可能。

家族中有无乳癌病：据研究统计表明，有乳癌家族史者，其乳癌的发病率比普通人约高3倍，且其第二代生癌的平均年龄较一般人可提早10年。

月经史：询问月经初潮的年龄，现月经是否正常，乳腺增生病人70%～80%患有月经不调及其他妇科疾病。

生育与哺乳史：生育一胎还是多胎，是自己哺乳还是喂乳。据有关资料介绍，终生未育比生育妇女乳腺增生病的发病率高，未哺乳妇女比哺乳妇女乳腺增生病发病率高。

适龄结婚、怀孕、分娩和哺乳：这些过程都对女性激素是一种正常调节；反之，婚迟（35～40岁以上）或终身不婚、经常流产或自己不哺乳者，易导致内分泌紊乱而引起乳腺不规则的变化。有资料表明，40岁以上的未婚女子和自己不哺乳的妇女，其乳癌的发病率较对照组为高。终身不婚的妇女易致内分泌失调，因而产生乳癌的机会就多。此外，长期大量服用性激素，或卵巢切除或其他妇科手术等，乳腺癌变的可能性增高。

检查、治疗史：是否使用其他检查、治疗方法等也应询问。

徒弟：乳腺病，尤其是乳腺增生病如何进行触诊检查？触诊检查时应注意哪些问题？

郭老：乳腺病，尤其是乳腺增生病触诊检查时应注意以下问题：

1）小乳患者

小乳者可取坐位检查，大乳者可取仰卧位检查，大悬垂乳者可取仰卧位及侧卧位检查。医者将右手食、中、无名指略微屈曲，时分时合地用三指尖掌面交替按压，先从乳房外上、外下、内上、内下象限依次进行。然后于患者自述所痛之处及肿块部位触按，如触及肿块是，应注意肿块的部位、大小、形状、硬度、边界、活动度以及有无触痛、压痛等情况。也可在健侧乳房与病侧乳房交替按压，以便对照。由于患者对自己乳房情况了解多，触摸时间长，体会深，尤其是较小的肿块，医者有时不一定能触到，这时应让病人指出自己所触到的肿块部位，然后医生再根据患者所指的部位仔细触按，辨别肿块是否存在及其大小、形状等情况，当然也不排除病人把正常乳腺与肋软骨炎作为肿块的错觉。触按乳头后部，挤压乳头有无溢液，并触按胸旁、腋窝、锁骨上淋巴结的大小。

在乳房触到肿块时，注意在哪个象限，同时还必须注意：

（1）肿块的大小、硬度、形状、边界及表面光滑、活动度的情况：乳腺增生肿块多呈弥漫性并较正常腺体略硬，表面平整，活动度可，压痛明显，肿块形状呈片状、片块状、块状、颗粒状、条索状等散在各象限，但好发于双乳外上象限，乳腺纤维瘤形圆，表面光滑，活动度大，质略硬；如表面不光滑，活动度差者多为乳腺癌。

（2）肿块与皮肤粘连与否及其程度：用手指将两旁正常乳腺组织向肿块方向轻轻捏挤，若显示出皮肤内陷，表示皮肤与肿块粘连，多为乳癌，若乳头后的肿块，不管是良性、恶性都容易和皮肤粘连。肿块是否固定在胸壁，先在肿块的水平方向，再向垂直方向推动肿块，观察其活动度，然后病人将病侧手撑腰，使胸大肌收缩紧张，用同样方法再推动肿块，比较其活动性，确定肿块是否和胸壁粘连固定。

2）大悬垂乳的检查方法

当病人仰卧时乳房常向外侧胸部垂下，这样对触按乳房外上、外下象限的肿块都有困难，因此，可以让病人侧卧，此体位对触按大悬垂乳外上、外下象限的肿块比较清晰。

3）局部淋巴结的触按方法

由于乳房的淋巴系统与腋下、锁骨上下、胸骨旁等处是相通的，所以检查淋巴结时，先触胸旁 1~6 肋间淋巴结的大小。检查腋窝淋巴结时，医生自前面用左手伸入病人的右侧腋窝，用右手伸入病人左侧腋窝，然后嘱病人将上肢内收，前臂松弛地放在医生前臂上，这样可以清楚地触按到腋窝中央和腋窝前臂胸大肌深部肿大的淋巴结。

检查腋窝后臂的肩胛下壁淋巴结及锁骨上淋巴结时，医生应站在病人背后进行，将触到肿大的淋巴结数目、大小、硬度及其活动度都应详细记录。当发现乳腺肿块时，由于肿块比较硬，表面不光滑，又在一侧乳房，同时伴有腋下淋巴结肿大，应考虑乳癌的可能性。但须注意，如果过去患有乳腺炎或者上肢有过感染病史者，也可遗留淋巴结肿大，不可混淆。乳腺增生病多无腋下、胸部、锁骨上或下窝淋巴结肿大。

4）脉象

乳腺病的脉象多与肝有关，故脉多弦或兼弦。

必须注意的是，虽然了解了以上乳房病的检查方法，还必须在临床实践上反复触按体会，不断地熟练其技巧，才能对肿块的大小、性质、边界触按清楚。如是乳腺增生病，更应注意：

（1）详细询问病史，本病多于月经前、生气后、劳累后乳痛加重，肿块增大。有的患者乳痛可牵扯腋、肩、上肢等处，少数病例可见乳头溢液（浆液性、乳汁样或血性）。

（2）乳房肿块多位于两乳外上象限，大小不一，形状多呈椭圆形、片状、颗粒状或条索状，中等硬度，活动度稍差，触压痛阳性，为其一般检查所见。

徒弟：乳腺增生病临床上常见的辅助检查有哪些？各项检查有什么临床意义？

郭老：乳腺增生病除了问诊、触诊外，还应检查患者的血压、心、肺、肝、脾、脉搏，以便全面掌握，辨证论治。如有些肿块很难当时就做出确诊时，可请会诊或用其他检查方法如用钼靶X线拍片、B超、热成像术、针吸细胞术、病检等做出进一步检查。如确诊为乳腺癌，医者应根据不同患者的知识水平和精神敏感状态及恐惧心理，开导患者的思想，因为七情（喜、怒、忧、思、悲、恐、惊）对疾病影响非常大，尤其是乳腺增生病或乳癌多为肝气郁结所致，悲忧惊恐等情绪，会使病情加重或恶化。常用的方法有：

1）钼靶X线检查

过去对乳腺肿块多用普通的X线作乳腺软组织摄影拍片检查，由于电压大，穿透力强，所拍的乳腺组织显影不清晰，所以给诊断本病带来一定的困难。近年来我国生产了钼靶X线机以后，能从投射方法上加以改进，掌握了一定的投射条件，根据不同的乳房形态，采用重复曝光及局部切线投照，使影像更加清晰。除拍轴位和侧位外，必要时拍健侧乳房以做对照，并在不断实践过程中，对所拍的乳腺片与病检反复对照观察，摸索出各类乳腺病的诊断方法，从而提高了钼靶X线检查对乳腺增生病的阳性诊断率。

近年来用钼靶X线对不同年龄健康妇女的乳腺拍片观察，因不同年龄乳腺组织结构有所变化而显影上有所差异，虽然目前国内对这些不同年龄乳腺显影命名上还不完全统一，在分型上还不一致，但就其显影的性质上还是相同的。

不同健康妇女乳腺的显影：

（1）青春期型（14~20岁）：这期乳房主要是腺体及结缔组织，脂肪组织很少，皮下的脂肪层也很薄，X线片表现均匀一致的密集阴影，缺乏对比，所以称"无对比型乳房"。故在此年龄期，如患乳腺增生病，不宜用此法拍片。

（2）生育前期型（21～30岁）：在此期乳房仍以腺体及结缔组织为主，脂肪组织少，随着年龄的增长，脂肪组织慢慢增多了，在乳房腺体中夹有少量脂肪组织，所以 X 线片表现大小不一致的絮状团块阴影。

（3）生育后期型（31～45岁）：腺体组织逐渐减少，脂肪组织逐渐增多，这期的乳房对比好，可以看到血管和腺体小梁。

（4）绝经期型（46～55岁）：腺体组织明显减少，脂肪组织大约占半数以上，使乳腺密度降低，血管和腺体小梁显影清晰可见。

（5）哺乳期型：由于腺体肥大增生，脂肪少，腺体丰满，X 线片显影为密度增高。

2）不同乳腺病显影

对于乳腺增生病，由于增生的程度与范围各不相同，也有很大的差异。对乳腺增生病所引起的肿块，在钼靶 X 软线显影也不尽相同，具体为：

（1）乳腺增生病：腺体样增生多数表现为境界模糊的片状腺体样密度增高阴影，囊性增生与腺体增生在显影上很相似，只有少数囊性增生腺体样密度增高阴影，在显影上是薄片状囊肿。三者很不容易在显影上区分，但应与硬化性腺病阴影（密度略高；有密度较高的斑样钙化，易认为癌肿）相区别。

（2）乳房纤维瘤：X 线片表现视种块大小，有没有钙化及乳腺，有无脂肪对比出现不同影像，肿块较大，脂肪对比好，可以清晰显示出中等密度、境界清晰的良性肿块阴影；若紧靠皮下的肿块即使较大，皮下脂肪线只表现为受压变薄，但并不消失，仍可见到一条细的透亮线，如肿块小，又发生在对比差的乳腺内，就不能显示肿块的阴影，肿块内有钙化时，其钙化灶大而致密，不难和乳癌的泥沙样钙化区别。

青年妇女（18～25岁）由于乳房缺乏对比，X 线片多数不能显示肿块阴影，少数纤维瘤发生在生育后期乳房内时，可显示出光滑的良性肿块阴影。

（3）脂肪瘤：是由大量脂肪组织形成的肿瘤，因质地较软，X线片可见密度较低，境界清晰的卵圆形阴影。

（4）乳头状瘤：是导管上皮的良性肿瘤，直径多为1厘米，乳头有血性溢液，肿块不易摸到。用钼靶X线拍片无法显影，故用乳腺导管造影术，可以了解腺管内的细微结构及病变部位。方法是向乳管口插入25号钝针头，注入50%泛影酸钠或60%泛影胺0.1～0.2毫升进行X线摄影，可显示导管内的病变，对乳头溢液患者的诊断颇有帮助，能弥补钼靶X线平片的不足。

（5）积乳性乳腺炎：多见于怀孕后期和断乳期以及绝经期妇女，X线检查可见纤维层包围的囊状呈透亮状，类似脂肪密度，但比脂肪瘤小，囊壁厚薄不均，很像肺部纤维空洞，周围导管可以增粗、扭曲甚至钙化。

目前B超检查不但对本病显影清晰，而且可测出囊肿的大小，所以诊断此病B超优于钼靶拍片检查。

（6）浆细胞性乳腺炎：X线摄片所见为一团境界模糊的片状阴影，其密度略高于腺体，与临床所触及的肿块大小相比，X线摄片所见的病灶密度显得偏低。

（7）脂肪坏死：从X线摄片上可见一片模糊阴影，有时为一团由纤维组织相交的蜂窝状透亮区，有时有斑块状或蛋壳样钙化。

（8）乳腺结核：X线摄片表现为小片模糊阴影（浸润灶）或境界较清晰的结核瘤，周围可有钙化灶。

（9）乳腺恶性肿瘤：由于癌组织的密度较大，故用线X线摄片，80%能显示，肿块边缘可以光滑，或因浸润而边缘似茸毛，或似星芒，或部分边缘浸润或光滑，浸润性边缘为癌索及窝嵌入到肿瘤周围的间质内所致，因肿块周围有不同程度的浸润，使临床摸到的肿块比X线所显示的大，少量浸润或无浸润的肿块，其X线像所见大小与临床摸到大小相等。

由于钙质参与代谢，代谢产物过多，可形成钙盐沉积，表现为微小钙点，称之为"泥沙样癌性钙化"。若在一平方厘米内钙盐颗粒多于15粒以上者，则80%以上为恶性肿瘤，数不清的成簇状分布的泥沙样小钙点是癌性钙化特征，有定性诊断价值。以上是一些乳腺病典型影像的描述，因乳腺纤维瘤及乳癌较乳腺增生组织致密，钼靶X软线摄片显影较清晰，确有辅助诊断作用。但乳腺增生肿块多呈弥漫性，增生的程度也不相同，兼之个体乳形的差异，故所拍的钼靶X软线摄片，对增生的肿块显影均不一定清晰可见。这对每一增生病人辅助诊断就有一定困难，不但不能显示肿块的大小，有时连病变部位及是否增生都很难确定，加之投射条件掌握不好和诊断摄片水平的差异，所以仅从钼靶片很难确诊。故必须密切结合详细询问病史，了解乳腺增生疼痛特点，掌握触按肿块的方法和技巧，对本病不难做出诊断，当然也不排除其他辅助诊断方法。作者从30例乳腺增生病人的临床表现诊断，通过与病检对照，符合率为98%。但临床只能诊断为乳腺增生病，难以确定增生类型（如小叶增生、腺性增生等），这需要进一步通过病理检查去确诊。

3）热图像检查

国内目前已开展红外线热图像对乳腺病的检查，现多用于乳腺癌的诊断，也用于乳腺增生病的检查。热图像的检查原理是用探热装置描记体表的红外线放射构成的图像。过去认为乳腺图像诊断乳腺疾病是由于它可以反映乳腺不同代谢状态，现在认为它能反映血管分布状态。各种疾病的血管分布状态不同，如恶性肿瘤热图像的特征是：①局部放射热增加或出现热点。②局部血管增多或血管扩张。③温度普遍增加，乳晕部热也增加。

热图像检查的优点是操作简单迅速，没有放射线对人体的损害。缺点是图像可受月经周期、妊娠、哺乳等因素影响而出现假阴性和阳性。虽然国内有报道对乳腺增生诊断准确率可达80%左右，可以作为检查乳腺疾病的手段，但由于这方面报道资料较少，同时，还没有对正常乳房表面某部常温求出正常值，所以很难对乳腺异常病的温度变化做出准确判断。由于乳部病变部位温度高在热图像出现明亮点，可以作为诊断乳腺病的一种方法；但有些乳腺增生病变部位温度与非病变部位没有显著差异，所以用此手段诊断本病仍有一定困难。由于这种方法是近几年开始对乳腺增生病检查使用的，尽管目前此仪器应用尚不普遍，还须在临床实践过程中不断地总结经验，提高仪器的诊断准确率，但仍然不失为诊断乳腺疾病的一种方法。

4）液晶热图像检查

液晶热图像检查乳腺肿块国内的报道资料较多，液晶是近年来开始在医学方面应用的。目前对于乳房病变的局部皮温改变和静脉温度异常，多借温度效应极为灵敏的液晶反映出来，故称"液晶热图像"。所谓液晶是一种有机化合物，其分子排列可随温度的改变而改变，由于分子排列的改变可产生光的选择改变，因此，温度由低到高时可以反射出红、橙、黄、绿、蓝、紫等不同颜色。液晶是由数种胆固醇酸酯，按不同比例配成，共有 10 余种色温幅度为 2.0~3.0℃不同液晶。反映不同温度的液晶材料，涂于乳腺上，根据乳房出现的彩色热图像去分辨肿块所在部位及性质。

检查的方法：先用半导体皮温计测量患者两侧乳房不同象限和肿块部位的皮温，然后在两侧乳房区涂上一薄层凡士林，再用小刷子在乳房上均匀地涂上一层黑色底膜涂料（系用 12~15 克聚乙酸乙烯酯溶于 100 毫升 95% 乙醇中，再加 40 克醇溶黑色素制成），按所测得皮温低 1℃ 选择适宜的液晶（底膜隔热 1.0℃ 左右），将加热溶化的液晶在已干燥的底膜上均匀地涂一层（或用液晶气雾喷涂）就会立即出现鲜艳的彩色热图像。用彩色笔描出图像或用彩色照相做记录后，即可根据出现的颜色（即所谓液晶热图像）而分辨肿块所在部位，现已制成液晶薄膜直接贴于乳房上观察温度变化极为方便。

5）近红外线乳腺扫描检查

此方法对病人身体无损伤，病人无痛苦，为大多数患者所接受。原理是利用红外光透过乳房的强度不同所显示的透光暗亮而呈现不同的阴影，以观察乳房的肿块。红外光对血红蛋白的敏感度强，使得乳房血管显影更清晰，因为血管的变化与肿块有一定的关系，所以是目前较理想的方法。

乳癖肿块：多呈雾状，灰影均匀而边界弥漫，阴影出现其血管增多或增粗等，如血管粗细不一，迂曲、紊乱、中断等现象，肿块周边出现网状血管，不管肿块属哪种灰影应考虑为癌变。

使用本仪器时，其图像在不同的病种间缺乏特征性，如增生、纤维瘤、早期癌，其图像有相似之处，给临床正确定性诊断造成一定困难。由于红外光图像对不同的乳形缺乏自动观察能力，操作者对不同乳形要调控探头光源以求最佳显影，还要结合临床及其他手段综合判断。

6）B 型超声检查

由于超声机型不断改进和自动成像系统的发展，现已有乳腺探头，对诊断乳腺病提供了一定依据，同时可以直接显示打印乳腺肿块图像的大小，对乳腺肿块诊断有一定的参考价值，且本法对人体无痛苦、无损伤，患者易于接受，但对 1 厘米以下的肿块或对 2 厘米以上松软肿块不能显示图像，故未广泛应用。

7）乳腺脱落细胞检查

溢液中镜下可检查到由于增生多而快且易脱落的乳腺细胞，由于癌细胞生长迅速，新陈代谢旺盛，细胞之间的结合率比正常低 1/10，加之供血不足，乳头溢液中有时可能出现已坏死细胞。

（1）手指挤压涂片法。只适用于乳头溢液的患者，检查者以右手食指指腹，沿溢液导管之引流方向，自乳房肿块向乳头方向按压，当有溢液自相应乳管口处外溢欲滴时，以玻璃片一端刮取标本或载玻璃片上推成一薄膜，略干后，经 95% 乙醇固定，送病检室，诊断准确率可达 80% 以上。

（2）负压吸引涂片法。对于有乳房肿块而无乳头溢液者，可行负压吸引乳汁涂片法检查，这种方法无须特殊设备及复杂手术，可以普及推广使用，有较高的诊断准确率。

（3）针吸病检。此法是利用适当粗细的针头接注射器向肿瘤实质内穿刺，借针头的刺切力和注射器内的负压吸引力，使肿瘤组织进入针头及注射器内，然后做病理检查。此种取检方法，适用于松软的癌瘤肿块，对早期癌块、乳腺良性病、乳腺腺病、乳腺纤维病难以达到理想的目的。

（4）鱼钩式乳房穿刺活检法。此种穿刺针是王钟富氏所制作，经过临床应用证明，这种穿刺针对乳房肿块确诊率高，既能定性又能分型，简单、方便、安全。目前一些医疗单位应用针吸细胞学检查，因种种原因阳性率低，且不能分型。而且切取活体组织检查，往往损伤大。本方法可兼有 2 种方法的优点，又能补偿其不足，是目前乳房肿块取材的一种较为良好的方法。

注意：穿刺对癌转移的影响。乳房肿物穿刺涂片活检，主要用于因其他检查方法未能定性，而患者又不愿做切开取活检者。因恶性肿瘤组织有较丰富的血液循环及淋巴引流，所以任何损伤和刺激都有使肿瘤细胞沿血管及淋巴扩散转移的可能性。无论是针吸细胞或穿刺活检，无论针头的粗细，毕竟是一种损伤，因此难免有使肿瘤细胞扩散的可能，但是穿刺毕竟比切取活检或肿瘤部分切除取检的损伤要小得多。此法相对方便安全且确诊率较高，所以目前仍不失为乳房肿瘤较为简便可行的一种检查方法。

8）病理学检查

近年来，对本病虽然有许多检查方法，但对某些乳腺病尚难达到理想的确诊目的，病检虽然是一种准确的诊断方法，但患者多不接受此种检查。所以应不断地改进更新以上对人体无痛苦的检查方法，如针刺吸割取检法，促使诊断乳腺病的准确率不断地得到提高。如用以上的检查方法不能定性而临床上难以确诊的乳腺病，还可以作乳腺小切口病检取材。

徒弟：乳腺增生病与乳痛症您临床上是怎样鉴别的？

郭老：乳痛症的名称目前见解不一，有的将乳痛症列入乳腺增生病的范围内，有的认为乳痛症是一种临床症状的表现，无乳腺病理改变，不宜做单独命名存在。我认为，乳痛症并非无病理改变，只是乳腺小叶及其乳管轻度增生，病理变化较小而已，本病多发于中年妇女，以乳房疼痛或触按痛而无明显肿块为特征。

我认为乳痛症经前疼痛，乳房无肿块，而乳腺增生病也是经前疼痛，但乳房可触及肿块，可以说乳痛症是乳腺增生病的早期表现。

徒弟：乳腺增生病与致密性乳房临床表现有什么异同？两者区别的关键是什么？

郭老：致密乳房是一种变异性正常乳房，占育龄妇女的20%～30%。其发生原因目前尚不明了，可能与遗传因素有关。其临床特征表现为：①发生年龄较小，多见于15～20岁的青年女性。②乳房外形多呈杯状，以双侧乳房整体变硬常见，个别仅见一侧或其某部分乳腺组织变硬，而其他部分乳腺组织松软、正常，变硬的乳腺组织无触痛、压痛，也无肿块可扪及。③如伴有乳腺增生时，增生处早期可有触痛，但无肿块，随着乳腺组织的进一步增生，患者乳房常有胀痛感，且于月经来潮前，尤其在不良精神情绪刺激后乳痛更加明显，同时可触及边界欠清，范围较大的痛性肿块。

乳腺增生病多数在乳房外上象限有一扁平肿块，扪之有豆粒大小的硬结节，可有触痛，肿块边界欠清，与周围组织不粘连，乳房可有胀痛，每随喜怒而消长，常在月经前加重，月经后缓解。本病多见于20～40岁妇女。

徒弟：一般情况下乳腺增生病患者之乳痛、乳块的发生与加重多与月经周期有关，多于月经前7～10天发生或加重，月经来潮后减轻或消失，这是什么原因，此现象与内分泌有关系吗？

郭老：乳腺增生病患者的这种现象是与内分泌有着直接的关系。正常妇女月经周期分为2个阶段：即经后的12～13天为第一阶段，排卵后的15～23天为第二阶段（每个人的具体天数因个体不同而有差异）。在月经的第15～23天是黄体形成至成熟的阶段，这一阶段，雌激素水平较高，较高的雌激素刺激乳腺细胞以及子宫内膜增长，对乳腺来说，可使乳腺腺管增殖，周围水肿，纤维结缔组织增生，这样就可见乳腺体积增大，出现轻度胀痛和轻压痛。在月经前 7～10 天，即黄体成熟以及萎缩的前期，雌激素水平上升或已开始下降，如这时雌激素水平仍维持在一个较高的水平，或不下降，或虽有下降，但下降不多，较高水平的雌激素就会刺激乳腺细胞不断增长肥大，腺管分支增多，此时乳房变大发胀，触之有结节状，疼痛加重。当月经来潮后，雌、孕激素水平已降至一个较低的水平，乳腺导管末端复原，因此疼痛减轻或消失。

徒弟：郭老，不少学者在乳腺增生病的辨证分型中设立"冲任失调型"，也有将冲任失调视为总的病机，那么，您认为"冲任失调"在乳腺增生病中的发生与恢复中起着什么样的作用？"冲任失调型"有哪些临床表现？临床如何辨证？与肾虚、肾阴虚、肾阳虚有什么阳的关系？

郭老：冲任失调是指冲任二脉的功能失调。冲为血海，任主胞胎，二脉同起于胞宫，有调节月经，妊养胞胎的作用，同时，任脉之气布于膻中，冲脉之气上散于胸，二脉共司乳房之生长、发育、衰萎。冲任二脉附属于肝肾，冲任与肾脉相通，冲任之本在肾，凡肾之精气亏损，脾之运化呆滞，肝之阴血不足皆可导致冲任失调而发病。冲任失调与现代生殖系统失调相似，性激素失调可出现月经周期及经期不调，因此，调理冲任可调整失调的性激素水平。

乳腺增生病与肾虚、肾阴虚、肾阳虚有一定的关系，同样的乳腺增生病，体质不同，所表现的症状就不一样，治疗方法也就不同。假如你不辨证，只按照乳腺增生去治该病，临床疗效肯定不满意。不单是乳腺增生病，其他病也是一样的，就拿感冒来讲，有人感冒发烧，有人感冒不发烧，如果都采用同样的方法治疗，效果一定不好，因此应该辨病与辨证相结合。

徒弟：郭老，对于乳腺增生病的中医分型，目前研究者多数分 2 型或 3 型，我想问您，在您多年的研究中，您临床上分几型？各型的主证是什么？

郭老：根据我自己多年的临床研究，应根据乳腺增生病患者的不同症状分为 4 型，分别为：①肝郁型：其症状前已论述。②肝火型：其症状前已论述。③肝肾阴虚型：其症状前已论述。④ 气血两虚型：其症状前已论述。

徒弟：郭老，您临床针灸治疗乳腺增生病经验丰富，我想问您，您治疗本病选用的主穴有哪些？是如何操作的？

郭老：针刺治疗乳腺增生病是经过多年的研究总结而采用的方法，根据乳腺增生病病因在肝与冲任，又多累及脾的特点，治则以舒肝健脾，调理冲任，畅阳明之气为主。故选取主穴甲乙两组穴位。甲组穴取屋翳、合谷、期门，均双侧；乙组穴取肩井、天宗、肝俞，均双侧。

操作：针刺时根据年龄、体型选用针具，屋翳穴针刺呈 25 度向外斜刺入 1.5 寸，有胀感；期门穴在 7 ~ 8 肋间向外平刺 1.5 寸，有胀感；肩井穴针尖向前平刺 1 寸，有胀麻感并向肩前放散；天宗穴针尖呈 25 度向外下方刺入 1.5 寸，有胀重感。上述两组穴交替使用，每天 1 次，用提插捻转手法补虚泻实，留针 20 ~ 30 分钟，留针期间行针 2 ~ 3 次，连续 10 次为 1 个疗程，疗程间休息 3 天。

徒弟：郭老，您临床针灸治疗乳腺增生病经验丰富，我想问您，您治疗本病选用的主穴有哪些？是如何操作的？

郭老：辨证施治是中医的特色，乳腺增生病也一样，治疗时必须辨证论治，据证选穴。乳腺增生病辨证属肝火型者加太冲、侠溪；肝郁型者加阳陵泉；肝肾阴虚型者去合谷，加肾俞、太溪；气血两虚型者去合谷，加脾俞、足三里；月经不调者去合谷，加三阴交；胸闷肩困者去合谷，加外关。

操作：按照常规操作方法进行，比如，胸背穴，不能深刺，一般斜刺不超过 1.5 寸；膀胱经腧穴，一般向内侧斜刺或平刺 0.5 ~ 0.8 寸，针刺角度小于 25 度。用提插捻转手法补虚泻实，留针 20 ~ 30 分钟，留针期间行针 2 ~ 3 次，连续 10 次为 1 个疗程，疗程间休息 3 天。

徒弟：乳腺增生病与乳房纤维瘤都表现为乳房的肿块，两者在临床上如何鉴别？

郭老： 临床上二者双侧皆可出现肿块，但乳房纤维瘤也可单侧出现肿块；肿块在质地、触痛感、形态、X 线表现有明显差别。

乳腺增生病的肿块硬度一般，有触痛感，大多为结节状、片块状，且边界弥漫，X 线无异常；乳房纤维瘤则硬度较大，活动度大，多为圆形或卵圆形，边界一般较清楚，X 线可见圆形或卵圆形密度均匀的阴影，其周围可见有一圈环行的透明晕。

此外，二者的发病年龄也不同。乳腺增生病青少年少见，女性尤为多发乳腺增生病，见于 30 岁以上；而乳房纤维瘤一般为 18 ～ 25 岁的青年女性较多发。乳腺增生病肿块的出现、增大常常与月经周期存在一定关系，一般在经前乳腺出现或增大，而月经后消失或变小；乳房纤维瘤则没有此表现。

徒弟： 乳腺增生病与乳腺癌临床如何鉴别？

郭老： 二者在肿块（质地、形态、生长速度、X 线）、乳头溢液、淋巴结、与周围组织关系、与月经或情绪关系及病理检查上都有很大的不同。

乳腺增生病的肿块触痛明显，质地较软，形态表现为结节状、片块状，且边界弥漫，生长速度较慢，X 线无特殊表现；乳癌则多为无痛性肿块，质地较硬，形态不规则，活动度差，生长速度比较快，X 线见肿块影，细小钙化点，异常血管影。

乳腺增生病可出现淡黄色或淡乳白色溢液，乳癌则为血性溢液。

乳癌发病早期可见单发或多发腋窝淋巴结肿大，晚期见锁骨上或颈部淋巴结肿大；乳腺增生病没有表现。

乳腺增生病一般与周围组织无粘连，与月经周期或情绪相关；乳癌与周围组织存在粘连，但与月经周期或情绪无明显相关性。

病理检查乳腺增生病的乳腺细胞多正常，只是数量的增多，而乳腺癌的乳腺细胞为癌变了的细胞。

徒弟： 20 世纪 70 年代您将乳腺增生病作为您的研究方向，并倾注了大量的心血（包括时间、精力、物力等），取得了丰硕的成果，成为应用针灸系统治疗和研究乳腺增生的国内外第一人，请问您，乳腺增生病近 30 年发病率有什么明显的变化？

郭老：近 30 年来，我做了不少关于乳腺病患病率的调查，例如：1978 年咸阳第二印染厂检查 959 名妇女，患良性乳腺增生病 81 人，患病率为 8.4%；1981 年在临潼骊山微电子公司普查 1200 例健康妇女，患病率统计为 10%；1984 年在岐山渭源机械厂，对 1600 名妇女普查患病率为 14%；1987 年在宝鸡市渭阳机械厂对 2300 名妇女普查，患病率为 17%；1991 年在西安市阎良区普查 2090 名妇女，患病率为 20.91%；1995 年 9 月在户县光明乡娄村普查 3106 名妇女，患病率为 17.2%；1999 年 8 月在咸阳市橡胶厂普查 1020 名妇女，患病率为 28.47%。1978 年乳腺病城市发病率为 10% 左右，农村发病率仅为 0.55%。经近年对乳癖的普查，其发病率已在快速升高。从 1978 年至 1999 年 20 余年间，发病率从 10% 上升至 28% 左右，农村从 0.55% 已上升为 17% 左右，已改变了农村发病率低的局面。

徒弟：乳腺增生病的主要原因是性激素的紊乱，尤其卵巢分泌的雌二醇含量的大量增高，刺激乳腺组织，使腺泡、腺管大量增殖，乳腺结构复旧不全而发病，同时可能与黄体酮含量相对或绝对降低，下丘脑分泌的泌乳素增高有关。请问雌二醇、黄体酮、泌乳素三者在乳腺增生病发病中的相互关系如何？它们在临床表现上有何特点？我们怎么鉴别？

郭老：雌激素促进乳腺细胞增生这是肯定的。女性雌激素的分泌量在一个月中有 2 次高峰，在高峰时分泌的量多，低峰时分泌的量就少，这样规律性的变化，方能引起乳腺正常的发育，如果雌激素分泌的量较多，同时时间较长，正常的规律性就被破坏或影响，这样就可能引起乳腺过度的增生，说明雌激素分泌量的多少与持续时间的长短对乳腺组织的正常发育及病理变化起着重要作用。

徒弟：乳腺增生病的发生、加重均与情绪变化有关，即与中医之肝郁有关。请问肝郁在本病中有什么样的作用？临床有什么特征？

郭老：肝郁恼怒伤肝，肝气横逆，或惊恐所致。由于阳明多气多血，乳房是多血和乳汁流注的器官，易于气滞血瘀痰凝，遂成隐核积于乳房。

双乳胀痛结块，多于经前或生气后加重，并向腋下肩背放散，胸闷不舒，喉中有梗塞感，腹胀纳差，月经周期紊乱，舌质不红活，或有瘀点、苔白。

徒弟：电针治疗乳腺增生病操作技术规范易于推广和应用，您认为用手法行针治疗好，还是用电针治疗好？为什么？您有什么样的体会？

郭老：针刺治疗乳腺增生病选用电针还是手法行针，得根据病人的情况来选择。一般来说，针对实性病症和耐受性较大的患者，除取穴上选用偏于疏泄的穴位外，宜采用电针刺激，选用断续波或疏密波，或者二者交替使用，刺激量宜大，但以病人耐受为度，留针时间宜长，如此，病人症状往往改善较快；针对虚性病症或耐受性较低的患者，手法行针比较适合，取穴宜配合偏于补益的穴位，手法要轻，刺激量小，留针时间宜短，若刺激量过大，反而会导致患者身体不适。

选用电针治疗时，应在操作电针之前告知病人带上电针后的一般感觉，给病人心里接受的准备，以免造成因突然刺激而惊吓到患者。再者，无论手法行针还是电针刺激，都应注重医者手下的针感，而且通过手下针感还可以判断患者体质之虚实，为进一步得气和手法操作做好铺垫。

徒弟：肿块较硬的乳腺增生病患者，除应用针刺或电针、辨证内服中药外，常用中药离子导入治疗，其药物有哪些？其作用机理是什么？效果怎么样？您认为其治疗前途如何？

郭老：临床上肿块较硬的乳腺增生病，系由于乳腺纤维结缔组织增生所导致。单纯采用针刺治疗，有的见效快，有的效果却不明显，再者好多女性患者惧怕针刺所造成的疼痛或针感；辨证给药大多为汤药，或由于剂型的原因口感欠佳，或自行煎药方法不恰当，影响疗效，或煎出的药量过大，病人服药时会有心理负担，且患者自行煎药不方便，长时间服药对胃黏膜也会有刺激，少数有胃溃疡等慢性消化系统疾病的患者服中药后还会有过敏的水肿表现。所以考虑到疗效和方便性，针对肿块较硬的乳腺增生病，单纯针刺或中药内服与结合离子导入相比整体疗效颇逊。采用中药离子导入法，直接将药物通过表皮渗入皮下肿块组织，在离子导入机的作用下使药液直接充分渗透于增生组织，往往收效颇快，且无疼痛，患者无心理负担。

离子导入常用药物为软坚散结的三棱、莪术、郁金、土贝母等，配合透皮药如米醋，共奏软坚散结之功。临床上用此办法治疗肿块较硬的乳癖一般连续治疗4~5次后肿块能明显变软、缩小。

另外，外用法治疗乳癖简便易行，患者易于接受，只是需要好好研发合适的剂型，比如贴膏，以方便患者使用和推广。其前景乐观，值得进一步研发。

徒弟：乳腺增生病如何辨证用药治疗？

郭老：治疗乳腺增生病除了针灸辨证取穴、辨证用针外，还要辨证用药。具体来说，肝郁气滞型，可用逍遥散加减以疏肝理气；肝火旺型，可用龙胆泻肝汤加减以清泻肝火；肿块较硬且病程长者，用海藻玉壶汤加减以软坚散结；气血双虚型，选用八珍汤加减配合软坚散结之品以攻补兼施；乳癖伴乳房发热者，在辨证选方的基础上加入连翘、金银花、蒲公英等清热药效果更佳；乳癖属肝木克土者，宜选用疏肝理气之柴胡、白芍等配合健脾和胃的白术、山药、炒三仙等。

另外，临床中遇到其他乳腺疾病如溢乳等，可选用四君子汤补脾益气固摄，配合麦芽、芡实等收涩、回乳之品，其中麦芽可用到100克；乳癌术后或放疗后定要选用补益正气之品以扶正，切忌过用苦寒、耗散之品；乳痛明显者要加延胡索、香附理气止痛。治疗乳腺增生病要辨证清楚，多数患者伴有其他症状，在临床用药中，要兼顾到其他症状，从整体上调理机体，对因治疗，方不会顾此失彼。

徒弟：乳腺增生病以乳痛、乳腺肿块为基本特征，有的病人乳房中还发热，这是怎么回事？如何辨证治疗？选用针灸治疗好，还是中药治疗好，还是二者的结合治疗好？一般选用什么药物治疗，其用药量一般为多大？最大的量可用至多少？用多长时间？有什么需要注意的问题？

郭老：乳房发热排除乳腺感染及炎性乳癌后，明确诊断为乳腺增生者不好具体辨证为什么原因，但据多年临床经验感受，考虑肝郁气滞多些。单纯针刺，或辨证选用中药治疗，或服用西药效果都不理想，但是在辨证选药基础上配合使用金银花、蒲公英等清表热药，一般四五剂后即能见效，发热能明显减轻，疼痛也可随之缓解。若中药能单独解决发热的问题，即可不必针灸。蒲公英、金银花的用量一般20~30克。乳房发热减轻后，即可按照一般乳癖辨证选药施针。清热药物的选用要避免过于苦寒，以免损伤脾胃而影响到食欲和消化功能，如龙胆泻肝汤过于苦寒，不可一味追求清泄肝火而损伤脾胃。任何病症的临床用药都要注意顾护脾胃，食纳好，正气才充足，才能对抗病邪。

徒弟：最难治愈的乳腺增生病有哪些特征？您有什么体会？为什么？

郭老：在多年乳腺病的治疗实践中，也遇到一些明确诊断为乳腺增生病，但用各种中西药和方法均未获效的病例。从这些病例触诊中，发现其乳房腺体均较硬，整个乳房表面如菠萝表面状凹凸不平，也有年龄40岁但整个乳房呈类似致密样腺体者，此种病例较难治愈。还不能确定是乳房结构的改变或是治疗方法不当所致。此种病例总共遇见七八例，且均未获愈，故对其机理也不甚明确，有待与更多乳腺病专家商讨。

徒弟：请问郭老，您对于急性乳腺炎是如何辨证用药治疗的？

郭老：急性乳腺炎的治疗是越早治疗效果越好，一般在 2 ~ 3 日内，如抓紧时间治疗，多能使肿块消退，免受化脓切开之苦。这个病是乳房疼痛、肿胀、发热，多为肝郁，热毒内侵所致。早期治疗，效果很快。我多用疏肝解郁，清热通络之法。对于未化脓者，一般服用的中药有蒲公英 50 克，金银花 20 克，赤芍 20 克，青皮 9 克，丝瓜络 15 克，甘草 6 克。每日 1 剂，水煎服。若大便干结加栝楼 30 ~ 50 克，当归 15 克；身有寒热者，加连翘 30 克，牛蒡子 10 克，荆芥 6 克，使邪从表解；疲乏无力者，加黄芪 20 克，党参 20 克，以扶正祛邪；饮食欠佳者，加焦山楂 20 克，麦芽 15 克，神曲 15 克，以健脾消食；恶心呕吐者，加半夏 9 克，陈皮 9 克。也可以取仙人掌去皮刺或蒲公英或芦荟加白矾 3 克，捣成糊状，涂敷患处外盖纱布，用胶布固定，待干后换药，连涂 2 ~ 3 日。或者用毛巾折叠成 6 层，在 50℃水中浸泡渗透后拧干，在其上洒少许食醋，以不滴出为度，趁热敷于肿块上，同时加一热水袋保温，每次 30 分钟，每天 2 ~ 3 次，有消肿止痛通乳作用。除此之外，针刺也有一定效果，可选用天宗、肩井、尺泽、曲池，促使乳痈消散。

对于化脓者，必须切开引流，加用通乳络中药。成浓后切忌用外贴药。

徒弟：请问郭老，浆液性乳腺炎如何运用针刺治疗，治疗多长时间可以见效，疗效如何？中药如何辨证治疗，您有什么体会？

郭老：这个病在临床中并不常见，很难治疗，它的病程一般较长，易于复发，病情复杂缠绵，我治疗了数十例，只有 1 例治愈，那是个咸阳本地人，治疗时间很长。这是一种以乳腺导管扩张、浆细胞浸润病变为基础的慢性非细菌性感染性化脓性乳腺疾病。中医叫作"粉刺性乳痈"，一般在非哺乳期和非妊娠期发病，其特点是乳房整体变硬、肿胀致破溃形成瘘管。单纯针刺对此病几乎没有效果，主要应用中药及其他治疗手段。由于这个病病情复杂缠绵，病程长，需要以清热解毒、软坚散结为治法，可以选用皂角刺、浙贝母、蒲公英、金银花、连翘等中药治疗，其中，皂角刺可以用到

100克，它对无名肿块效果很好。蒲公英为治疗此病的要药，清热消肿功效较强，不但有疏络通乳的作用，而无苦寒伤胃之弊。汪机称赞它为"散热毒，消肿块，散气滞，解金属毒之圣药"。金银花有清热解毒、透表通络之功，而无苦寒之性，与前两药相配，其力更雄。若大便干燥可以加栝楼，若时间长，体质较弱，可以加点黄芪、党参等益气扶正药物。

徒弟：您从医近70载，擅长乳腺病的诊治，您临床是如何用问诊、触诊等方法区别乳腺增生肿块和乳腺癌肿块的？

郭老：二者的区别主要是痛与不痛、疼痛的部位。乳腺增生病的肿块疼痛明显，多为胀、刺痛，且多为双侧，好发于双乳外上象限。乳腺癌肿块一般不痛，多为单侧，且多发于右乳外上、左乳内上。二者的区别不考虑年龄，大城市多发。触诊：乳腺癌肿块要比乳腺增生肿块硬的多，乳腺癌肿块不管大小，即使1厘米也非常坚硬。有人说乳腺增生肿块要比乳腺癌肿块活动度好，其实乳腺癌肿块在开始时也有一定的活动度，它可以突发，可能在短期内迅速增大。真正要区别，最准确的方法还是做活检，性质就能彻底明确了。

徒弟：许多育龄期患者在非哺乳期乳头自溢或经挤压后流出乳白色、淡黄色或血性等液体，请问如何通过乳头不同溢液来诊断相关疾病，您是如何治疗的？

郭老：乳白色溢液多为乳汁，多发于哺乳后半年到2年，也可以在40岁以后偶然发作，这是由于丘脑对脑垂体抑制减弱，垂体前叶功能紊乱，增加了催乳的分泌作用。中药多用一些回乳药，四物汤加减，当归15克，白芍15克，川芎9克，生地10克，麦芽50克，山楂50克，芡实30克，牛膝10克。每日1剂，水煎服。

淡黄色溢液多为乳腺囊性增生病，也可能是乳腺导管乳头状瘤、浆细胞性乳腺炎、乳腺导管炎以及乳腺癌等。需要B超加以诊断。中药选用逍遥散加减治疗：当归10克，赤芍15克，柴胡10克，茯苓10克，白术10克，甘草6克，香附10克，延胡索10克，刘寄奴 15 克，山药 15 克，牡蛎 15 克。每日 1 剂，水煎服。也可以加用针刺治疗，穴位如下：甲组穴屋翳、合谷、期门，均双侧；乙组穴天宗、肩井、肝俞，均双侧。甲乙两组交替使用加阳陵泉。

血性溢液多见于乳癌，也可见于乳腺导管乳头状瘤、乳腺囊性增生症，偶见巨纤维腺病、乳腺导管炎等病。多选用清热败毒的药物治疗，临床以疏肝解郁、清热败毒为治法，药用：柴胡 10 克，赤芍 15 克，枳壳 10 克，甘草 6 克，香附 10 克，蒲公英 15 克，土贝母 9 克，重楼 10 克，山慈菇 10 克，莪术 10 克，白花蛇舌草 10 克，生姜 9 克。每日 1 剂，水煎服。也可用甲组穴屋翳、合谷、期门（均双侧），乙组穴天宗、肩井、肝俞（均双侧）。两组穴位交替针刺。

徒弟：心理因素在乳腺增生病发病中的主要作用有哪些？在治疗乳腺增生病的过程中应注意哪些问题？

郭老：首选，接诊病人应当态度非常和蔼；第二个要善言，说话的时候理解病人的心情，用自己的言语打开病人的心扉，同时在治疗当中，在回答病人提出问题的时候，要常常注意，有些病人对这个疾病情况不是太了解，所以在回答问题的时候，要从病人的方面考虑去回答问题，这很重要。咱们临床上常常碰到有些医生给病人开药，病人不理解咨询医生。医生说："我是医生还是你是医生？"你如果这样的话，病人对你这个医生有啥好感？你本身诊断很准确，但你这样的话，病人对你这个医生就没啥好感。所以你这疗效因何而来呢？同时注意对家属，有些病说的时候根据病人的情况决定回答问题。比如这个人非常敏感，心小的人，你回答问题就应当采取善言的、回避的这种方法；病人假若心胸开阔，那就可以把真实病情告诉她，同时不要把病情说的一是一，二是二，不要把病情说得很严重，这很重要。本来不是很重的病，把小病说成比较重的病，把重病说成治不了的病，在言语方面要特别重视。第三个方面，有些病人心情不好，乳腺增生的病人就比较爱发脾气，我们要注意这个问题，有病心情不好的，应当关心爱护。

徒弟: 一般情况下,治疗乳腺增生病都是按疗程来治疗的,临床上一般是8~10天为1个疗程。我想请问一下郭老,8~10天1个疗程,它跟本病的发病规律有什么关系,在治疗时期,它应该确定在什么时候较为适宜呢?

郭老: 这个问题非常重要,关系到治病的疗效。首先,疗程是根据病情决定的,不是说光是治疗1个疗程就可以,作为医生来说,在病情诊断后,根据病情来决定疗程。先看看这个病属于哪一种,就乳腺增生来说有几种类型,比如说有乳痛症,还有乳腺增生,还有乳腺纤维瘤,还有乳腺腺病,这些都要根据不同的病情表现来决定疗程的。假如是乳痛症,一般8~10天1个疗程或2个疗程基本上就可以达到比较满意的效果。假如是一个乳腺增生而且增生块很大、很硬,疼痛的时间还长,这个疗程就需要长一些,要几个疗程,但是1个疗程完了以后,还必须休息2~3天,再进行第2个疗程。这个疗程进行的过程当中,还要根据病人的具体情况来决定,比如说有些病人疼痛很严重,月经一来就疼痛,一直到月经结束疼痛才稍微减轻,这个时候疗程就需要长,可能得2个或3个疗程。另外,比如病人得的是乳腺纤维瘤,这种情况下,一般不疼痛的时候,不一定就采取针灸治疗,假如块小可以针灸治疗1个疗程。假如瘤块在2厘米以上的话,针灸没什么效果,也就不考虑疗程了,要根据病情来决定疗程。比如说有一个乳腺增生病人,她不但有肿块,而且疼痛,乳房还发热,这种情况下,根据我个人的临床经验,单纯用针灸不行,配合西药治也不行,采取啥办法呢?就不用针灸,单用药物治疗就可以了。还有一种情况,病人乳房不是很疼,但是增生的肿块很硬,这种情况下,必须配合中药治疗,用软坚散结的药,单纯用针灸治效果很慢,疗效不会很理想,所以要配些软坚散结的药治疗。还有一种情况,就是肿块特别硬,现在来说就是乳腺腺病,这类病就不要考虑用针灸了,用现在的药物导入疗法,这种疗法往往效果特别好。所以,疗程是根据病人的病情来决定的。不能说就是1个疗程2个疗程,有的需要疗程短,有的需要药物配合治疗，有的需要单纯的药物治疗。

徒弟： 您临床针灸治疗乳腺增生病经验丰富，我想问一下，在治疗乳腺增生病的过程中应该注意哪些问题？

郭老： 首先，要明确诊断，确定病人是乳腺增生病，要排除乳腺癌。所以首先把病确定，要诊断明确。第二个是辨证施治，同是一种病，在不同的人身上，就体现出不同的症状，要根据不同的症状来进行治疗。辨证施治很重要。过去乳腺增生，一来就是给你一种药，你就吃。由于不同的体质，不同的年龄，所表现的症状不太一样，所以我现在在临床上，将其分为肝火、肝郁、肝肾阴虚、气血两虚四型进行辨证施治。好比气血双虚型，我们选用的穴位总体上说虽然有胸组和背组两组，但本型病人乳房有肿块、乳痛的时候，必然伴有少气无力，眼睑下垂，稍微活动就感觉疲劳，头昏眼花，失眠多梦，这就决定了它是气血双虚型，在针灸穴位上可以加些肝俞、脾俞、足三里等，这样病就可能好的快一些。第三个问题，选配穴位也很重要。虽然这些穴位你在临床上都学过了，我也知道肝俞，我也知道乳根，但是准确程度还需要你在临床上不断反复实践。第四个问题，刚才在上面已经讲了，要单纯的针灸治疗还是要配合药物治疗。基本方法就是诊断准确，配穴得当。

还有一个问题就是针刺的角度，这也有学问。好比你在临床上平刺还是斜刺这也重要。针灸临床上非常重视实践，我认为当一个医生在临床上，没有 10 年在临床上长期的细心的锻炼，可能没有成就，所以当医生必须 10 年以上再考虑技术情况。还必须要有悟性，知其一不知其二这样不行。再一个，当医生还必须辛苦，多看书，多和别人交流，你老是面对这几号人，就没有什么进步，所以不要把自己封闭起来，要常常一起探讨一些东西。现在医学进展非常快，你再不看这些东西，你老跟我说那一套，再过 2 年，必然落后。

徒弟： 男性有可能患乳腺增生病吗？它的发病有什么特点呢？在针灸治疗上，与女性患者有什么区别呢？其治疗效果怎么样？

郭老：男性乳腺发育症，在过去一般叫乳腺增生，现在的医学名字就叫男性乳房发育症，中医叫乳疬。这个病任何年龄都可以发生，70几岁的人也有，但是大部分还是10几岁的男性。患者自己疼的时候才能发现，所以在临床上，他来治疗的时候就是他疼的时候，其病程表现有2个方面：一个是他乳腺的下面有个硬结，小的像扣子一样大，或着有一分硬币那么大，或者最大的时候有五分硬币那么大。有的呈圆形硬块，这就是中心性乳腺增生。另一个是男性的整个乳房像女生一样向外发育，这就是弥漫性的乳腺增生。临床上一般中心性的比较好治。治疗方法和女性的治疗方法是一样的。但是男性的乳房发育多半是一侧，也有双侧的，但比较少见。一侧发病的，就用患侧的穴位进行治疗，因为针灸总是有点疼的，能用一侧的穴位治疗，不必针灸健侧了。一般硬块低于1厘米，如0.5厘米、0.8厘米1～2个疗程就可以治愈。弥漫性的就比较难治，恢复很不容易，也可以用针灸治或者用药治，但是很慢，而且有些病人的乳腺发育很大。上次我就看了这样一个病人，他已经发病半年了，也用了一些药没效果，找我来看，我对此病的希望也不大，因为他住的远，我给开了点药，结果治疗一段时间，3个月后，恢复得很好，正常了。男性乳腺发育症，比如说中心型，也可以用些外敷药，用些膏药也可以。

徒弟：郭老，针刺眼部穴位的时候应该注意哪些问题？

郭老：一般眼部疾病都可以用睛明穴、球后穴，这2个穴位都在眼睛的两旁，针刺前要特别注意消毒，要把手和针具都消毒，这是第一点。第二点，要选对针具，要选比较细的针，在选针的时候，要注意针尖有没有卷曲，针尖被碰过就容易卷曲，检查的方法就是拿棉球把针尖捋捋，针尖要是卷曲的话，就把棉球的纤维挂出来了。这一点要注意。另外，要把针的光滑度检查一下，有的针用的时间长了，就软了，没有弹性了，检查的方法就是拿棉球一拉。如果不检查，针刺拔针的时候针就会折断在身体里，其他部位还可以取出来，折在眼睛里就比较麻烦了。第三点是，针刺的手法和角度，进针精明穴时，首先把眼球推向外侧，再进针，进针大约 1 寸就可以，不能过深，过浅也没什么效果。进针的时候，病人疼痛较剧烈，就不要强行进针，如果强行进针，就有可能刺破血管。睛明穴和球后穴进针后都不能提插，轻微捻转可以，一提插就容易出血。取针的时候，不要用手去接触针体，要用棉球夹住针体慢慢地取出。取针后，要用棉球按压几秒钟，以防止出血。我在临床上扎睛明穴 7~8 次，都有 1 次可能出血，出血厉害的话，整个眼睛周围都有可能肿起来，所以在临床上要避免出血。球后穴的针刺方法和睛明穴差不多，实际上这个穴位对眼底病如视神经萎缩、青光眼效果都很好，但是现在这个穴位都用的少了。

徒弟：在临床上，针刺小孩子头部穴位如百会、囟会时，如何把握针刺的角度、深度和方向？

郭老：那要看小孩多少岁，还有什么病？1~1.5 岁的小儿脑瘫，这么大年龄的小孩囟门还没有闭合，这些囟门的部位就比较软，前囟更为突出，针刺前囟、后囟和百会穴时要特别注意针刺的深度、角度和方向。针刺时应沿皮刺，浅刺，四神聪治疗小儿脑瘫疗效较好，针刺时沿皮刺的方向应一针向前，一针向后，一针向左，一针向右。治疗这个病，远端还可以配伍通里、灵道、足三里，背部的脾俞、肾俞等背俞穴，还可以配合小儿按摩、推按来治疗，是有一定效果的。

徒弟：临床针刺风池、风府穴时要注意哪些问题？

郭老：风池、风府这 2 个穴位都在延髓附近，所以这个地方针刺时要特别注意，风池穴进针一般要平，斜向上方刺入，不能正向上刺，一般要进针 1.5 寸左右，风府穴也不能向上刺，要平刺，这些部位都是要害部位，所以要特别小心。胸背部也要注意，比如说肩井穴，过去没有经验就直刺，这个部位不能深刺，深刺是肺尖，刺伤后就会引起气胸，所以这些穴位在刺的角度上要特别注意。